M. Hennerici   H. Bäzner
Gangstörungen

Springer
*Berlin
Heidelberg
New York
Barcelona
Hongkong
London
Mailand
Paris
Singapur
Tokio*

M. Hennerici H. Bäzner

Gangstörungen

Grundlagen und computergestützte
Ganganalyse

Mit 111 Abbildungen
und 23 Tabellen

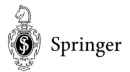

Springer

Professor Dr. Michael Hennerici
Direktor der Neurologischen Universitätsklinik

Dr. Hansjörg Bäzner
Wiss. Assistent der Neurologischen Universitätsklinik

Universitätsklinikum Mannheim
Ruprecht-Karls-Universität Heidelberg
Theodor-Kutzer-Ufer
68135 Mannheim

ISBN 3-540-67076-9 Springer-Verlag Berlin Heidelberg New York

Die Deutsche Bibliothek – CIP-Einheitsaufnahme
Hennerici, Michael: Gangstörungen: Grundlagen und computergestützte Ganganalyse / Michael Hennerici; Hansjörg Bäzner. Unter Mitarb. von H. Hefter ... Mit Beitr. von V. Hömberg; K.-H. Mauritz. – Berlin; Heidelberg; New York; Barcelona; Hongkong; London; Mailand; Paris; Singapur; Tokio: Springer, 2001
   ISBN 3-540-67076-9

Dieses Werk ist urheberrechtlich geschützt. Die dadurch begründeten Rechte, insbesondere die der Übersetzung, des Nachdrucks, des Vortrags, der Entnahme von Abbildungen und Tabellen, der Funksendung, der Mikroverfilmung oder der Vervielfältigung auf anderen Wegen und der Speicherung in Datenverarbeitungsanlagen, bleiben, auch bei nur auszugsweiser Verwertung, vorbehalten. Eine Vervielfältigung dieses Werkes oder von Teilen dieses Werkes ist auch im Einzelfall nur in den Grenzen der gesetzlichen Bestimmungen des Urheberrechtsgesetzes der Bundesrepublik Deutschland vom 9. September 1965 in der jeweils geltenden Fassung zulässig. Sie ist grundsätzlich vergütungspflichtig. Zuwiderhandlungen unterliegen den Strafbestimmungen des Urheberrechtsgesetzes.

Springer-Verlag Berlin Heidelberg New York
ein Unternehmen der BertelsmannSpringer Science+Business Media GmbH
© Springer-Verlag Berlin Heidelberg 2001
Printed in Germany

Die Wiedergabe von Gebrauchsnamen, Handelsnamen, Warenbezeichnungen usw. in diesem Werk berechtigt auch ohne besondere Kennzeichnung nicht zu der Annahme, daß solche Namen im Sinne der Warenzeichen- und Markenschutz-Gesetzgebung als frei zu betrachten wären und daher von jedermann benutzt werden dürften.

Produkthaftung: Für Angaben über Dosierungsanweisungen und Applikationsformen kann vom Verlag keine Gewähr übernommen werden. Derartige Angaben müssen vom jeweiligen Anwender im Einzelfall anhand anderer Literaturstellen auf ihre Richtigkeit überprüft werden.

Herstellung: PRO EDIT GmbH, Heidelberg
Umschlaggestaltung: de'blik, Berlin
Satz: K+V Fotosatz GmbH, Beerfelden

Gedruckt auf säurefreiem Papier   SPIN 10675239   26/3134/di   5 4 3 2 1 0

Vorwort

In der Evolution reflektieren Sprachentwicklung und Gangbildung den Übergang von Primaten zu homo sapiens aufgrund einer massiven morphologischen Erweiterung und funktionellen Verdichtung neuronaler Einheiten des Gehirns. Auch in der Ontogenese kommen der sensomotorischen wie der Sprachentwicklung im Säuglings- und Kindesalter besonders im Falle einer Retardierung oder Fehlentwicklung eine eminente phänomenologische und diagnostische Bedeutung zu. Schließlich sind Einschränkungen kognitiver wie lokomotorischer Fähigkeiten ein Hauptproblem einer immer älter werdenden Bevölkerung, wobei Störungen der Gleichgewichtsregulation des Körpers und der Fortbewegung nicht nur eine der häufigsten Ursachen von Verletzungen mit hoher Morbidität und Mortalität darstellen, sondern darüber hinaus für eine eingeschränkte soziale Kommunikation und damit verbundene Vereinsamung im höheren Lebensalter verantwortlich sind.

Während die Vielfalt kognitiver Leistungsfähigkeit und die Beschreibungen ihrer Fehlfunktionen über Jahrzehnte hinweg Physiologen, Psychologen, Biologen und Ärzte verschiedener Fachrichtungen interessiert und in vielfältigen und zahlreichen Publikationen ihren Niederschlag gefunden haben, ist die Anzahl von Veröffentlichungen, die sich mit Aspekten von Körperbalance und -mobilität beschäftigen, vergleichsweise klein und in der Mehrzahl ohne praktischen Nutzen. Aus der Schwierigkeit, einen vierdimensionalen Vorgang zu beschreiben, wie er bei Veränderungen von Körperpositionen über die Zeit abläuft, resultiert die Hilflosigkeit in der Zuordnung und Differenzierung von physiologischen und pathophysiologischen Abläufen. Dies geht einher mit einer Vernachlässigung von Gang- und Gleichgewichtsstörungen in der klinischen Praxis und einem mangelnden Interesse, an der Behandlung und Entwicklung geeigneter therapeutischer Strategien mitzuwirken.

In dem vorliegenden Buch wird der Versuch unternommen, mit Hilfe eines relativ einfachen diagnostischen Verfahrens, der sogenannten *computerisierten Ganganalyse*, normale Varianten und Störungen der Fortbewegung zu dokumentieren und anschaulich spezifische Muster bei unterschiedlichen Erkrankungen zu illustrieren. Die Idee hierzu entstand aus der praktischen Anwendung der computerisierten Ganganalyse in den 90iger Jahren in über 5000 Einzeluntersuchungen an unserer Klinik und der daraus wachsenden Überzeugung, dass erstmals ein wertvolles, weil praktisch einfach anwendbares und diagnostisch aussagekräftiges Verfahren damit zur Verfügung stand: insbesondere bei Verlaufsuntersuchungen ist die Beurteilung von Veränderungen im positiven wie negativen Sinne möglich. Subjektive Impressionen des Patienten, von Physiotherapeuten und Ärzten über die Behandlungsergebnisse bei verschiedenen neurologischen, internistischen und orthopädischen Erkrankungen, während des stationären Aufenthaltes oder auch in der Ambulanz sowie über kürzere wie längere Zeiträume können dann zu allgemein verbindlichen Konsequenzen führen, wenn wissenschaftlich verwertbare, objektive Parameter einen in der Regel zwar begründeten, aber oft unzuverlässigen, weil schwer erinnerlichen Eindruck ergänzen.

Neben einführenden Kapiteln über die Grundlagen in Physiologie und Pathophysiologie von Gang und Gangstörungen, die das Verständnis für die Thematik wecken bzw. erweitern sollen, steht im Zentrum die Beschreibung und Dokumentation unterschiedlicher Muster von Gangphänomenen mit ihrer quantitativen Analyse in einem einfachen diagnostischen System – kasuistisch sind eine ganze Reihe von Beispielen zur Illustration in einem besonderen Kapitel als Atlas zusammengefasst. Gesammelt und dokumentiert haben wir alle diese Beispiele mit unseren Physiotherapeutinnen/MTAs im Ganglabor, von denen wir insbesondere Frau Judith Kerwath und Frau Andrea Epple an dieser Stelle für ihre Unterstützung und ständige Einsatzbereitschaft besonderen Dank sagen möchten.

Gemeinsame Initialstudien mit der computerisierten Ganganalyse verbinden die Mannheimer Neurologische Universitätsklinik mit dem Düsseldorfer Universitätsklinikum und dem Neurologischen Therapiecentrum an der Heinrich-Heine-Universität Düsseldorf – es lag also nahe, spezielle Kapitel zu diesem Buch von Mitarbeitern dieser Institutionen zu erbitten, denen wir darüber hinaus für ihr Engagement und ausdauernde Kooperation aufrichtig danken.

Dem Springer-Verlag Heidelberg verdanken wir die sorgfältige Ausstattung des Buches und die unterstützende Zusammenarbeit, insbesondere Frau Gisela Zech. Unseren Familien, insbesondere Marion Hennerici und Beate Harrer, die wegen unserer Tätigkeit an diesem Buch auf viele gemeinsame Stunden verzichten mussten, sei an dieser Stelle ebenfalls herzlich gedankt.

Mannheim, im Herbst 2000   MICHAEL HENNERICI und HANSJÖRG BÄZNER

Inhaltsverzeichnis

1	**Einleitung: Gang und Gangstörungen**	1
2	**Grundlagen zur Gangphysiologie**	5
	Der menschliche Gangzyklus	5
	Zeitliche und räumliche Parameter des menschlichen Gangs	9
	Kinetik: Kräfte und Kraftmomente	9
	Kräfte, die auf das Link-segment-Modell einwirken	10
	Kraftsensoren/-transducer und Kraftmessplatten	10
	Klinische Untersuchung von Balance und Gang	13
3	**Pathophysiologie von Gangstörungen**	15
	Vestibuläre Störungen	16
	Sensomotorische Störungen	17
	Visuelle Störungen	18
	Multisystem-Koordinationsstörungen	18
	Muskuloskelettale Veränderungen	19
	Störung der Basalganglienfunktion	19
	Dopamin-Überschuss-Syndrome	20
	Zerebelläre Erkrankungen	20
	Pyramidale und nichtpyramidale motorische Störungen	21
	Präfrontale Läsionen	23
	Kognitive Strategien zur Kompensation von Gangstörungen	24
4	**Nomenklatur – Einteilung von Gangstörungen**	25
	Physiologisches Gangbild	28
	Sonderformen und spezifische Syndrome diffus-komplexer Gangstörungen	30
5	**Methodik der Computerdynographie (CDG)**	33
	Grafische Darstellung der Messungen	33
	Histogramm	33
	Ganglinien	33
	Zyklogramm	37
	Boden-Reaktions-Kräfte (BRK)	37
	Gemittelte Boden-Reaktions-Kräfte	39
	Schrittzeiten	39

Ganganalysescore 41
Welche Parameter der klinischen Ganguntersuchung lassen
sich in der CDG darstellen und messen? 43

6   Klinische Gangstörungen in der CDG 47
Zerebelläre und spinozerebelläre Gangstörungen 47
   Charakteristika zerebellärer Gangstörungen 48
   Ataxie in der CDG 53
Gangstörungen bei Basalganglienerkrankungen 56
   M. Parkinson 56
   CDG bei M. Parkinson 63
Chorea Huntington und Hemiballismus 67
Multisystematrophie (MSA) 69
Steele-Richardson-Olszewski-Syndrom 70
Diffus-komplexe Gangstörungen 71
   „Cautious gait" („ängstlicher Gang") 71
   Subkortikales Dysequilibrium 72
   Frontales Dysequilibrium 73
   Isolierte Starthemmung (Scheitern der Ganginitiierung,
   „gait ignition failure") 75
   „Frontale" Gangstörung 76
   CDG bei diffus-komplexen Gangstörungen 78
Gangstörung bei Läsionen des oberen motorischen Neurons
(„spastische" Gangstörung) 80
   Pathophysiologie der Spastik 81
   Zentrale Programmierung 81
   Propriozeptive Reflexe 81
   Reflexwirkung und Muskeltonus 83
   CDG bei spastischer Hemi- oder Paraparese 85
Normaldruckhydrozephalus 85
Funktionelle („psychogene") Gangstörungen 88
Orthostatischer Tremor 90

7   Verlaufsstudien in der CDG 91
Prospektive Längsschnittstudie SVE 91
   Langzeitverlauf der Gangstörung bei SVE 93
   Amantadin und Physiotherapie bei subkortikaler vaskulärer
   Enzephalopathie (SVE) 96
Messung des Rehabilitationserfolgs bei Gangstörungen nach
Schlaganfällen 99

**8   Computerdynographische Erkenntnisse zur Entwicklung
des menschlichen Gangs** 105
K. Müller

9   Denken und Gehen 112
O. Janke, J. Netz, V. Hömberg

| 10 | Gang nach Schlaganfall – Beispiele zur Anwendung der CDG in der Rehabilitation | 118 |

W. Nickels, H. Hefter, V. Hömberg

11	Gangstörungen und Stürze bei älteren Menschen	132
	Epidemiologie von Stürzen	132
	Warum stürzen alte Menschen?	133
	Altern, posturale Kontrolle und Stürze	134
	Veränderungen des Gangs im Alter und ihre Verbindungen zu Stürzen	137

12	Atlas	141
	Paretische Gangstörungen	141
	Ataktische Gangstörungen	158
	Gangstörungen bei Basalganglien-Erkrankungen	168
	Diffus-komplexe Gangstörungen	180
	Posturaler Tremor	195
	Funktionelle Gangstörungen	197
	Gangstörungen anderer Ursache	204

Anhang

13	Tabellen, Formeln, Scores	214
14	Glossar zur Ganganalyse	220
15	Literatur	226
	Sachverzeichnis	243

Mitarbeiterverzeichnis

Priv.-Doz. Dr. Dr. Harald Hefter
Neurologische Universitätsklinik
der Heinrich-Heine-Universität
Moorenstr. 5
40225 Düsseldorf

Priv.-Doz. Dr. Volker Hömberg
Neurologisches Therapie Centrum
an der Heinrich-Heine-Universität
Hohensandweg 37
40591 Düsseldorf

Oliver Janke
Neurologisches Therapie Centrum
an der Heinrich-Heine-Universität
Hohensandweg 37
40591 Düsseldorf

Priv.-Doz. Dr. Kristina Müller
Ltd. Ärztin der Abt. für Neuropädiatrie
St. Mauritius Therapieklinik
Strumper Straße
40670 Meerbusch

Priv.-Doz. Dr. med. Dipl. Phys. Johannes Netz
Neurologisches Therapie Centrum
an der Heinrich-Heine-Universität
Hohensandweg 37
40591 Düsseldorf

Dr. Werner Nickels
Neurologisches Therapie Centrum
an der Heinrich-Heine-Universität
Hohensandweg 37
40591 Düsseldorf

KAPITEL 1

Einleitung: Gang und Gangstörungen

Sprache und Gang sind charakteristische Ausdrucksformen menschlicher Hirnleistung, beide unterliegen erheblichen Veränderungen von der Kindheit bis ins hohe Lebensalter. Während sich Physiologen und Ärzte, Psychologen und Biologen schon seit Jahrhunderten mit Sprache und Sprachstörungen beschäftigen, werden Beschreibungen über Gang und Gangstörungen erst im 19. Jahrhundert bekannt. Romberg (1853), Gowers (1888) und Charcot haben Gleichgewichtsstörungen und Gangveränderungen bei Patienten mit Tabes dorsalis als spinale Ataxieform im Unterschied zur zerebellären Ataxie aufgrund ihrer Beobachtung beschrieben (Schiller 1995). Auch Gangstörungen bei der Parkinson-Erkrankung wurden schon vor über 150 Jahren beschrieben (Parkinson 1817), als die zugrunde liegenden Mechanismen kaum bekannt waren. Astasie und Abasie bei frontalen Läsionen wurden gegen ataktische Stand- und Gangstörungen um die Jahrhundertwende differenziert (Bruns 1892; Petren 1901) und frontale Gangstörungen als apraktische Symptome in der ersten Hälfte unseres Jahrhunderts von Meyer u. Barron (1960), Denny-Brown (1958) und Critchley (1929) gegenüber „senilen Gangveränderungen" terminologisch abgegrenzt. Alle diese Falldarstellungen und sorgfältigen Beschreibungen bauen auf Einzelkasuistiken auf, in ihrer Klassifizierung überlappen sich Begriffe und inhaltliche Zuordnungen zu vermuteten strukturellen Schädigungen je nach Kenntnisstand der Zeit, aus der sie stammen.

Experimentelle Untersuchungen zur menschlichen Motorik und zu Bewegungsstörungen fehlen bis zum Ende des 19. Jahrhunderts (Jung 1976): Erst seit in kurzen Abständen die Reflexphysiologie des Rückenmarks (1830–1900) begründet, Reiz- und Ausschaltversuche zur Lokalisation am sensomotorischen Kortex (1870–1920) durchgeführt und extrapyramidal-motorische Störungen (1910–1950) beschrieben wurden und schließlich die moderne Verhaltensforschung und Neurophysiologie ab 1930 methodische Verfahren nutzten, die es erlaubten, verschiedene Teile des Nervensystems zu analysieren, konnten sensomotorische Leistungen besser interpretiert werden. Bis heute ist allerdings – und das gilt weitgehend sowohl für die klinische Anwendung als auch für die klinische Grundlagenforschung – der Zugang zum gestörten Bewegungsbild weitgehend beschränkt auf subjektive, deskriptive und bestenfalls videodokumentierte Eindrücke. Dies erstaunt zunächst, da objektive Verfahren schon Ende des letzten Jahrhunderts zur Verfügung standen, als Marey (1894) Bewegungsaufnahmen mit der sog. Chronofoto-

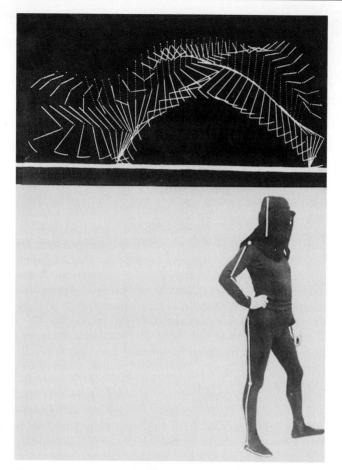

Abb. 1.1 Bewegungsaufnahme eines Sprunges beim Menschen. Diese sog. „Chronofotografien" wurden vor Erfindung des Films mit zeitlich gekoppelten Fotoapparaten und 25 Bildern pro Sekunde aufgenommen. (Nach Marey 1894)

grafie – vor Erfindung des Kinos – mit zeitlich gekoppelten Fotoapparaten und 25 Bildern/Sekunde machte (Abb. 1.1). Die Bewegungsregistrierung beschränkt sich hier auf Kurven von einfachen Gelenkbewegungen und Muskelkontraktionen, die zwar ein klares Bild der koordinierten Bewegungen von Rumpf und Extremitäten geben, quantitative Messungen oder standardisierte Wiederholungsuntersuchungen allerdings nicht ermöglichten. Auch die Dreidimensionalität, die in späteren Filmaufnahmen durch die optische Erfassung des gesamten Körperbewegungsablaufs möglich wurde, und Kombination mit mechanischen, elektromyografischen und neurografischen Registrierungen waren zwar für einzelne Forschungsvorhaben nutzbar, wegen der Komplexität der Datenaufnahme und -analyse aber für klinische Fragestellungen nicht praktikabel.

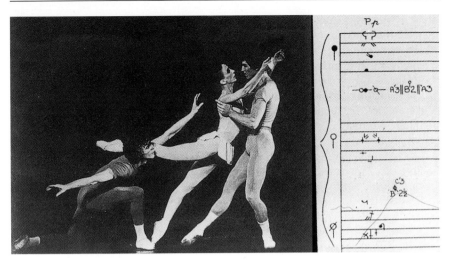

Abb. 1.2. Bewegungsentwurf im Balett – Beispiel einer künstlerischen Dokumentationsform zwischen Partitur und Inszenierung

Veränderungen beim Lernen, Stabilisierung und Spezialisierung von Gang- und Lauffunktionen und Störungen der Körperbalance und -bewegung im Rahmen verschiedener Erkrankungen und mit zunehmendem Lebensalter finden bislang kaum Beachtung, obwohl die gesundheitsökonomische Bedeutung von Einschränkungen der Mobilität gerade in einer älter werdenden Bevölkerung kaum zu unterschätzen ist: Etwa 1/4 aller über 80-Jährigen benötigt nach jüngsten Statistiken Hilfe bei der eigenen Fortbewegung, etwa die Hälfte der über 85-Jährigen hat zumindest leichte oder ausgeprägte Gleichgewichts- bzw. Gangstörungen und 20–30% der unabhängig und selbst verantwortlich lebenden gesunden älteren Mitbürger gerät durch Stürze und Sekundärkomplikationen in Krankheit, Pflegebedürftigkeit oder verstirbt vorzeitig. Zahlreiche Prozesse führen zu diesen Einschränkungen, deren Analyse einen multidisziplinären Zugang (Physiologen, Biomechaniker, Neurologen, Orthopäden, Rehabilitationsmediziner etc.) rechtfertigen würde. Entscheidend für eine praktikable und dem einzelnen Individuum gerecht werdende Erfassung und Beschreibung von Gangstörungen sind Methoden, die einfach und valide in ihrer Anwendung sind, gleichwohl eine differenzierte Beurteilung als Ausgang für Strategien von Prävention und Kontrolle bieten.

Während für Entwürfe von Bewegungsabläufen oft erstaunlich einfache Skizzen ausreichen – etwa kann die Vorstellung einer Choreografie in einem einfachen Notationssystem festgehalten werden – (Abb. 1.2), sind die visuelle Beobachtung, die Skalierung von standardisierten Einzelparametern oder auch ein Video-Monitoring bei weitem zu ungenau, um auch nur qualitativ annähernd die Komplexität von Gangmustern festzuhalten. Der scheinbare Vorteil der üblichen Videodokumentation wird durch den prinzipiellen Nachteil, dass lediglich dieselben Parameter wie bei der visuellen Inspektion aufgezeichnet werden (Ganggeschwindigkeit, Schrittfolge, Schrittlänge etc.), nicht aufgehoben. Die visuelle Beobachtung ist aber stets subjektiv und nicht quantitativ. Elektromyografische Verfahren zeichnet eine hohe Varianz der Aktivierungsmuster und signifikante, interindividuelle Unterschiede aus, die allenfalls eine intraindividuelle und nur mit erheblichem Rechneraufwand mögliche Analyse erlaubt. Kinematische Untersuchungen von Körperbewegungen auf der Grundlage von bestimmten Positionsmarkern, die beispielsweise an den Extremitäten als kleine Lichtdioden oder Ultraschallsender angebracht werden, ermöglichen inzwischen zwar dreidimensionale Analysen und haben sich, insbesondere für wissenschaftliche Fragestellungen durch die Variabilität der Anwendungen und Auswahl interessierender Bewegungsabläufe, als Messverfahren gegenüber den vorgenannten durchsetzen können. In der Klinik sind diese Methoden aber noch bei weitem zu aufwendig und insbesondere zu wenig standardisiert – darüber hinaus fehlen sichere Hinweise, dass diese Verfahren sensitiv und spezifisch genug sind, um einzelne Krankheitsbilder zu unterscheiden.

Seit einigen Jahren zugängliche Kraftaufnehmer erlauben die Messung von Einzelkräften und resultierenden Kraftrichtungen, soweit sie auf die Füße wirken, in einer einfachen Anordnung. Sie sind klinisch regelmäßig anwendbar und belasten den Patienten nicht. Prinzipiell nachteilig ist der Verzicht auf die Messung von lateralen und axialen Körperpositionsänderungen/Drehungen, insbesondere also von Veränderungen, die die obere Extremität betreffen, aber auch Seit-, Vor- und Rückwärtsbewegungen der Beine. Insofern ähneln sie eher den statischen Plattformuntersuchungen für die Beurteilung von stationären Körperpositionsveränderungen. Umso erstaunlicher ist es, dass mit diesem einfachen Verfahren bereits wertvolle diagnostische und für die Therapieauswahl bzw. -kontrolle hilfreiche Informationen von hohem differentialdiagnostischem Wert erzielt werden können.

Die vorliegende Arbeit zeigt anhand eines großen Patientenguts, das über zehn Jahre an unserer Klinik gesammelt wurde, dass hiermit ein zuverlässiges, klinisch brauchbares und empfindliches Instrument zur Verfügung steht, das einen Informationsgewinn gegenüber den bislang üblichen Beurteilungsmöglichkeiten von Gang- und Gangstörungen erzielt. Zukünftige Strategien werden zeigen, ob durch Kombination oder Ergänzung dieser Methode mit anderen Verfahren auch die vorgenannten Nachteile ausgeglichen werden können.

KAPITEL 2

Grundlagen zur Gangphysiologie

Der menschliche Gang ist eine einzigartige Errungenschaft, die sich in der Evolution weit zurückverfolgen lässt. Durch den aufrechten Gang besteht bis heute eine eindeutige Grenze und ein klares Unterscheidungsmerkmal gegenüber allen Tieren. Evolutionsgeschichtlich sind aktuelle Publikationen interessant, in denen Köhler u. Moyà-Solà (1997) und Rook et al. (1999) über Studien an Skelettresten des *Oreopithecus bambolii*, eines Vorfahren der menschlichen Gattung, berichten, die Rückschlüsse darüber zulassen, dass der untersuchte Primat erhebliche Teile seiner Aktivitäten aufrecht auf zwei Beinen erledigte. Dabei zeigen detaillierte Studien von Röntgenbildern der Hüftknochen eine trabekuläre Struktur, die beweisen, dass der *Oreopithecus bambolii* sein Körpergewicht überwiegend in aufrechter Position trug. In der Evolution nimmt dieser Primat, der vor 9–7 Millionen Jahren in Süditalien beheimatet war, eine Zwischenstellung zwischen weit entwickelten Affenarten und menschlichen Frühformen wie dem Australopithecus ein. Somit konnte gezeigt werden, dass die Etablierung einer aufrechten Körperposition und eines bipedalen aufrechten Ganges in der Evolution deutlich früher als bisher angenommen vollzogen wurde.

Der menschliche Gangzyklus

Ein menschlicher Gangzyklus beschreibt die Vorgänge in dem Zeitraum, der während des Gehens zwischen zwei aufeinander folgenden gleichen Bewegungsereignissen derselben Extremitätenseite liegt.

Ein normaler Doppelschritt kann unterteilt werden in zwei Doppelstandphasen (Bipedalphasen) und jeweils eine rechte und linke Einzelstandphase (Monopedalphase) und Schwungphase. Dabei wird in der Regel der Beginn eines Gangzyklus definiert als der erste Bodenkontakt des rechten Fußes. Ein Gangzyklus ist dann beim folgenden Bodenkontakt mit dem rechten Fuß komplett. Eine genauere Unterteilung mit Berücksichtigung zeitlicher und bewegungsphysiologischer Aspekte erlaubt eine Aufteilung in mehrere Einzelaktionen (Abb. 2.1, 2.2).

Erster Fußkontakt (EFK). Als erste Aktion des Gangzyklus ist die initiale Bodenberührung mit dem (rechten) Fuß definiert. Dabei sollte der vielfach hierfür synonym gebrauchte Begriff des Fersenkontakts (im englischen

2 Grundlagen zur Gangphysiologie

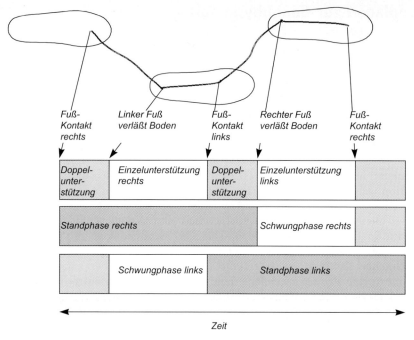

Abb. 2.1. Der menschliche Gangzyklus mit Phasen des Zyklogramms (vgl. Kap. 5)

Sprachraum „heelstrike", was im deutschen auch mit Hackenschlag übersetzt wird) vermieden werden, da bei etlichen Gangstörungen ein Fersenkontakt eindeutig erst in späteren Phasen des Gangzyklus erfolgt oder ganz ausbleibt. Der Begriff Fußkontakt ist zu bevorzugen.

Beim normalen Gehen kommt es zu einer Stoßdämpfung des initialen Kontaktes durch die speziell adaptierten Gewebe der Ferse. Bei der Fortsetzung der Bewegung kommt der Fuß auf dem Boden flach zu liegen. Dabei wird der Aufprall weiterhin gedämpft durch Einsatz der Extensoren im Sprunggelenk. Die Kontrolle dieser Bewegung erlaubt ein weiches Aufsetzen des Fußes vergleichbar einem Flugzeugfahrwerk, das den Landeaufprall dämpft. Ein hörbares Aufsetzen des Fußes erfolgt bei Gangstörungen mit beeinträchtigter Extensorenfunktion.

Belastungsantwort (BA). In der aktuellen Nomenklatur des menschlichen Ganges wird die auf den ersten Fußkontakt folgende Phase als Belastungsantwort bezeichnet: Während des Gehens möchte der Mensch zum einen das Körpergewicht mit demjenigen Bein unterstützen, das neu Bodenkontakt erhalten hat, zum anderen die Fortbewegung des Körpers über das Standbein erleichtern. Die ersten 10% des Gangzyklus vergehen, während das Standbein das Körpergewicht übernimmt. Dabei kommt es zu einem geringen Wechsel des Körpergewichts zur Standbeinseite hin zu dem Zeitpunkt, an dem das andere Bein den Boden verlässt. Beim Aufsetzen des Fußes am Boden kommt

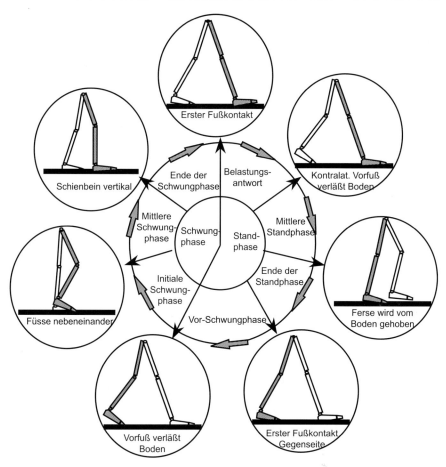

Abb. 2.2. Grafische Darstellung der Phasen des menschlichen Gangzyklus und ihre Bezeichnungen

es zu einer Beugung aller Gelenke der Extremität, um die Aufwärtsbewegung der Hüfte zu minimieren und gleichzeitig eine Dämpfung der vertikalen Boden-Reaktions-Kräfte zu erzielen. Falls Knie- oder Sprunggelenkbewegungen normale Ausmaße überschreiten, „fällt" man auf das Standbein oder verliert die stoßdämpfenden Mechanismen und zusätzliche Muskelarbeit wird nötig, um den Schwerpunkt vorwärts zu bewegen.

Mittlere Standphase (MStP). Dies ist die anschließende Phase des Gangzyklus (bei 10–30% des Gangzyklus, also 20% der Zykluszeit). Das Körpergewicht wird gänzlich vom stehenden Fuß übernommen, während der Körper sich darüber fortbewegt. Hüfte und Knie des Standbeins bewegen sich in Streckung, das Sprunggelenk steht in 90°-Stellung, dabei steht der Fuß plan auf dem Boden.

Der Körperschwerpunkt liegt vertikal über dem stehenden Fuß, der das Körpergewicht übernimmt. Dabei bleiben die Hüftabduktoren auf der Standbeinseite aktiv, um ein Abkippen der Hüfte auf der Schwungbeinseite zu verhindern. So entsteht eine energiesparende Position in der mittleren Standphase, die bei vielen pathologischen Zuständen nie erreicht wird. Infolgedessen wird übermäßige Muskelarbeit erforderlich, um beispielsweise die Hüfte oder das Knie zu strecken, was zu vorzeitiger Ermüdung führt.

Ende der Standphase (EStP). Das Ende der Standphase nimmt 30–50% des Gangzyklus und damit 20% der Zykluszeit ein. Das kontralaterale Schwungbein bereitet sich nun auf den ersten Fußkontakt (EFK) vor, wobei auf der Standbeinseite zum Ende der Standphase die Mm. gastrocnemii aktiv sind. Dies beginnt während der Vorwärtsbewegung des Körpers über dem stehenden Fuß. Die Hüfte und das Knie bleiben gestreckt, aber die Ferse hebt sich durch die Kontraktion der Achillessehne. Fehlende Kontrolle des M. triceps surae, wie dies bei neurologischen Erkrankungen häufig ist, kann bedeuten, dass bei fehlender Kontraktion dieser Muskeln eine Fortbewegung des Körpers ausbleibt oder nur eine geringe Bewegung zustande kommt.

Vor-Schwungphase (VSwP). Weitere 10% des Gangzyklus (insgesamt sind 50–60% des gesamten Zyklus absolviert) entfallen auf die Vor-Schwungphase. Dies ist der Übergangszeitraum, zu dem die Doppelunterstützung beginnt (dabei wird zur Aufrechterhaltung der Balance beigetragen) und es zur raschen Entlastung des Beins kommt, das nun zum Schwungbein wird. Die Hüfte ist gestreckt und erlaubt so dem kontralateralen Bein seine größte Reichweite. Bei einer Hüftbeugekontraktur des Standbeins kommt es zu einem vorzeitigen ersten Fußkontakt des Schwungbeins im Gegensatz zur physiologischen Situation, wenn die Hüfte am Ende der Standphase gestreckt werden kann. Während der Vor-Schwungphase sind neben den Mm. gastrocnemii (zur Vorwärts- und Aufwärtsbewegung des Körpers) der M. iliopsoas und andere Hüftbeuger stark kontrahiert, um das Bein anzuheben. Die Fußheber kontrahieren sich ebenfalls in dieser Phase, um die initiale Schwungphase vorzubereiten.

Initiale Schwungphase (ISwP). Das Verlassen des Fußes vom Boden hängt in dieser Phase einerseits von der Intaktheit des kontralateralen M. gluteus medius ab, um ein Absinken der Hüfte auf der Schwungbeinseite zu verhindern, andererseits auch vom Einsatz der Hüftbeuger und Fußheber, um ein regelrechtes Verlassen des Fußes vom Boden zu gewährleisten. Die Parese dieser Muskeln wird ein Schleifen der Zehen oder des gesamten Fußes am Boden bewirken. Durch derartige Reibung am Boden wird Energie verschwendet, was bei Patienten eine rasche Ermüdung beim Gehen bewirkt.

Mittlere Schwungphase (MSwP). Während der folgenden 15% des Gangzyklus (von 70–85% des Zyklusablaufs) kommt es unter dem Einfluss von Trägheitsmomenten unter Mitwirkung der Hüftbeuger zu einer Vorwärtsbewegung des Schwungbeins. Diese Bewegung wird erleichtert durch den

Verbrauch von kinetischer Energie, wenn die Extremität auf dem absteigenden Schenkel der Bewegung vorwärts „fällt". Kontrolle der Muskelaktivität am Ansatz der Extremität führt Bein- und Fußbewegung vorwärts weiter. Kontrollprobleme können den Patienten deutlich beeinträchtigen, der dann die Schrittlänge reduziert, um rasch zur sicheren Doppelunterstützung zurückzukehren, bei der beide Beine Bodenkontakt halten.

Ende der Schwungphase (ESwP). Während dieser letzten 15% des Zyklus vollendet das Schwungbein eine Schrittlänge, die Hüfte des kontralateralen Standbeins ist gestreckt und Kniestrecker und Fußsenker kontrahieren sich, um die Schrittlänge zu vergrößern. Diese Muskelaktivität bereitet das Aufsetzen des Fußes vor. Einschränkungen in der Gelenkbeweglichkeit können eine signifikante Verminderung der Schwungbeinbewegung bedeuten, so kann beispielsweise eine Einschränkung der Hüftrotation eine Reduktion der Schrittlänge bedingen.

Zeitliche und räumliche Parameter des menschlichen Gangs

Die Frequenz der Abfolge von linken und rechten Schritten wird *Kadenz* genannt. Als Doppelschrittlänge (englisch „stride length") wird der Abstand zwischen erstem Fußkontakt mit rechts und dem nächsten Fußkontakt mit rechts bezeichnet, der Abstand zwischen Fußkontakt mit rechts und Fußkontakt mit links wird als Schrittlänge bezeichnet. Die Kombination aus Doppelschrittlänge und Kadenz bestimmt die Ganggeschwindigkeit, die üblicherweise gesteigert wird durch eine Verlängerung des Doppelschritts und eine Erhöhung der Kadenz.

Kinetik: Kräfte und Kraftmomente

Die Begriffe „center of mass" (COM) und „center of gravity" (COG) werden oft synonym verwendet. Der allgemeinere Begriff ist COM, während sich COG ausschließlich auf COM in der Richtung, in welche die Schwerkraft wirkt, bezieht. Deshalb muss bei der Beschreibung von Bewegungen, die sich in der Sagittal- und Horizontalebene abspielen, der Begriff „center of mass", COM, verwendet werden.

Kinetik, die Lehre der Kräfte und der resultierenden Energien, ist beim Menschen auf indirekte Messmethoden angewiesen. Benutzt werden einfach verfügbare kinematische und anthropometrische Daten. Der Prozess, durch den Reaktionskräfte und Muskelmomente berechnet werden, wird „link-segment-modeling" genannt.

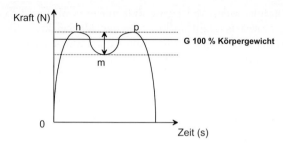

Abb. 2.3. Schema der resultierenden vertikalen Boden-Reaktions-Kräfte (h maximale Kraft bei Bodenkontakt des Fußes (meist Ferse), „heelstrike", besser: erster Fußkontakt mit Belastungsantwort) m minimale Kraft während des Abrollens (Mittelfuß), mittlere Standphase; p maximale Kraft beim Abstoßen des Fußes (Vorfuß); $G = 100\%$ des Körpergewichts

Kräfte, die auf das Link-segment-Modell einwirken

Gravitationskräfte. Kräfte der Gravitation wirken zum Boden hin durch die COM jedes einzelnen Segments und sind gleich der Größe der Kraft-Zeit-Beschleunigung durch die Erdanziehungkraft.

Boden-Reaktions-Kräfte oder äußere Kräfte. Jede äußere Kraft muss durch einen Krafttransducer gemessen werden. Kräfte dieser Art sind über einen bestimmten Körperabschnitt verteilt, wie beispielsweise Boden-Reaktions-Kräfte unter der Fußsohle (Abb. 2.3). Um solche Kräfte als Vektoren darzustellen, muss angenommen werden, dass sie an einem Punkt wirken, der üblicherweise „center of pressure" (COP) genannt wird. So überträgt beispielsweise ein geeigneter Kraftsensor in einer Messsohle Signale, über die der COP berechnet werden kann.

Muskel- und Bänderkräfte. Die Auswirkung von Muskelkraft auf ein Gelenk kann über Muskelmomente berechnet werden.

Kraftsensoren/-transducer und Kraftmessplatten

Zur Messung von Kräften, die der Körper ausübt, wird ein geeignetes Kraftmesssystem benötigt. Ein derartiges System, Krafttransducer genannt, überträgt ein elektrisches Signal, das der ausgeübten Kraft proportional ist. Dabei kommen verschiedenste Verfahren in Frage: piezoelektrische, piezoresistive, kapazitive und andere. Allen ist das Prinzip gemeinsam, dass die applizierte Kraft eine gewisse Spannung oder einen gewissen Druck auf den Sensor ausübt. Piezoelektrische und piezoresistive Verfahren, wie sie beispielsweise dem in diesem Buch vorgestellten System zugrunde liegen, verwenden einen Block eines speziellen kristallinen Materials (z.B. Quarz), dessen atomare Struktur sich um ein winziges Maß verändert und dadurch seine elektrischen Eigenschaften modifiziert. Dadurch werden elektrische Ladungen über geeignete Flächen des Materials verändert, die so elektronisch in ein verwertbares Signal umgewandelt werden, das zur ausgeübten Kraft proportional ist.

Sechs Gangdeterminanten

Mehrere Autoren beschrieben Faktoren, die zu einem ökonomischen und flüssigen menschlichen Gang beitragen. Nach Saunders et al. (1953), modifizert von diversen Autoren (Whittle 1991; Inman et al. 1981; Rose u. Gamble 1994) sind sechs Gangdeterminanten zu beschreiben, die allesamt dazu dienen, die Auslenkungen des COG zu minimieren.

Beckenrotation

Wenn das Knie gestreckt gehalten wird, wird eine Bewegung der Hüfte aus einer gebeugten in eine gestreckte Position, wie sie in der Standphase des Gangzyklus vorkommt, in einer Vorwärtsbewegung des Hüftgelenks resultieren, jedoch gleichzeitig in einer Auf- und Abwärtsbewegung. Das Ausmaß der Vorwärtsbewegung und das Ausmaß der Auf- und Abwärtsbewegung hängen vom Gesamtwinkel zwischen Hüftflexion und -extension ab. Da die Vorwärtsbewegung gleich der Doppelschrittlänge ist, folgt, dass bei zunehmender Doppelschrittlänge auch die Hüftflexion und -extension und gleichzeitig die Vertikalbewegung der Hüfte zwischen der höchsten und niedrigsten Position zunehmen. Die erste Gangdeterminante ist die Art und Weise, wie die Hüfte während des Gangzyklus in einer vertikalen Achse verdreht wird, wobei jedes Hüftgelenk bei ipsilateraler Hüftbeugung nach vorn und bei Hüftstreckung nach hinten bewegt wird. Das bedeutet, dass bei festgelegten Doppelschrittlängen eine geringere Hüftstreckung und -beugung benötigt wird, da ein Teil der Doppelschrittlänge durch die Vor- und Rückwärtsbewegung des Hüftgelenks zustande kommt, neben dem Anteil, für den die Bewegungen des Beins verantwortlich sind. Die Reduktion im Ausmaß der Hüftbeugung und -streckung führt zu einer Reduktion der vertikalen Momente der Hüfte.

Beckenneigung

Wie oben beschrieben werden Hüftbeugung und -streckung von einem Heben und Senken des Hüftgelenks begleitet. Wenn das Becken auf derselben Ebene bliebe, würde der Rumpf diesem Auf und Ab folgen. Die zweite Determinante des Ganges ist jedoch die Art und Weise, wie sich das Becken auf einer anteroposterioren Achse bewegt (Abb. 2.4): zunächst die eine, dann die andere Seite anhebend, sodass sich das Becken senkt, wenn die Hüfte des Standbeins auf ihrem höchsten Punkt angelangt ist. Damit befindet sich dann die Hüfte des Schwungbeins auf niedrigerem Niveau als die des Standbeins. Da die Höhe des Rumpfes nicht von der Höhe eines Hüftgelenks allein

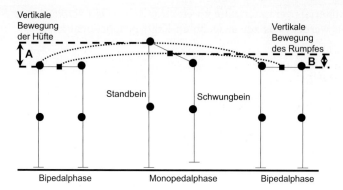

Abb. 2.4. Zweite Gangdeterminante: Die vertikale Bewegung des Rumpfes (*B*) ist geringer als diejenige der Hüfte (*A*), zurückzuführen auf die Beckenbewegung über eine anteroposteriore Achse

abhängt, sondern von der mittleren Höhe beider Hüftgelenke, reduziert diese Beckenneigung die gesamte vertikale Exkursion des Rumpfes.

Allerdings gelingt dies nur, wenn das Schwungbein so weit angehoben werden kann, dass es den Boden verlässt (was normalerweise durch Zusammenwirken von Kniebeugung und Fußhebung geschieht), trotz einer Verminderung in der Höhe des ipsilateralen Hüftgelenks.

Kniebeugung in der Standphase

Die dritte, vierte und fünfte Gangdeterminante stehen alle im Zusammenhang mit der Einstellung der effektiven Beinlänge während der Standphase, um die Hüfthöhe so konstant wie möglich zu halten. Die dritte Gangdeterminante ist die Beugung des Knies in der Standphase. Wenn der Oberschenkel aus einer Beugung der Hüfte in eine Streckbewegung übergeht, würde die Hüfte ansteigen und nach unten fallen, falls das Bein gestreckt bliebe. Jedoch verkürzt sich das Bein durch die Beugung des Knies in der Mitte dieser Bewegung und reduziert so die Auslenkung dieser Kurve nach oben.

Sprunggelenkmechanismus

Komplementär zu der Art, wie in der Mitte der Bewegung von Hüftbeugung zu -streckung durch die Verkürzung des Beins der Hochpunkt in der Kurve der Hüftauslenkung gesenkt wird, wird zu Beginn der Kurve ein Anheben durch Verlängerung des Beins zu Beginn der Standphase (erster Fußkontakt) erzielt. Dies wird durch die vierte Gangdeterminante, den Sprunggelenkmechanismus, erreicht. Dadurch, dass die Ferse nach hinten über das Sprunggelenk hinausragt, verlängert sie das Bein tatsächlich während der Belastungsantwort.

Fußmechanismus

In derselben Art, wie die Ferse das Bein zu Beginn der Standphase verlängert, erzielt der Vorfuß eine Beinverlängerung zum Ende der Standphase, in der fünften Gangdeterminante. Vom Moment des Anhebens der Ferse vergrößert sich die tatsächliche Länge des Unterschenkels bei der Bewegung des Fußes von Dorsalflexion nach Plantarflexion.

Lateralverlagerung des Körpers

Die fünf ersten Gangdeterminanten dienen allesamt dazu, die Vertikalauslenkung des Körperschwerpunkts (COG) zu reduzieren. Bei der sechsten geht es um Lateralbewegungen. Wenn der Fußabstand identisch wäre mit dem Hüftabstand, müsste der Körper von einer Seite zur anderen kippen, um während des Gehens die Balance aufrecht zu halten. Dadurch, dass die Gangbasis eng gehalten wird, wird nur eine geringe Lateralbewegung zur Erhaltung der Balance benötigt. Die Reduktion von lateraler Beschleunigung und Abbremsung führt zu einer Reduktion im Verbrauch von muskulärer Energie. Der Hauptmechanismus, der es erlaubt, die Gangbasis eng zu halten, ist eine leichte Valgus-Gelenkstellung im Knie, wobei die Tibia in vertikaler Position bei Einwärtsneigung des Femurs und leicht adduzierter Hüfte steht.
Natürlich sind alle sechs Gangdeterminanten trotz ihrer separaten Beschreibung in jedem Gangzyklus integriert. Der gemeinsame Effekt ist eine sehr viel weichere Linie, die der Körperschwerpunkt beim Gehen beschreibt und gleichzeitig ein optimierter Energieverbrauch. Die sechs beschriebenen Gangdeterminanten reduzieren die vertikalen Bewegungen des Rumpfes um ca. 50%, die horizontalen Auslenkungen um etwa 40%.

Klinische Untersuchung von Balance und Gang

Folgende Elemente werden in einer klinischen Untersuchung des menschlichen Gangs geprüft:
- die Fähigkeit, von einem Stuhl aufzustehen (Aufrichten). Manchen Patienten, insbesondere solchen mit Basalganglienerkrankungen und diffus-komplexen Gangstörungen, gelingt es nicht ohne weiteres, aus einem Stuhl oder Sessel in eine aufrechte Position zu kommen;
- die Fähigkeit, ohne Unterstützung zu stehen (Standkontrolle). Selbst wenn eine vertikale Position erreicht werden kann, können manche Patienten (z.B. mit zerebellären Syndromen, mit Basalganglienstörungen oder mit diffus-komplexen Gangstörungen) unfähig sein, die vertikale Standposition beizubehalten: Sie stürzen, wenn sie nicht unterstützt werden, insbesondere bei Dreh- und Wendebewegungen. Die Fähigkeit, in einer vertikalen Position mit geschlossenen Augen zu stehen (Romberg-Test), wird geprüft zur Beurteilung der Intaktheit des propriozeptiven (und vestibulären) Kontrollsystems;

- die Fähigkeit, einen Stoß aufzufangen. Der Stoßtest untersucht die Effektivität der posturalen Reaktionen auf äußere Einflüsse (sowohl in anterior-posteriorer Richtung als auch seitwärts) und, falls diese nicht adäquat sind, ob Schutz- oder Ausgleichsreaktionen erfolgen;
- die Fähigkeit, den Gang zu initiieren. Scheitern der Ganginitiierung manifestiert sich als Zögern beim Start („start hesitation"), beim Versuch loszugehen. Der Patient ist nicht in der Lage, die ersten Schritte einzuleiten, trippelt auf der Stelle oder die Füße scheinen am Boden festgeklebt zu sein. Wenn das Gehen einmal begonnen ist, kann es in der Folge zu erneutem Scheitern der Ganginitiierung kommen, sodass der Patient mitten im Schritt „einfriert". Dieses Einfrieren als Teilsymptom eines Parkinson-Syndroms lässt sich häufig beobachten bei Wendebewegungen oder beim Passieren einer engen Stelle, mitunter genügt schon eine visuelle Barriere;
- die Fähigkeit zu gehen, d. h. die Lokomotion aufrechtzuerhalten. Besondere Aufmerksamkeit sollte man schenken
  - der Basisbreite,
  - der Abrolllänge,
  - der Schrittlänge,
  - dem Abstand des Fußes vom Boden,
  - der Armbewegung beim Gehen und
  - der Kadenz.

Lokomotorische Probleme treten in mehreren Formen auf: Bei der sog. lokomotorischen Ataxie ist der Schrittrhythmus gestört, die Schritte sind in ihrem zeitlichen Ablauf und hinsichtlich der Länge irregulär (also zu lang oder zu kurz), fehlgelenkt auf die eine oder andere Seite oder ein Bein wird zu hoch oder nicht hoch genug vom Boden gehoben. Bei der lokomotorischen Hypokinesie ist der Gangrhythmus intakt, die Schrittrichtung ist korrekt, allerdings sind die Schritte zu kurz, sodass der Patient trippelt oder mit den Füßen am Boden schlurft. Lokomotorische Ataxie geht häufig mit einer verbreiterten Gangbasis einher, während bei der lokomotorischen Hypokinesie die Basisbreite häufig normal ist;
- die Fähigkeit, Wendebewegungen durchzuführen. Eine Wendebewegung durchzuführen stellt einen besonderen Anspruch für Balance und Lokomotion dar. Das Umdrehen im Gehen kann eine Störung der Balance aufdecken, dabei kann es zu Taumeln und Schwanken kommen, sodass Reaktionen der Gleichgewichtskontrolle, teilweise notwendige Schutzreflexe eingesetzt werden. Wendebewegungen führen manchmal auch zu „freezing" und darauffolgender Starthemmung oder Störung der Ganginitiierung;
- die Fähigkeit, eine gerade Linie im Seiltänzergang zu gehen. Auch dieser Test prüft die Balance und kann gestörte posturale Reaktionen aufdecken.

KAPITEL 3

Pathophysiologie von Gangstörungen

Wie die vorausgegangenen Anmerkungen zur Entwicklung des menschlichen Ganges und zur Gangphysiologie zeigen, bestimmen verschiedene Abschnitte den komplexen Ablauf von Körperbalance und Gangfunktion; zu ihrer Koordination ist ein Zusammenwirken mehrerer funktioneller Systeme notwendig. Kommt es zu Störungen einzelner beteiligter Zentren oder deren Koordination, sind passagere (z. B. beim Alkoholrausch) oder permanente Gangveränderungen möglich.

Zur korrekten Einordnung von Gangstörungen bedarf es daher einer grundlegenden Kenntnis der anatomisch-funktionellen Grundlagen, die das Körpergleichgewicht und die Fortbewegung im einzelnen regulieren.

Anatomisch-funktionell wichtige Strukturen zur Kontrolle von Körpergleichgewicht und Gang

- Sensorische Systeme
  - Vestibuläre Sensorik
  - Propriozeptive Afferenzen
  - Visuelles System
  - Multisensorische Integration
- Wahrnehmungs- und Orientierungs- sowie Kontrollsysteme
  - Vestibuläre Integration
  - Sensomotorische Interaktion
  - Visuo-kortikale Verarbeitung
  - Zerebelläre Koordination
- Motorisches System
  - Regulation des motorischen Bewegungsentwurfs
  - Kontrolle der kortikospinalen Bahnen und des Bewegungsablaufs
  - Funktion des 2. Motoneurons und der neuromuskulären Synapse
  - Integrität des Skelett-Bindegewebs-Apparats
- Perzeption und Orientierung
  - Kognitive Hirnareale
  - Affektive Adaptationen und Kompensation

Aus anamnestischen Angaben und einer neurologischen Untersuchung leiten sich Fragen ab, die nach der Ursache von Gang- und Körpergleichgewichtsbeeinträchtigungen suchen:
- Bestehen Störungen der primären sensorischen Qualitäten (z. B. des Visus, im Gesichtsfeld, in Form von Doppelbildern bzw. Bildverschiebungen, Kopf-Augen-Interaktionsproblemen, Lagesinnstörungen der Beine und Füße etc.)?

- Finden sich Anhaltspunkte für Störungen der Integration primär sensorischer Informationen (z. B. räumliche Desorientierung, Neglect, Fehleinschätzungen der Körperachse etc.)?
- Ergeben sich Anhaltspunkte für Störungen der motorischen Efferenz und der koordinativen Kontrolle (z. B. Paresen, Ataxien, vorzeitige Ermüdbarkeit etc.)?
- Finden sich Hinweise für eine Einschränkung des Entwurfs und der Planung des Bewegungsablaufs (z. B. apraktische Bewegungsmuster, Einschränkung der Auge-Hand- und Körper-Kopf-Koordination, Störungen des zeitlichen Entwurfs bzw. der Kontrolle von motorischen Leistungen wie Starthemmung oder Probleme im Ablauf der Bewegung etc.)?
- Ergeben sich Anhaltspunkte für Störungen der muskuloskelettalen Mechanismen (z. B. Knochen- und Gelenkveränderungen, Störung der Durchblutung und Trophik der Beine, tonusverändernde Medikamente etc.)?

Die Erfassung der einzelnen Komponenten erfordert eine gründliche Erhebung der Vorgeschichte und im Rahmen der körperlichen Untersuchung über den üblichen neurologischen Untersuchungsbefund eine deutlich hinausgehende Beobachtung und Dokumentation auch von Parametern, die letztendlich zum Gangbild beitragen, ohne dass ihnen eine neurologische Erkrankung zugrunde liegt. Dies ist dann besonders schwierig, wenn Vorerkrankungen, etwa aus dem pädiatrischen, orthopädischen oder angiologischen Bereich, zu anteilsmäßig unklaren chronischen Veränderungen des Gangs geführt haben und in die aktuelle Beurteilung und Analyse Eingang finden sollen. Dies bedeutet nicht, dass dadurch Verlaufsuntersuchungen behindert würden, da sich überlagernde Krankheitsprozesse oder auch das Ergebnis therapeutischer Maßnahmen individuell dokumentiert werden können.

Aus den Mechanismen, die zu Veränderungen der Körperhaltung und des Ganges führen, lassen sich eine Reihe von Syndromen zusammenstellen.

Vestibuläre Störungen

Körperhaltung und Gang sind in hohem Maße abhängig von Veränderungen des vestibulären Systems, die zu schwersten Einschränkungen der Körperkontrolle bis zum Sturz, zur vollständigen Immobilisation, aber auch bei völliger Stabilisierung der Körperposition zu schweren subjektiven Eindrücken von Körperbewegungsstörungen aufgrund einer Läsion der vestibulookulären Bahnen führen können. Dabei ist von hoher Bedeutung, ob auftretende Schwindelerscheinungen und Bildstörungen erst beim Gehen, schon beim Stehen oder selbst im ruhigen Sitzen bzw. im Liegen – mit oder ohne Kopfbewegung – auftreten und ob diese Veränderungen transienten oder dauerhaften, akuten oder chronischen Charakter haben. Generell kann man davon ausgehen, dass akut einsetzende vestibuläre Veränderungen stets eine Beeinträchtigung der Körperposition und des Gangs mit sich bringen, die mehr oder minder ausgeprägt und für den Patienten bedrohlich sein können. Dagegen können chronisch verlaufende, selbst gravierende Einbußen der vestibulären Funktion oligo- oder asymptomatisch bleiben und erst dann offenbar werden, wenn Kompensationsmechanismen, z.B. seitens des visuellen oder somatosensorischen Systems ausfallen. Untersuchungen der Körperposition und des Gangs sind daher immer auch unter Ausschaltung solcher kompensatorischen Multisystemmechanismen durchzuführen. Das heißt: Blindgang oder erschwerter Fuß-vor-Fuß-Gang gehören zum Standardrepertoire einer klinischen Ganganalyse (Tinetti et al. 1986).

Wegen der Redundanz des vestibulären, visuellen und somatosensorischen Informationssystems können Patienten selbst nach komplettem bilateralen Vestibularisausfall ein völlig normales Gangbild entwickeln, das auf einer glatten Oberfläche auch nach Augenschluss unverändert bestehen bleibt. Dagegen kann eine akute Vestibularisaffektion unter dem subjektiven Eindruck abnormer Kopf-Körper-Bewegungen selbst in Ruhe zu einer massiven Gleichgewichtsstörung führen, sodass eine schwere Gangataxie mit Lateropulsion zunächst zur Läsionsseite und später auf die Gegenseite resultiert, die monopedales Stehen selbst bei geöffneten Augen unmöglich macht (Horak et al. 1990). Veränderungen der vestibulären Rezeptoren führen bisweilen auch zum Eindruck einer Eigenbewegung, ohne dass tatsächlich eine solche vorhanden ist (Horak u. Shupert 1994). Da hieraus Konfliktsituationen entstehen, die nicht den aktuellen Körperpositions- und Bewegungsverhältnissen entsprechen, führen sie zu Ganginstabilität und Sturzgefahr. Hier sind die Grenzen zu physiologischen Funktionsbeeinträchtigungen fließend, wenn beispielsweise Augenbewegungen den Eindruck der Bewegung vermitteln (bei abfahrenden Zügen auf einem gegenüberliegenden Gleis) oder es zu einem „Mismatch" zwischen Stabilität des visuellen Eindrucks und unbemerkten Körperbewegungen kommt (beim Lesen im fahrenden Auto, bei der Aussicht vom hohen Turm; Shumway et al. 1995).

Vestibuläre Syndrome beeinflussen weder den motorischen Entwurf noch den eigentlichen Ablauf der Bewegung, modulieren aber Körperposition und Gangkontrolle (Horak et al. 1989).

Sensomotorische Störungen

Veränderungen, Verzögerungen oder gar der Verlust von sensorischen Informationen kutaner und Druckrezeptoren der Fußsohle oder von propriozeptiven Gelenkrezeptoren der unteren Extremität und des Rumpfes können erhebliche Störungen des Körpergleichgewichts und des Gangs verursachen. Der Nachweis von Funktionsstörungen der peripheren Nerven (z.B. bei Neuropathien), aber auch anderer Veränderungen des muskuloskelettalen Stütz- und Bewegungsapparats, ist daher in der Differentialdiagnose von Gangstörungen von Bedeutung. Nachgeschaltet können auch Veränderungen der somatosensorischen Bahnen im Rückenmark (z.B. bei funikulären Myelopathien, Raumforderungen, demyelinisierenden Prozessen etc.) zu erheblichen Beeinträchtigungen in der Körperkontrolle und beim Gang führen, wenn sich eine spinale Ataxie dahinter verbirgt. Die bereits vorgenannten Kompensationsmechanismen sind wichtig, allerdings gelegentlich auch entbehrlich: Selbst in der Nacht (nach Ausschluss visueller Kompensationskapazitäten) und simultan bei chronisch vestibulären Läsionen brauchen Körperhaltung und Gang nicht wesentlich beeinträchtigt zu sein, solange die Erwartungsvorgaben nicht durch akute Störreize irritiert werden. Demgegenüber führen kortikale und subkortikale Mechanismen schon rasch zu Einbrüchen der sensomotorischen Qualitäten, was etwa in Form eines Neglects zu schwersten Bewegungs- und Gangstörungen selbst in Abwesenheit gravierender motorischer Beeinträchtigungen führen kann. Generell gilt, dass periphere und spinale Läsionen häufig ausgeprägter beginnen, aber besser kompensiert werden können als kortikale/subkortikale Irritationen der Informationsverarbeitung.

Visuelle Störungen

Sehstörungen, die nicht zur kompletten Blindheit oder schwersten Sehbehinderung führen, können weitgehend durch sensomotorische und vestibuläre Informationen ausgeglichen werden, was Körperposition und Gangkontrolle angeht. Mit zunehmendem Lebensalter allerdings kommt es im Rahmen von degenerativen Prozessen der peripheren Retina ebenso wie im peripheren Nervensystem zu Veränderungen nicht nur der primären sensorischen Information, sondern auch der Interaktion von Ausgleichsmechanismen, was dann bei für sich allein mäßigen Ausfällen etwa im vestibulären System zu einer erhöhten Sturzgefahr führen kann oder die Gangunsicherheit erheblich verstärkt. Im Allgemeinen bedarf es für die Körperstabilität ebenso wie für einen normalen Gang keiner visuellen Kontrolle, und entsprechend sind Messungen des aufrechten Stehens und der dabei registrierten Körperbewegungen ebenso wie des Gehens bei geöffneten und geschlossen Augen physiologischerweise nur marginal unterschiedlich, vorausgesetzt Hindernisse stehen nicht im Weg. Erst wenn die sensomotorischen Informationen abnehmen oder vestibulär relevante Irritationen auftreten, kommt es zu einer erhöhten „Imbalance" (Peterka u. Benolken 1992; Patla 1995; Perenin u. Vighetto 1983). Veränderungen der Koordination von Augenbewegungen können demgegenüber dramatische Effekte auf Körperposition und Gang ausüben (z.B. Oszillopsien, „ocular-tilt", Verschiebungen der vertikalen/horizontalen Sehachsen, pathologische Nystagmen etc.).

Multisystem-Koordinationsstörungen

Störungen der Orientierung über Körperposition und Gang können auch bei intakten sensorischen Informationen entstehen, wenn die Informationen falsch verarbeitet werden oder diskrepant sind (z.B. beim visuellen, sensorischen oder motorischen Neglect, bei Veränderungen der subjektiven Körperachse etc.). Läsionen des hinteren Parietallappens, im prämotorischen Kortex, den Basalganglien und des Thalamus sowie der oberen Vierhügelregion und der frontalen Augenfelder sind nur als Beispiele möglicher Lokalisationen von Krankheitsprozessen anzumerken (Heilman u. Watson 1977; Masdeu u. Gorelick 1988; Dieterich u. Brandt 1993; Labadie et al. 1989). Ischämien und Hämorrhagien können hier schon mit kleinen Läsionen zu erheblicher Gang- und Standunsicherheit beitragen, insbesondere wenn symmetrisch in beiden Hemisphären korrespondierende Regionen simultan oder häufiger sequentiell betroffen werden, was einem typischen Pathomechanismus der subkortikalen vaskulären Enzephalopathie entspricht. Solche „synergistischen Syndrome" entstehen aber auch, wenn zunächst nicht in einzelne Netzwerke involvierte Systeme durch sekundäre Deafferenzierung distanter Läsionen geschädigt werden (Hennerici et al. 1998). Bei solchen komplexen Störmustern ist die Analyse der zugrunde liegenden neurologischen Ausfallerscheinungen schwierig, die Vorhersage und die Beschreibung der resultierenden Beeinträchtigung des Gangbilds noch problematischer oder nahezu unmöglich, wenn ausschließlich in der traditionellen Weise eine Deskription verwendet wird, die nur einen limitierten Parameterkatalog zur Verfügung hat (z. B. Ataxie, Apraxie, Spastik). Dies gilt für die Beschreibung von Veränderungen der Ganginitiierung und -beendigung ebenso wie für solche der eigentlichen Gangmodulation (Lokomotion); Störungen zeigen sich aber ganz besonders bei Körperdrehungen oder Ausweichschritten und -mustern auf einem komplizierteren Parcours.

Muskuloskelettale Veränderungen

Körperpositionskontrolle und Gang sind abhängig von biomechanischen und muskuloskelettalen Voraussetzungen, ohne die ein kontrollierter Bewegungsablauf nicht möglich wäre. Entsprechend sind bei jeder Beurteilung von Gangstörungen auch Beeinträchtigungen dieser Systeme zu berücksichtigen. Beispielsweise können bei einer Arthritis Gelenkveränderungen, Schwellungen, Ergüsse, Schmerzen, aber auch medikamentöse Nebenwirkungen das Gangbild beeinträchtigen.

Störung der Basalganglienfunktion

Veränderungen der Körperkontrolle und des Gangs sind charakteristische Folgen von Veränderungen der komplexen Interaktion der Basalganglien (Martin 1967). Dieser größte subkortikale Kernkomplex erhält die Mehrzahl seiner Afferenzen von der Hirnrinde, außerdem von Kernen des Thalamus, der Substantia nigra und aus dem oberen Hirnstamm. Sie endigen sämtlich im Striatum und projizieren über Verbindungen zum Pallidum und im ventroanterioren Thalamuskern auf die prämotorischen kortikalen Rindenfelder. Außer dieser Rückkopplungsschleife (Kortex – Basalganglien – Thalamus – Kortex) gibt es direkte Projektionen zum Hirnstamm und auch in das Rückenmark sowie für die Regulation der Okulomotorik ins Mittelhirn und bis zum Kleinhirn. Beim Dopamin-Mangelsyndrom, das durch Degeneration der Neurone der Substantia nigra beim M. Parkinson entsteht, darüberhinaus aber auch zu einer ubiquitären Neuronendegeneration führt, kommt es zu einer gegensätzlichen Beeinflussung der D1- und D2-Rezeptoren im Striatum: Diese Subtypen von Dopamin-Rezeptoren haben unterschiedliche Eigenschaften, deren gegensinnige Wirkung innerhalb der intrinsischen Verschaltungen ein Gleichgewicht zwischen Erregung über den D1- und Hemmung über den D2-Kanal bewirkt. Dadurch wird das Gleichgewicht des Basalganglienausgangs im Sinne einer Hemmung motorischer Abläufe gestört. Das Krankheitsbild geht mit einer charakteristischen Gangstörung einher, die sowohl die Ganginitiierung als auch -beendigung bei weitestgehend erhaltenem, wenn auch kleinschrittig und vermindert moduliertem Gangbild betrifft. Propulsion und Retropulsion sowie vermehrte Wendeschritte sind erst später auffällig, wobei die Körperdrehung verlangsamt, aber nicht destabilisiert ist. Entgegen früheren Vermutungen bleibt die posturale Kontrolle der Körperhaltung bei der Parkinson-Erkrankung sowohl nach der Latenz als auch der zeitlichen Organisation nämlich lange erhalten, lediglich die Amplitude ist oftmals zu klein, um effizient zu sein und Stürze zu verhindern.

Dies ist grundlegend anders bei einem nicht selten zur Verwechslung Anlass gebenden häufigen anderen Krankheitsbild, der sog. „subkortikalen vaskulären Enzephalopathie", was häufig zu therapeutisch unglücklichen Fehleinschätzungen führt (Oster et al. 1994; Thompson u. Marsden 1987).

Dopamin-Überschuss-Syndrome

Dopamin-Überschuss-Syndrome – z.B. im Rahmen von Dopamin-Überdosierungen als Hyperkinesen oder bei Ischämien des Nucleus subthalamicus unter dem Bild eines Hemiballismus – sind als Enthemmung von Bewegungen charakterisiert und führen zu typischen Störungen des Körpergleichgewichts und des Gangbilds mit zeitlich völlig irregulären einschießenden Bewegungsaktionen, die sogar zum Sturz führen können. Auch bei choreatischen Erkrankungen und insbesondere bei Basalganglienerkrankungen, deren strukturelle Läsionen zumindest bislang nicht nachweisbar sind (z.B. trunkale oder andere Dystonieformen), finden sich ganz ähnliche Befunde wie bei den Überdosierungserscheinungen der Parkinson-Medikation (Tian et al. 1992). Dies ist insofern von Interesse, als läsionelle Schädigungen der Basalganglien (z.B. durch Ischämien oder Tumoren) viel seltener hypo- oder hyperkinetische Krankheitsbilder bedingen als die vorgenannten Dopamin-Syndrome und daher davon abgegrenzt werden sollten.

Zerebelläre Erkrankungen

Als sensorisches Integrationssystem für das somatosensible, vestibuläre und visuelle System erhält das Kleinhirn zahlreiche Afferenzen zur zeitlichen Aufarbeitung der Informationen an die Kernregionen des Hirnstamms oder über den ventrolateralen Thalamus zur motorischen und prämotorischen Hirnrinde (Horak u. Diener 1994): Während vereinfacht dargestellt (1) Kleinhirnwurm und Flocculus zusammen mit dem vestibulären und visuellen System für die Gleichgewichtsregulation sowie Gang- und Standkontrolle zuständig sind, ist (2) die intermediäre Zone mit starken spinozerebellären Afferenzen und Projektion auf den Nucleus ruber und zum oberen Hirnstamm für die Regulation der Stützmotorik verantwortlich und schließlich sind (3) die äußeren lateralen Anteile der Kleinhirnhemisphären mit ausgeprägten kortikopontinen Afferenzen und Projektion über den Nucleus dentatus auf den Thalamus und zum Kortex zurück im Wesentlichen für die Feinmotorikkontrolle zuständig. Die Störungen der Gangmodulation und der Kontrolle der Körperposition sind also mehr oder minder durch präferentielle topografische Läsionen, meist in Kombination auftretend, bedingt und dadurch häufig nicht mit einfachen Parametern zu beschreiben bzw. angemessen zu klassifizieren. Entsprechende Diskussionen ergeben sich regelmäßig bei neurologischen Visiten und Besprechungen über die Einschätzung von Gangstörungen bei Patienten, wenn mehrere zentralnervöse Systeme betroffen sind – am offensichtlichsten wird dies, wenn solche Beschreibungen aus der eigenen Erinnerung erfolgen oder im Extremfall aus den Akten eines früheren Beobachters herangezogen werden müssen.

Pyramidale und nichtpyramidale motorische Störungen

Für den Menschen lässt sich – überraschenderweise – bisher nur ein annäherndes Bild der Organisation der motorischen Rindenfelder beschreiben (Freund 1987, 1992; Abb. 3.1). In Analogie zu experimentellen Untersuchungen ergeben sich im Wesentlichen neben dem primär motorischen Kortex (Brodmann Area 4) und dem prämotorischen Kortex (Brodmann Area 6 lateral) das supplementärmotorische Areal (SMA, Brodmann Area 6 medial), das zinguläre motorische Areal (Brodmann Areae 23 und 24 oberhalb des Balkens), das frontale Augenfeld (Teile von Brodmann Area 8 und 6) sowie die motorische Sprachregion (Brodmann Area 44).

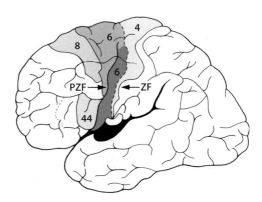

Abb. 3.1. Die motorischen Rindenfelder (Erläuterungen s. Text)
PZF: Präzentralfurche; ZF: Zentralfurche

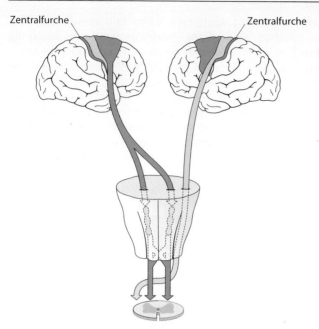

Abb. 3.2. Beide deszendierenden kortikospinalen Systeme

Während die Pyramidenbahn ohne Umschaltung vom motorischen Kortex zum Rückenmark zieht (von Brodmann Area 4 über die Pyramiden des Hirnstamms zu den Motoneuronen auf spinaler Ebene, 80–90% kreuzend), entspringen vom supplementär-motorischen Areal und Anteilen des prämotorischen Kortex (Brodmann Area 6) bilaterale Projektionen zu den motorischen Kerngebieten der Formatio reticularis im Hirnstamm und von hier aus wiederum bilateral organisiert auf spinale Projektionen. Dieses nichtpyramidale System ist von besonderer Bedeutung für die axiale Stütz- und Haltemotorik sowie die proximale Extremitätenmotorik und dabei außerordentlich resistent gegen einseitige Läsionen, während bilaterale Schädigungen im Hirnstamm und bei Rückenmarkprozessen zu schweren posturalen Einbußen führen können (Abb. 3.2 zeigt die beiden deszendierenden kortikospinalen Systeme; Lawrence u. Kuypers 1968).

Das klinische Bild der Pyramidenbahnläsion ist charakterisiert durch die meist brachiofazial betonte – bei kortikalen Läsionen – oder gleichmäßig Gesicht, Arm und Bein involvierende – eher bei subkortikalen Läsionen – bzw. einzelne Präsentationen bevorzugende Paresen (insbesondere bei partiellen und disseminierten Läsionslokalisationen). Schädigungen der nichtpyramidalen Projektionen aus den dorsolateralen prämotorischen Arealen führen meist nur zu vorübergehenden Ausfällen im Sinne einer proximal betonten Parese mit im Allgemeinen gut erhaltenen distalen Funktionen – erst bei speziellen Untersuchungen wird eine gelegentlich als gliedkinetische Apraxie bezeichnete Störung der Koordination kontralateral zur Läsionslokalisaton erkennbar. Dabei handelt es sich im Allgemeinen um eine Einschränkung der zeitlichen Abstimmung zwischen beiden Extremitäten bei integrierenden Bewegungsabläufen (Vorwärts-rückwärts-Kraulen oder Vorwärts-rückwärts-Fahrradfahren). Störungen des Gangs sind seltener, sobald sie auf einer Ebene verlaufen, können aber zu erheblichen Unsicherheiten, etwa beim Treppensteigen oder auf unebenen Flächen, führen. Auch rhythmische Bewegungen, etwa beim Tanz, sind praktisch von diesen Patienten nicht zu lernen, obwohl ihre Rhythmendiskriminationsfähigkeit erhalten sein kann.

Störungen der supplementär-motorischen Areale führen gelegentlich auch zu einseitigen hypokinetischen Störungen der Gegenseite, Prozesse des zingulären motorischen Areals in der Regel nicht zu Gangstörungen (allenfalls können hier erhebliche Beeinträchtigung der bimanuellen Interaktion beobachtet werden) (Penfield u. Welch 1951; Viallet et al. 1992). Differentialdiagnostisch wichtig sind bilaterale Läsionen des supplementär-motorischen Areals, die zwar selten sind, aber zu einem schwer akinetisch mutistischen Bild führen können. Insbesondere im Anfangsstadium kann eine eindrucksvolle Bewegungs- und Sprachhemmung bestehen, die mit einem schweren akinetischen Parkinson-Syndrom (ohne Rigor und Tremor!) zu verwechseln ist.

Spastische Gangstörungen, insbesondere bei bilateraler Ausprägung, sind charakterisiert durch die bodennahe, steife Bewegungsschwäche bei unterschiedlich stark ausgeprägter Muskeltonuserhöhung (Berger et al. 1988): Manchmal bereits in Ruhe, häufig aber auch erst während des Gangs deutlich ausgeprägt, sind diese mit Hyperreflexie einhergehenden klinischen Zeichen des Pyramidenbahnsyndroms uneinheitlich zu beobachten. Während ausgeprägte spastische Paraparesen in der Regel einfach zu erkennen sind, sind partielle und unilaterale spastische Paresen häufig komplexerer Natur und je nach Lokalisation der Läsion auch intraindividuell oft variabel anzutreffen. Kombinationen, nicht selten mit sensorisch-afferenten Störungen oder koordinativen funktionellen Einbußen, komplizieren allerdings das Krankheitsbild und erschweren eine einfache rein deskriptive Klassifikation.

Präfrontale Läsionen

Die frontal der motorischen Rindenfelder gelegenen großen Hirnareale haben weder unmittelbar sensorische noch motorische Aufgaben, gleichwohl modulierende und integrative Funktionen. Der (1) dorsolaterale Teil hat dicht reziproke Verbindungen zu den sensorischen und motorischen Assoziationsfeldern, der (2) orbitofrontale Funktionsanteil extensive Konnektionen zum limbischen System und insbesondere zum Hypothalamus. Schon bei einseitigen, besonders aber bei beidseitigen Läsionen finden sich deutliche Störungen der Gangkoordination und der zeitlichen Organisation des Gangs, was besonders bei Wende- und Drehbewegungen imponiert und regelhaft schon zu Beginn von subkortikalen ischämischen Läsionen beobachtet werden kann (Eckert et al. 1998; Elble et al. 1991). Auch bei anderen großen bifrontalen Läsionen oder beim Hydrocephalus internus können ähnliche, nicht durch Schwäche oder Verluste der sensorischen Qualitäten erklärbare Gangstörungen beobachtet werden, deren Mechanismen u.a. in einer mangelnden bis aufgehobenen Posturalkontrolle bestehen. Auch die Start- und Stoppfunktionen können, allerdings meist erst in schweren Fällen, beeinträchtigt sein (Atchison et al. 1993), während der Gangablauf (Lokomotion), falls nicht durch eine überlagernde Spastik beeinträchtigt, häufig noch am besten erhalten ist. Regelhaft zu beobachten ist auch die Akzentuierung dieser Bewegungsstörungen auf die untere Extremität unter Aussparung der Schulter-Arm-Hand-Region. Starke Retropulsionen und Propulsionen haben zu einer Beschreibung der Frontalläsionen als „Gangapraxie" geführt und damit diese Form der Gangstörung fälschlich in die Nähe der Störung nichtpyramidaler Projektionen aus den parietalen und prämotorischen Rindenfeldern – wenigstens von der Nomenklatur her – gebracht (Nutt et al. 1993; Thompson u. Marsden 1987). Auch die zunehmend mit den abbildenden Verfahren der Hirndiagnostik nachweisbaren Veränderungen der weißen Substanz im subkortikalen frontalen Marklager können zum gleichen Krankheitsbild führen.

Kognitive Strategien zur Kompensation von Gangstörungen

Abhängig von physiologischen und pathophysiologischen Bedingungen variieren Gangmuster und Körperpositionskontrollen situativ. Die Einschätzung der Effizienz von Kompensationsmechanismen, etwa bei schlechtem oder vollständig verloren gegangenem Sehvermögen, aber auch Gefahren für die Gangstabilität, auf glattem Parkett und Eis, führen zu einer oft affektiv (Angst) überformten Adaptation des Gangbilds im Sinne der Prävention von Stürzen (Nutt u. Horak 1996). Diese Adaptationsmechanismen hängen aber nicht nur vom aktuellen Zustand des Einzelnen ab, sondern resultieren aus Erfahrung und können in Lernprozessen verbessert oder im Krankheitsfall auch wieder destabilisiert werden. Fehlen diese Möglichkeiten des Lernens und Restrukturierens – etwa bei dementativen Erkrankungen im höheren Lebensalter – steigt das Risiko von Stürzen deutlich an, insbesondere, wenn akute situative Veränderungen nicht mehr durch kompensatorische Mechanismen ausgeglichen werden können. Kommen Veränderungen der Reaktionszeit, z.B. durch medikamentös-toxische Einflüsse hinzu, verstärken sich diese Instabilitäten weiter. Schließlich kann eine generelle Angst vor akuten oder dauernden Gangbehinderungen und Sturzgefahr selbst bei geringen oder gar fehlenden neurologischen oder orthopädischen Störungen das Krankheitsbild dominieren und zu übervorsichtigen Strategien von Körperbalance und Gang führen (protektives Gangbild).

KAPITEL 4

Nomenklatur – Einteilung von Gangstörungen

Verschiedene Einteilungsprinzipien von Gangstörungen sind in der Vergangenheit vorgetragen worden. Sie unterscheiden sich (1) in einer deskriptiven Beschreibung des visuellen Eindrucks, den der Arzt und insbesondere der Neurologe, aber auch der Physiotherapeut oder Krankenpfleger vom Patienten haben. Dabei schwingt im Hintergrund der Wunsch einer Beschreibung der Gangstörung auf der Grundlage der durch die Erkrankung betroffenen anatomischen Strukturen mit; entsprechend spricht man von zerebellären, frontalen oder thalamischen Gangstörungen. Daneben gibt es eine Klassifikation (2) nach physiologischen und pathophysiologischen Prinzipien, wobei einzelne Phasen des Gangs differenziert werden sollen, zum Beispiel Propulsionen oder Lateropulsionen, Störungen der Lokomotion, der Körperhaltung und der Posturalreflexe. Schließlich haben Nutt et al. (1993) in Anlehnung an die Terminologie von Hughlings Jackson eine dritte Klassifikation vorgeschlagen (3), die eine Mischung aus den vorgenannten versucht:

I. „lowest-level gait disorders" (worunter die Autoren Gangstörungen zusammenfassen, die durch periphere muskuloskelettale Veränderungen oder durch periphere sensorische Störungen erklärbar sind);
II. „middle-level gait disorders" (gemeint sind damit der hemiplegische und der paraplegische Gang sowie Gangstörungen bei Basalganglienerkrankungen und bei zerebellärer Ataxie);
III. „highest-level gait disorders" („cautious gait, subcortical disequilibrium, frontal disequilibrium, isolated gait ignition failure" und „frontal gait disorder")

In Modifikation dieser Einteilung nutzen wir eine weniger topographisch, dafür mehr funktionell orientierte einfache Klassifikation:

I. einfache Gangstörungen, die im Wesentlichen durch Veränderung des muskuloskelettalen Bewegungsapparats oder bei peripheren Neuropathien entstehen;
II. einfach-fokale Gangstörungen wie bei spastischer Paraparese bzw. Hemiparese oder im Rahmen zerebellärer bzw. Basalgangliensyndrome;
III. diffus-komplexe Gangstörungen im Rahmen von topisch nicht eindeutig zuzuordnenden, oftmals diffusen Hirnschädigungen oder bei psychischen Veränderungen.

Da alle vorgenannten Klassifikationsversuche im Wesentlichen subjektive Einschätzungen einer Gangstörung darstellen, deren Qualifikation v. a. an die

Tabelle 4.1. Mobilitätstest nach Tinetti (Tinetti 1986, 1988), Teil 2: Ganguntersuchung (Teil 1 des Test berücksichtigt Einzelaspekte der klinischen Gleichgewichtsprüfung)

Test		Punkte
Gangstart (Patient wird aufgefordert loszugehen)	Gehen ohne fremde Hilfe nicht möglich	0
	Zögert, mehrere Versuche, stockender Beginn	1
	Beginnt zu gehen ohne zu zögern, fließende Bewegung	2
Schritthöhe (von der Seite beobachtet)	Gehen ohne fremde Hilfe nicht möglich	0
	Schlurfen oder übertriebenes Hochziehen (Schritthöhe über 5 cm)	1
	Fuß berührt Boden nicht, Schritthöhe 2,5–5 cm	2
Schrittlänge (Einzelschritt)	Gehen ohne fremde Hilfe nicht möglich	0
	Weniger als Fußlänge	1
	Mindestens Fußlänge	2
Schrittsymmetrie (von der Seite beobachtet)	Schrittlänge variiert oder Patient hinkt	0
	Schrittlänge ist beidseits gleich	1
Gangkontinuität	Schrittlänge variiert oder Patient hinkt	0
	Diskontinuierliches, unrhythmisches Gangbild	1
	Physiologisch alternierende Schrittfolge	2
Abweichungen von der Geraden (von hinten beobachtet)	Fuß weicht auf die eine oder andere Seite nach lateral ab	0
	Leichte Abweichungen von der Geraden	1
	Keine Abweichung von der Geraden	2
Rumpfstabilität (von hinten beobachtet)	Rücken und Knie nicht gestreckt, unsicher, Armeinsatz zur Rumpfstabilisierung	0
	Physiologische Haltung, normale gangtypische Armbewegung	1
Schrittbreite (von hinten beobachtet)	Breitbasiges Bild oder Überkreuzen der Beine	0
	Physiologische Gangbasisbreite	1

„Erfahrung des Untersuchers" gebunden ist und einer objektiven Prüfung mitunter nicht standhält (sowohl interindividuell als auch intraindividuell ergeben sich bekanntermaßen erheblich unterschiedliche Einschätzungen), wurden in der Vergangenheit tabellarische Zuordnungen von einzelnen Parametern des Gangs in Form von Scorebildungen empfohlen (4) – ein Beispiel findet sich in Tabelle 4.1.

In der Klinik haben sich diese Scores nicht durchsetzen können, weil sie – neben vielen anderen Nachteilen – eine intensive Schulung zur Standardisierung erforderlich machen und den „Charme der Visualisierung" eines dreidimensionalen Vorgangs nicht vorweisen können. Deshalb sind auch wiederholt visuelle Verfahren (5) (Videometrien, LED-Analysen) mit Unterstützung von Rechnern zur Dokumentation und Evaluation von Gangstörungen eingesetzt worden, die allerdings wegen der Komplexität und der Vielzahl der anfallenden Daten nahezu ausschließlich wissenschaftlichen Untersuchungen vorbehalten blieben; zu einer systematischen Klassifikation von Krankheiten

Tabelle 4.2 a. Dokumentation der CDG-Untersuchungen seit 1990 getrennt nach Einzeluntersuchungen, Verlaufsuntersuchungen (akut und chronisch)

CDG 1990–1999	[n]	[%]
Untersuchungen gesamt	4062	100,0
Einzeluntersuchungen	2617	64,3
Verlaufsuntersuchungen akut	578	13,7
Verlaufsuntersuchungen chronisch	528	13,0

Tabelle 4.2 b. Untersuchungen getrennt nach Krankheitsgruppen

Erkrankung		[n]	[%]
I	**Einfache Gangstörungen**		
	Polyneuropathien	285	7
II	**Einfach-fokale Gangstörungen**	2398	59
	A Paretische Gangstörung (gesamt)	1344	33
	a) Zentrale Parese bei zerebraler Ischämie/Blutung	615	15
	b) Zentrale Parese bei Raumforderung/Kompression spinal	203	5
	c) Paraparesen bei Radikulitiden, Myelitiden	201	5
	d) Radikuläre Syndrome	325	8
	B Ataktische Gangstörung bei ED, KH-Erkrankungen	447	11
	C Basalganglienerkrankungen (M.Parkinson, Chorea etc.)	607	15
III	**Diffus-komplexe Gangstörungen**	1379	34
	A Frontale Gangstörung bei SVE, NPH	1056	26
	B Andere (Demenz, funkt. Gangstörung)	323	8
Summe		4062	100

oder gar zur Abgrenzung von einzelnen Krankheitsformen gegeneinander haben sie in der Praxis kaum beigetragen. Daher gibt es eine sinnvolle Verlaufsuntersuchung und -dokumentation solcher Störungen bis heute vielerorts nicht.

Erst vereinfachte Formen der Erhebung, Analyse und Dokumentation von Gangphänomenen, wie sie im vorliegenden Buch systematisch zusammengetragen sind, erlauben eine sinnvolle und breite, regelhafte Anwendung in der Klinik (6). Wir haben seit 1990 insgesamt 4062 Untersuchungen durchgeführt, 578 Wiederholungsuntersuchungen und Einzelbefunde während einer akuten Phase, aber auch in chronischen Stadien (528 Untersuchungen) dokumentiert und den Nutzen dieser Methodik zur Beschreibung und Verlaufsbeobachtung verschiedener Krankheitsformen beschrieben (Tabelle 4.2). Dabei hat sich gezeigt, dass bestimmte, recht einfache Parameter der Gangbeschreibung, wie sie in den vorgenannten Klassifikationsvorschlägen enthalten sind, nützlich sind, während andere vernachlässigt werden können. Für die klinische Tätigkeit ergibt sich dann eine sinnvolle Ergänzung, wenn Parameter aus der Analyse der Gangstörungen mit Beschreibungen aus der visuellen Inspektion zusammengeführt werden (Tabelle 4.3).

Tabelle 4.3. Dokumentation der visuellen Inspektion von Gangstörungen

Einflussfaktoren für Gangstörungen	Physiologische Komponenten	Pathologischer Befund	CDG-Befund
Gleichgewicht			
Aufstehen (aus dem Liegen oder Sitzen in eine aufrechte Position)	Aufrichtreaktionen	Unfähigkeit aufzustehen	–
Aufrechte Position beibehalten	Stützreaktionen	Unfähigkeit zu stehen	–
Äußere Störeinflüsse korrigieren	Antizipatorische posturale Reaktionen, posturale Reaktionen auf äußere Einflüsse, Schutzreaktionen	Unfähigkeit, den aufrechten Stand zu bewahren	–
Lokomotion			
Schritte initiieren	Verschiebung des Körperschwerpunkts	Starthemmung	Siehe Abb. 6.5, 12.17, 12.18
Schrittfolge	Lokomotion	Störungen im Schrittmuster	Siehe Abb. 6.1, 6.3, 6.12
Schritte den Umständen anpassen	Willkürmotorik	Erschwerte Gangprüfung nicht möglich	
Nicht neurologische Faktoren			
Mechanisches Stützsystem	Knochen, Gelenke	–	Siehe Abb. 12.43, 12.44
Allgemeinzustand	Belastbarkeit	Gangverlangsamung	Siehe Abb. 11.1, 11.2

Physiologisches Gangbild

Beim physiologischen Gangbild imponieren im Wesentlichen
- die Startphase mit Ganginitiierung,
- die Lokomotion als kontinuierliche und rhythmische Abfolge,
- Drehung, Wendung und Ausweichmanöver bei antizipierten oder plötzlich auftretenden Hindernissen und Irritationen sowie
- die Beendigung des Gangs und Übergang in eine stabile Standposition.

In verschiedenen Phasen kommt der Kontrolle des Körpergleichgewichts und des aufrechten Stand- bzw. Gangbilds eine besondere Rolle zu, die durch ein komplexes Zusammenspiel von sensorischen Eindrücken, reflektorischen Mechanismen und deren Koordination kontrolliert wird. Dabei kommen destabilisierende Faktoren wie z.B. Schwingungen um die Körperachse aufgrund elastischer Eigenschaften des Skelett- und Bindegewebeapparates und der Muskulatur ins Spiel, die im pathologischen Fall exazerbieren können (z.B. orthostatische Kreislaufdysregulationen oder orthostatische Tremorgenerierung). Körpereigene Bewegungen – gleichgültig, ob aus dem Stand, im Gehen oder Laufen – bedingen den Einsatz von Posturalreflexen, um das Gleichgewicht zu erhalten; unbemerkt auftretende Veränderungen der Körperposition

– etwa durch plötzliche Veränderung der Bodenebene – führen zur Destabilisierung bereits unter physiologischen Bedingungen und sind kritisch von sensorischen und vestibulären Einflüssen abhängig. Während spinale mono- und polysynaptische Reflexe zur Körperkontrolle wenig beitragen – auch Patienten mit einer ausgedehnten spinalen Deafferentierung können durchaus stehen – kommt einer Reihe von komplexen, zum Teil durch längere Latenzen und bis in das ZNS rückgekoppelte Reflexmechanismen in der Beibehaltung der Körperstabilität eine besondere Rolle zu. Sie garantieren im Wesentlichen reaktiv die Posturalkontrolle. Falls diese, nach den antizipatorischen Posturalreflexen, ebenfalls ausfallen, treten hilfsweise sekundäre Stabilisierungsprogramme ein, die eine zum Teil bereits verlorengegangene Körperbalance ausgleichen sollen (z.B. Arm- und Beinbewegungen, etwa bei einer im Eislauf ungeübten Person in den ersten Trainingsstunden gut zu beobachten). Schließlich kommt es zu protektiven Reaktionen, die einen drohenden Sturz abwehren sollen. Die letztgenannten Mechanismen kommen besonders beim Gang, in der Regel aber noch nicht beim unkomplizierten Geradeausgehen vor, sondern treten alle bei Drehungen oder insbesondere Ausweichmanövern situativ als erste Zeichen eines Krankheitsprozesses auf.

Einmal initiiert, kommt es zu einer rhythmischen Folge von Schritten, die mit dem Stichwort „Lokomotion" wegen der bildhaften Assoziation am besten zu beschreiben ist. Dabei kommt es im Wesentlichen auf die Kontrolle des Körperschwerpunkts unter alternierenden Bewegungen von Armen und Beinen an: Initiale Störungen lassen sich in dieser Krankheitsphase visuell kaum erkennen und sind eine Domäne der apparativ unterstützten Analyse.

Einfache Gangstörungen betreffen v. a. Erkrankungen des Bewegungsapparates oder des peripheren Nervensystems und unterliegen der vollen Kompensation bei intaktem ZNS. *Einfach-fokale Gangstörungen* entsprechen den klassischen Krankheitssyndromen (Paraplegie, Hemiplegie, zerebelläre Ataxie, choreatische oder dystone sowie hypokinetische Syndrome), die bei ausgeprägtem Krankheitsbild in syndromspezifischer, oft eindrucksvoller Art leicht zuzuordnen und zu beschreiben sind. Veränderungen unter einer medikamentösen oder krankengymnastischen Therapie sind schwieriger zu erinnern und zu erkennen, aber solange ein kurzzeitiger signifikanter Effekt vorliegt, entspricht auch dies klinischer Praxis.

Bei stärker wechselnden, weniger eindrucksvollen, nicht typischen Veränderungen des Gangs und insbesondere über längere Zeiträume hinweg lassen sich ohne objektive Dokumentationsvorgaben Beschreibungen von Gangphänomenen aber nicht mehr validieren. Dies gilt besonders bei *diffus-komplexen Gangstörungen*, die vielfältige Ursachen haben und wesentliche Komponenten einer kontrollierten, bewusst gemachten Gangkontrolle (beispielsweise mit Kompensationsstrategien) enthalten sollen, sei es, dass die Gangstörung organisch bedingt zu einer erheblichen Instabilität und Sturzgefahr führt und präventive Strategien erforderlich macht, um diese zu verhindern, sei es, dass im Vordergrund eine Angstsymptomatik steht, die zu gleichen Vorgaben neigt, aber besondere Kompensationsmechanismen mit zum Teil ausufernden Bewegungseffekten nutzt (s. Tabelle 4.3).

Sonderformen und spezifische Syndrome diffus-komplexer Gangstörungen

Als subkortikales Dysequilibrium werden auf der Grundlage von schweren Posturalreflexausfällen Störungen sowohl des Stands als auch des Gangs beschrieben, die als Astasie-/Abasiesyndrom auch in der Literatur referiert werden. Einzelbeschreibungen ordnen dieses Phänomen akuten Läsionen im Thalamus, in den Basalganglien oder im Mittelhirn, meist Ischämien (Masdeu u. Gorelick 1988) oder hämorrhagischen Infarkten zu (Labadie et al. 1989). In der Regel kommen Störungen der supranukleären Koordination der Blickmotorik oder Sprechstörungen infolge von Beeinträchtigungen der Kleinhirnefferenzen hinzu. Bei chronischen Fällen wird die gleiche Nomenklatur für die früher auch als Parkinson-Plus-Syndrome bezeichneten degenerativen Hirnerkrankungen benutzt (z.B. MSA-C, MSA-P, supranukleäre progressive Lähmung, Steele-Richardson). Daraus lässt sich schon die Problematik in der Zusammenfügung einer diffusen Erkrankung mit Beteiligung unterschiedlicher Strukturen, die in das komplex-motorische Geschehen des Gang- und Standvermögens eingreifen, mit einzelnen, akuten Läsionen erkennen: Da weder eine einheitliche Pathophysiologie noch gemeinsame Kompensationsstrategien oder Adaptationsmechanismen vorliegen, ist eine Klassifikation schwierig und die Zuordnung am ehesten als Sonderform einer diffus-komplexen Gangstörung möglich.

Auch die Beschreibung einer frontalen Gleichgewichtsstörung („frontal disequilibrium") oder frontalen Gangstörung („frontal gait disorder") kommt aus diesem Dilemma des Zusammenhangs einer komplexen Gangstörung mit unterschiedlichen Facetten in der Pathophysiologie und der Krankheitsdynamik nicht heraus: Mit beiden Begriffen wird interessanterweise im Wesentlichen ein Krankheitsbild, das der subkortikalen vaskulären Enzephalopathie (SVE), beschrieben, wobei es sehr frühzeitig bereits zu leichten Störungen des Gangs kommt, die nahezu ausschließlich durch Veränderungen der Körperposturalreflexe bedingt sind (im Gegensatz also zur Parkinson-Erkrankung, mit der die Gangstörung oft verwechselt wird und die der SVE zum Teil im englischen Schrifttum auch den Namen gegeben hat („lower-half parkinsonism" oder „lower-body parkinsonism"). Gerade bei komplexerem Parcours, Ausweichmanövern, Drehungen und Wendungen kommt es zur Sturzgefahr, während Ganginitiierung, -beendigung und Lokomotion zu Krankheitsbeginn durchaus normal sind. Selbst bei schwereren Verläufen bleibt die Lokomotion diesen Patienten trotz Alterationen des Gangrhythmus und Problemen der Ganginitiierung erhalten, während das auch als Gangapraxie der kleinen Schritte oder frontale Ataxie beschriebene Gangbild eher bei akut dekompensierenden frontalen Hirntumoren oder Hirnabszessen beobachtet wird. Diese Patienten zeigen nämlich durch Beteiligung der SMA in der Regel ein prämotorisches Syndrom mit deutlichen Defiziten der Interaktionsbewegungen zwischen beiden Armen oder beiden Beinen und damit eine andere Gangstörung als die der SVE, der selbst bei ausgeprägten bilateralen frontalen lakunären Ischämien oder Leukenzephalopathien ein solches Defizit fehlt.

Ähnlich wie für die Beschreibung von sog. Hirnwerkzeugsstörungen und der damit verbundenen Subsummierung altertümlicher Begriffe als kategorische Entitäten (Aphasie, Apraxie, Agnosie, Neglect), die im klinischen Alltag durchaus praktikabel sein können, für eine genaue Analyse aber nicht nützlich sind, erweist sich für die Beschreibung des komplexen Gangbilds und seiner Störungen eine topographisch bzw. phänomenologisch orientierte Klassifikation als unzureichend. Eine Detailanalyse ist, wie in Form von einzelnen neuropsychologischen Untersuchungen üblich, auch zur Dokumentation und Kontrolle des Gangs notwendig. Dabei mag man sich erinnern, dass Sprachvermögen und aufrechter Gang zu den mit der Entwicklung des menschlichen Großhirns einhergehenden Höchstleistungen gehören, die auch eine adäquate Beschreibung verdienen.

KAPITEL 5

Methodik der Computerdynografie (CDG)

Im folgenden Kapitel soll die Methode der Computerdynografie (CDG) vorgestellt und die gemessenen Parameter und ihre grafische Darstellung erklärt werden. Tabelle 5.1 zeigt die kaum überschaubare Vielzahl der mit der CDG meßbaren Einzelaspekte der Untersuchung.

Aus dieser Masse an gemessener Information werden im Folgenden die für unsere Darstellung wichtigsten und in einer ausführlichen methodischen und statistischen Analyse (Rabe 1994) als relevant determinierten Parameter angegeben.

Grafische Darstellung der Messungen

Histogramm

In einem Histogramm (Abb. 5.1) werden für alle Sensoren (d.h. jeweils 8 Sensoren pro Sohle) die gemessenen Kraftwerte in Newton (N) dargestellt. Es ist dabei möglich, entweder zu einem beliebigen Zeitpunkt der Untersuchung eine Momentaufnahme der Kraftverteilung oder wahlweise die Mittelwerte oder die Kraftmaxima während des gesamten Untersuchungsintervalls zu zeigen.

Ganglinien

Für jeden einzelnen Schritt wird in der CDG der Verlauf des Kraftvektors in der Zeit, also des „centre of pressure" als *Ganglinie* dargestellt (Abb. 5.2, links). Für einen definierten Untersuchungszeitraum wird eine mittlere Ganglinie und deren Standardabweichung berechnet (Abb. 5.2, rechts). Klinisch als Abrollbewegung zu beobachten, verläuft dabei physiologischerweise die Hauptbelastung während der Standphase des Gangzyklus von der Ferse medial beginnend über den lateralen Fußrand und den Mittelfuß hin zum medialen Vorfuß.

Tabelle 5.1. Berechnete Parameter in der CDG

Parameter	CDG-Teilabschnitt	Beschreibung	Parameter	CDG-Teilabschnitt	Beschreibung
GLAS	Ges. Phase/Ganglinie links	Anzahl Schritte	MLAZ	Zyklogr. Monopedal links	Abrollzeit
GLSN	Ges. Phase/Ganglinie links	Schwelle	MLSAZ	Zyklogr. Monopedal links	Abrollzeit SD
GLZB	Ges. Phase/Ganglinie links	Anfang (ms)	MLBX	Zyklogr. Monopedal links	Breite in X
GLZE	Ges. Phase/Ganglinie links	Ende (ms)	MLLY	Zyklogr. Monopedal links	Länge in Y
GLVX	Ges. Phase/Ganglinie links	Variabilität in X	MLO	Zyklogr. Monopedal links	Orientierung
GLVY	Ges. Phase/Ganglinie links	Variabilität in Y	MLLQ	Zyklogr. Monopedal links	Längenquotient ü/ges
GLAL	Ges. Phase/Ganglinie links	Abrollänge	MLSLQ	Zyklogr. Monopedal links	Längenquotient ü/ges SD
GLSAL	Ges. Phase/Ganglinie links	Standardabweichung	MLMAL	Zyklogr. Monopedal links	Monopedal-/Abrollänge
GLAZ	Ges. Phase/Ganglinie links	Abrollzeit	MLSMAL	Zyklogr. Monopedal links	Monopedal-/Abrollänge SD
GLSAZ	Ges. Phase/Ganglinie links	Standardabweichung	MLMAZ	Zyklogr. Monopedal links	Monopedal-/Abrollzeit
GLBX	Ges. Phase/Ganglinie links	Breite in X-Richtung	MLSMAZ	Zyklogr. Monopedal links	Monopedal-/Abrollzeit SD
GLLY	Ges. Phase/Ganglinie links	Länge in Y-Richtung	MRVX	Zyklogr. Monopedal rechts	Variabilität in X
GLO	Ges. Phase/Ganglinie links	Orientierung	MRVY	Zyklogr. Monopedal rechts	Variabilität in Y
GLLQ	Ges. Phase/Ganglinie links	Längenquotient ü/ges	MRAL	Zyklogr. Monopedal rechts	Abrollänge
GLSLQ	Ges. Phase/Ganglinie links	Standardabweichung	MRSAL	Zyklogr. Monopedal rechts	Abrollänge SD
GRAS	Ges. Phase/Ganglinie rechts	Anzahl Schritte	MRAZ	Zyklogr. Monopedal rechts	Abrollzeit
GRSN	Ges. Phase/Ganglinie rechts	Schwelle	MRSAZ	Zyklogr. Monopedal rechts	Abrollzeit SD
GRZB	Ges. Phase/Ganglinie rechts	Anfang (ms)	MRBX	Zyklogr. Monopedal rechts	Breite in X
GRZE	Ges. Phase/Ganglinie rechts	Ende (ms)	MRLY	Zyklogr. Monopedal rechts	Länge in Y
GRVX	Ges. Phase/Ganglinie rechts	Variabilität in X	MRO	Zyklogr. Monopedal rechts	Orientierung
GRVY	Ges. Phase/Ganglinie rechts	Variabilität in Y	MRLQ	Zyklogr. Monopedal rechts	Längenquotient ü/ges
GRAL	Ges.Phase/Ganglinie rechts	Abrollänge	MRSLQ	Zyklogr. Monopedal rechts	Längenquotient ü/ges SD
GRSAL	Ges. Phase/Ganglinie rechts	Standardabweichung	MRMAL	Zyklogr. Monopedal rechts	Monopedal-/Abrollänge
GRAZ	Ges. Phase/Ganglinie rechts	Abrollzeit	MRSMAL	Zyklogr. Monopedal rechts	Monopedal-/Abrollänge SD
GRSAZ	Ges. Phase/Ganglinie rechts	Standardabweichung	MRMAZ	Zyklogr. Monopedal rechts	Monopedal-/Abrollzeit
GRBX	Ges. Phase/Ganglinie rechts	Breite in X-Richtung	MRSMAZ	Zyklogr. Monopedal rechts	Monopedal-/Abrollzeit SD

Tabelle 5.1 (*Fortsetzung*)

Parameter	CDG-Teilabschnitt	Beschreibung	Parameter	CDG-Teilabschnitt	Beschreibung
GRLY	Ges. Phase/Ganglinie rechts	Länge in Y-Richtung	MBALGK	Zyklogr. Monopedalphase	Abrolllänge gr/kl
GRO	Ges. Phase/Ganglinie rechts	Orientierung	MBSALGK	Zyklogr. Monopedalphase	Abrolllänge gr/kl SD
GRLQ	Ges. Phase/Ganglinie rechts	Längenquotient ü/ges	MBAZGK	Zyklogr. Monopedalphase	Abrollzeit gr/kl
GRSLQ	Ges. Phase/Ganglinie rechts	Standardabweichung	MBSAZGK	Zyklogr. Monopedalphase	Abrollzeit gr/kl SD
GBALGK	Ges.Phase/Ganglinie	Abrolllänge gr/kl	MBLQGK	Zyklogr. Monopedalphase	Längenquotient ü/ges gr/kl
GBSALGK	Ges. Phase/Ganglinie	Standardabweichung	MBSLQGK	Zyklogr. Monopedalphase	Längenquotient ü/ges gr/kl SD
GBAZGK	Ges. Phase/Ganglinie	Abrollzeit gr/kl	BILRVX	Zyklogr. Biped. LI > RE	Variabilität in X
GBSAZGK	Ges. Phase/Ganglinie	Standardabweichung	BILRVY	Zyklogr. Biped. LI > RE	Variabilität in Y
GBLQGK	Ges.Phase/Ganglinie	Längenquotient ü/ges gr/kl	BILRAZ	Zyklogr. Biped. LI > RE	Abrollzeit
GBSLQGK	Ges. Phase/Ganglinie	Standardabweichung	BILRSAZ	Zyklogr. Biped. LI > RE	Abrollzeit SD
SAS	Zyklogramm	Anzahl Schritte	BILRLY	Zyklogr. Biped. LI > RE	Länge in Y
SSN	Zyklogramm	Schwelle	BIRLVX	Zyklogr. Biped. RE > LI	Variabilität in X
SZB	Zyklogramm	Anfang (ms)	BIRLVY	Zyklogr. Biped. RE > LI	Variabilität in Y
SZE	Zyklogramm	Ende (ms)	BIRLAZ	Zyklogr. Biped. RE > LI	Abrollzeit
MLVX	Zyklogramm Monopedal links	Variabilität in X	BIRLSAZ	Zyklogr. Biped. RE > LI	Abrollzeit SD
MLVY	Zyklogramm Monopedal links	Variabilität in Y	BIRLLY	Zyklogr. Biped. RE > LI	Länge in Y
MLAL	Zyklogramm Monopedal links	Abrolllänge	BIBAZGK	Zyklogr. Biped.	Abrollzeit gr/kl
MLSAL	Zyklogramm Monopedal links	Abrolllänge SD	BIBSAZGK	Zyklogr. Biped.	Abrollzeit gr/kl SD

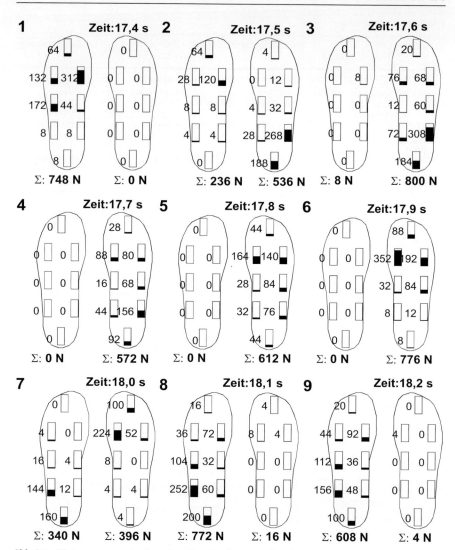

Abb. 5.1. Histogramme mit den aktuellen Kraftwerten für die einzelnen Sensoren zu 9 verschiedenen Untersuchungszeitpunkten, Abstand 0,1 s, während des Gangzyklus registriert

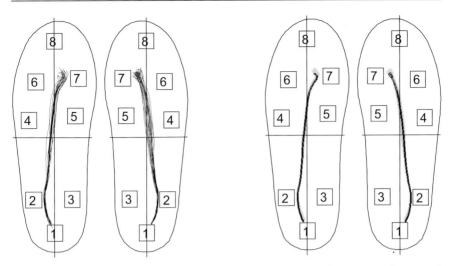

Abb. 5.2. Ganglinien stellen den Verlauf der Abrollbewegung, also des „centre of pressure", während der Standphase für beide Füße getrennt dar. Es handelt sich um eine Darstellung des Kraftvektors im Zeitverlauf. *Links* Rohdaten, *rechts* Darstellung der mittleren Ganglinie mit Standardabweichung

Zyklogramm

Das Zyklogramm stellt einen kompletten Gangzyklus dar. Gezeigt wird der Verlauf des Kraftvektors der auf die Fußsohlen wirkenden summierten Boden-Reaktions-Kräfte (Abb. 5.3). Grafisch wird dies erneut entweder als Darstellung aller Einzelzyklen oder als Mittelwert mit Standardabweichung gelöst. Leichter verständlich wird das Prinzip der Darstellung des Zyklogramms, wenn man die Trajektorien des „centre of pressure" für einen Gangzyklus in der normalen Vorwärtsbewegung zeichnet (Abb. 5.3, rechts). Der Wechsel des „centre of pressure" von links nach rechts und vice versa in den Bipedalphasen wird wegen der in der Abrollbewegung gleichzeitig erfolgenden Vorwärtsbewegung des Kraftvektors als Diagonale gezeichnet.

Boden-Reaktions-Kräfte (BRK)

Die zu einem beliebigen Zeitpunkt des Gangzyklus durch die 16 Kraftsensoren gemessenen Kräfte werden als Boden-Reaktions-Kräfte bezeichnet. In unserer Standarduntersuchung werden pro Untersuchungsgang die Schritte über einen Zeitraum von 20 Sekunden aufgezeichnet. Dargestellt wird auf der X-Achse die Zeit, auf der Y-Achse die Kraft in Newton, summiert über alle Sensoren (8 Sensoren pro Sohle, Abb. 5.4). Die Kraftverteilung in Einzelabschnitten des Gangzyklus ist in Abb. 5.5 gezeigt.

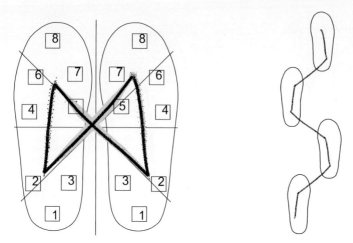

Abb. 5.3. Darstellung des Zyklogramms: Der komplette Gangzyklus ist aufgezeichnet, *rechts* Illustration des Zustandekommens der Grafik. Verlauf der auf die Fußsohlen wirkenden summierten Kräfte als Vektorgrafik in der Zeit

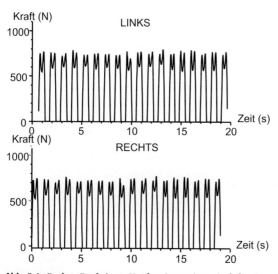

Abb. 5.4. Boden-Reaktions-Kräfte: Summiert sind für jeweils alle 8 Sensoren die Kräfte zum auf der X-Achse angegebenen Zeitpunkt

Abb. 5.5. Boden-Reaktions-Kräfte: Auf die Fußsohlen wirkende summierte Kräfte zu 9 verschiedenen Untersuchungszeitpunkten im Verlauf des Gangzyklus, Abstand 0,1 s; vgl. Histogramme zu identischen Zeitpunkten (s. Abb. 5.1)

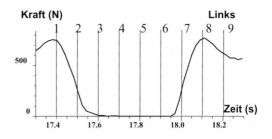

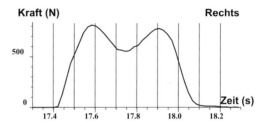

Gemittelte Boden-Reaktions-Kräfte

Die Superposition der Kurven der Boden-Reaktions-Kräfte für jeden Einzelschritt ergibt eine charakteristische „Kamelhöckerform" (Abb. 5.6), wobei sich die beiden Hochpunkte dem Beginn und dem Ende der Standphase zuordnen lassen (h „heelstrike", erster Fersenkontakt mit Belastungsantwort; p „push-off", Ende der Standphase), während der Tiefpunkt (M) der physiologischerweise energiesparenden mittleren Standphase entspricht (vgl. Kapitel 2). Zur besseren Orientierung ist mit G eine Linie bezeichnet, die 100% des Körpergewichts markiert (Abb. 5.6, rechts).

Es ist wichtig festzuhalten, dass diese zweigipflige Darstellung der superponierten Boden-Reaktions-Kräfte entscheidend vom Gangtempo abhängig ist. Das heißt, dass eine solche Modulation der Boden-Reaktions-Kräfte nach unserer Beobachtung in der Regel dann erfolgt, wenn der Patient oder Proband ein für ihn angenehmes, „normales" Gangtempo wählt. Einschränkungen des gewohnten Gangtempos führen zu einer deutlichen Verplumpung der Modulation der Boden-Reaktions-Kräfte (Abb. 5.7 und 5.8), vergleichbar zahlreichen pathologischen Zuständen (vgl. Kap. 12), während eine Zunahme des Gangtempos zu einer Steigerung der Belastung der hinteren Fußabschnitte während des ersten Fußkontakts und der Belastungsantwort in der Standphase führt.

Schrittzeiten

Eine Darstellung der Schrittzeiten (Stand- und Schwungphasen) ergänzt die Palette der Ergebnisgrafiken. Dunkel dargestellt sind die Standphasen, hell die Schwungphasen (Abb. 5.9). Abbildung 5.10 zeigt denjenigen Abschnitt ei-

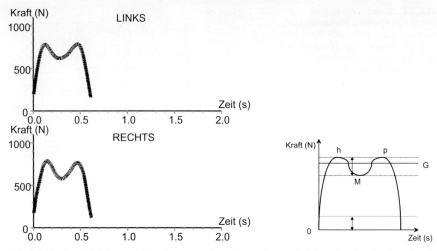

Abb. 5.6. Boden-Reaktions-Kräfte: Superponierte Darstellung. Auf der X-Achse ist der aktuelle Zeitpunkt in der Abrollbewegung abzulesen, die Y-Achse zeigt die summierte Kraft zum angegebenen Zeitpunkt. Als Schwelle wird im Normalfall 96 N gewählt. Die zweigipflige Kurve stellt den physiologischen Verlauf der Boden-Reaktions-Kräfte dar, wobei der erste Gipfel den ersten Fußkontakt und die Belastungsantwort darstellt. Der Tiefpunkt der Kurve entspricht der mittleren Standphase, der zweite Gipfel ist das Ende der Standphase (G = 100% Körpergewicht)

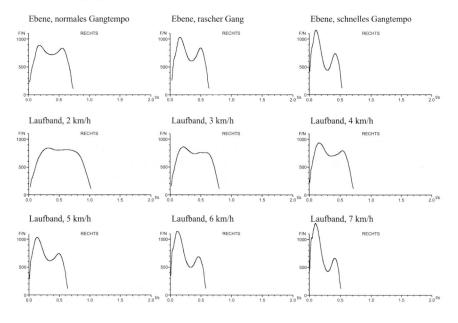

Abb. 5.7. Darstellung der superponierten Boden-Reaktions-Kräfte in Abhängigkeit vom vorgegebenen Gangtempo in der Ebene (*oben*) und auf einem Laufbandergometer (*Mitte* und *unten*). Die Modulation der Boden-Reaktions-Kräfte ist reduziert bei einem Tempo unterhalb des Gewohnten und nimmt insbesondere zu Beginn der Standphase mit zunehmendem Gangtempo zu

Grafische Darstellung der Messungen

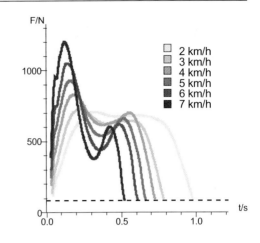

Abb. 5.8. Darstellung der Boden-Reaktions-Kräfte (superponiert) in Abhängigkeit von der Ganggeschwindigkeit: Bei abnehmender Schrittdauer zeigt sich eine zunehmende Belastung beim ersten Fußkontakt mit zunehmender Ganggeschwindigkeit. Gleichzeitig reduziert sich die Belastung am Ende der Standphase und in der mittleren Standphase bei zunehmendem Gangtempo

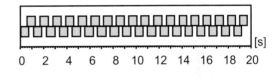

Abb. 5.9. Typische Darstellung einer 20 s dauernden CDG-Aufnahme mit Standphasen (*dunkel*) und Schwungphasen (*hell*)

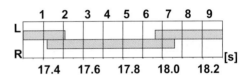

Abb. 5.10. Neun verschiedene Untersuchungszeitpunkte im Gangzyklus, Abstand 0,1 s; vgl. Histogramme zu identischen Zeitpunkten (s. Abb. 5.1)

ner CDG-Untersuchung, der in Einzelabschnitten in den Abbildungen 5.1 und 5.5 aufgeschlüsselt wurde.

Zusammengefasst sind die Phasen des Gangzyklus (vgl. Abb. 2.1–2.3) mit synchronen Momentaufnahmen für Ganglinien, Zyklogramme und Boden-Reaktions-Kräfte in Abbildung 5.11 dargestellt.

Ganganalysescore

Zur Evaluation der Ausprägung der untersuchten Gangstörungen und zur Verlaufsbeurteilung entwickelten wir einen Ganganalysescore, („Gait Disorder Score", GDS), der sich aus sechs Parametern zusammensetzt, die sich in mehreren Untersuchungen als aussagekräftig hinsichtlich relevanter Fragestellungen wie Gangunsicherheit herausstellten (Tabelle 5.2, Abb. 5.12). Für jeden der sechs Parameter werden Scorepunkte von 0 bis 3 berechnet. Dabei entspricht ein Scorewert von 0 dem Mittelwert ± einer Standardabweichung für diesen Parameter, berechnet aus Daten einer altersangepassten Kontrollgruppe; ein Wert von 1 steht für Abweichungen von mehr als einer bis 2 Standard-

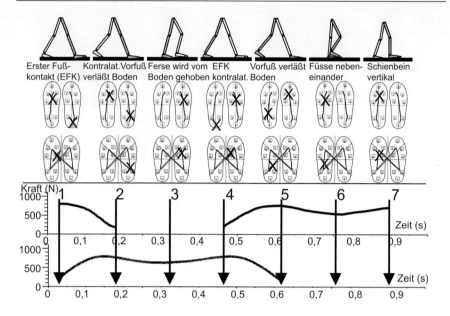

Abb. 5.11. Phasen des Gangzyklus und ihre Einordnung in der CDG. Die Phasen des Gangzyklus (vgl. Abb. 2.1 und 2.2) und ihre Einordnung in der CDG zu Ganglinien (*Mitte oben*), Zyklogrammen (*Mitte unten*) und Boden-Reaktions-Kräften (*unten*)

Tabelle 5.2. Ganganalysescore

Score	Mittelwert	0	1	2	3
1. Kadenz (Schritte/min)	99	96–102	84–95/ 103–114	78–83/ 114–120	<78/> 120
2. Länge der Ganglinien	0,8	0,75–0,85	0,7–0,74/ 0,86–0,90	0,65–0,69/ 0,91–0,95	<0,65/> 0,95
3. Länge der Monopedallinien	0,58	0,52–0,64	0,46–0,51/ 0,65–0,72	0,4–0,45/ 0,73–0,78	<0,4/> 0,78
4. Variabilität der Monopedallinien (%)	4,2	3,1–5,3	2,0–3,0/ 5,4–6,4	0,9–1,9/ 6,5–7,5	<0,9/> 7,5
5. Variabilität der Bipedallinien (%)	2,5	1,9–3,1	1,3–1,8/ 3,2–3,7	0,7–1,2/ 3,8–4,3	<0,7/> 4,3
6. Bipedale Unterstützungszeit (s)	0,13	0,11–0,15	0,09–0,10/ 0,16–0,17	0,07–0,08/ 0,18–0,19	<0,07/> 0,19

abweichungen vom Mittelwert bis zu einem maximalen Wert von 3 pro Parameter für Abweichungen von mehr als 3 Standardabweichungen vom Mittelwert der Kontrollgruppe. Gesamtscorewerte von 0 (entsprechend einem unauffälligen CDG-Befund) bis 18 (sehr schwere Gangstörung) sind möglich.

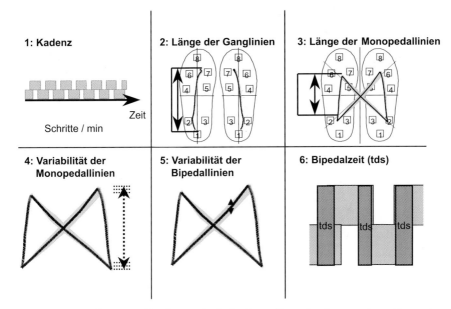

Abb. 5.12. Ganganalysescore (GDS) 1–6: Grafische Darstellung der 6 verwendeten Parameter Kadenz (GDS 1), Länge der Ganglinien (GDS 2), Länge der Monopedallinien (GDS 3), Variabilität der Monopedallinien (%; GDS 4), Variabilität der Bipedallinien (%; GDS 5), Bipedalzeit (s; GDS 6; vgl. Tabelle 5.2)

Welche Parameter der klinischen Ganguntersuchung lassen sich in der CDG darstellen und messen?

Die Domäne der CDG ist die Darstellung und Messung der Ganginitiierung und der Lokomotion. Auch erschwerte klinische Gangprüfungen wie Blindgang oder Seiltänzer(-blind)gang sowie Wendebewegungen lassen sich dokumentieren. Nicht unmittelbar gemessen wird mit dieser Technologie der Stand und die Fähigkeit aufzustehen sowie die Fähigkeit, einen Stoß aufzufangen.

Das Scheitern der Ganginitiierung („start hesitation") zeigt sich beim Versuch loszugehen (vgl. Kap. 6, Abb. 6.5, 6.6 sowie Abb. 12.17 und 12.18).

Zahlreiche Einzelaspekte der Lokomotion lassen sich in der CDG darstellen. Die Schrittlänge lässt sich berechnen aus zurückgelegter Strecke (die vom Untersucher gemessen werden muss) und Kadenz (die das Gerät angibt, vgl. Abb. 5.9). Unmittelbar dargestellt werden in der CDG (Abb. 5.13):

1. Reduktion der Kadenz (oben: pathologisch, unten: physiologisch),
2. Länge der Abrollstrecken (links: pathologisch, rechts: physiologisch),
3. Dauer der Stand- und Schwungphasen (oben: pathologisch, unten: physiologisch),
4. Quotient Bipedalzeit/Standzeit als Marker für Gangunsicherheit [oben: Anteil der Bipedalzeit am gesamten Gangzyklus erhöht (Quotient a/b>0,3), unten: physiologisch (Quotient a/b<0,2)],

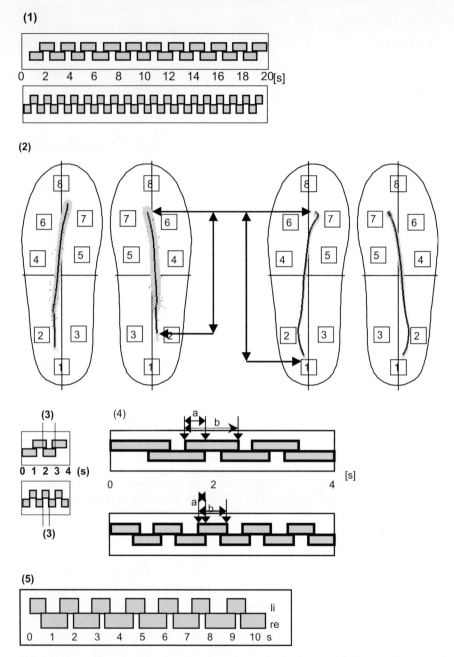

Abb. 5.13. Darstellung der Einzelaspekte der Lokomotion in der CDG (Erläuterungen s. Text)

Grafische Darstellung der Messungen

Abb. 5.13. (*Fortsetzung*)

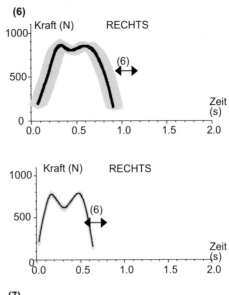

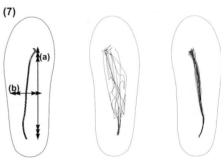

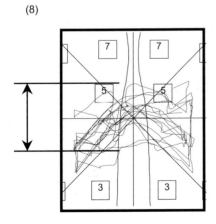

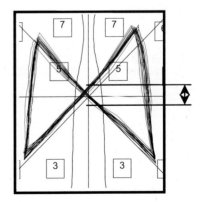

Abb. 5.13. (*Fortsetzung*)

(9)

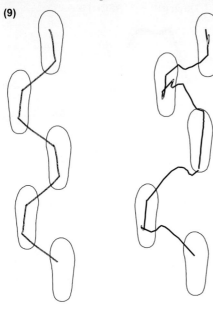

5. Symmetrie der Standzeiten (Quotient Standzeit li./Standzeit re.); pathologischer Befund mit deutlicher Asymmetrie der Standzeiten links < rechts,
6. Rhythmus der Lokomotion (erhöhte Standardabweichung des Mittelwerts der Schrittzeiten in Stand-, Monopedal- und Bipedalphase, oben pathologisch, unten physiologisch),
7. Variabilität der Abrollbewegung (a) in mediolateraler Richtung und (b) in anteroposteriorer Richtung (links Schema, Mitte pathologisch, rechts physiologisch),
8. Variabilität der Verschiebung des Körperschwerpunkts während des Gehens (links pathologisch, rechts physiologisch),
9. Position des Körperschwerpunkts im Zyklogramm (indirekte Aussage über Rekonstruktion des Zyklogramms, links physiologisch, rechts pathologisch bei zerebellärer Ataxie),
10. Starthemmung und „Freezing" (s. Abb. 6.5, 6.6, 12.17, 12.18).

KAPITEL 6

Klinische Gangstörungen in der CDG

Zerebelläre und spinozerebelläre Gangstörungen

Zerebelläre Funktionsstörungen, wie sie bei Entwicklungsstörungen, entzündlichen und toxischen Alterationen des Kleinhirns und bei (spino)zerebellären degenerativen Prozessen auftreten, sind Ursache von Stand- und Gangataxie.

Ursachen von isolierten Läsionen des Vestibulozerebellums (Archizerebelleum, Flocculus und Nodulus) sind u.a. Medulloblastome, Blutungen und virale Infektionen. Spinozerebelläre (paleozerebelläre) Läsionen werden bei chronischem Alkoholismus gesehen, während pontozerebelläre (neozerebelläre) Störungen durch Tumoren, Ischämien oder Hämorrhagien ausgelöst werden (Tabelle 6.1).

Tabelle 6.1. Symptomatik bei Störungen einzelner zerebellärer Strukturen und Pathologika in der CDG

Struktur	Funktion	Störung	Pathologie in der CDG
Flocculus, Nodulus	Stabilisierung des Rumpfes, Abmessung des VOR	Rumpfataxie im Sitz, Stand und Gang, ungerichtetes Schwanken des Körpers, fehlende visuelle Rückmeldung	Deutliche Zunahme der Variabilität der Ganglinien in der Bipedal- und Monopedalphase, Reduktion der Kadenz, Schrittzeitvariabilität erhöht (s. Abb. 12.10, 12.11, 12.12, S. 161–164)
Lobus anterior	Stabilisierung von aufrechtem Stand und Lokomotion	Standataxie, 3 Hz AP Körpertremor, Intentionstremor im Knie-Hacke-Versuch, intakte visuelle Rückmeldung	Tremor in der CDG nachweisbar, Erhöhung der Ganglinienvariabilität in der Bipedalphase (s. Abb. 12.14, 12.15, 12.16, S. 166 f.)
Kleinhirnhemisphäre	Kontrolle von Extremitätenbewegungen, Einschätzen von Geschwindigkeit, Beschleunigung	Dysmetrie, Dysdiadochokinese, Intentionstremor, Dyskinesie, Dysarthrie	Erhöhung der Ganglinienvariabilität vor allem in mediolateraler Richtung, häufig normale Kadenz und Gangtempo (s. Abb. 12.9, S. 158 f.)

Charakteristika zerebellärer Gangstörungen

Das Kleinhirn ist nicht verantwortlich für die Generierung von Schrittfolgen, denn diese automatischen motorischen Muster sind bei Patienten mit schweren Kleinhirnerkrankungen trotz gestörter zeitlicher Koordination und schlechter Kraftregulation nicht aufgehoben.

Zerebelläre Läsionen bedingen hingegen Gangstörungen, indem sie Gleichgewichtsstörungen verursachen und Bein- und Rumpfbewegungen sowie die Koordination der Gliedmaßen untereinander stören (Diener et al. 1992). Dabei ähneln durch Läsionen des Vestibulozerebellums verursachte Gangstörungen denen, die bei akuten Vestibularisausfällen gesehen werden. Patienten mit Degeneration des Lobus anterior durch chronischen Alkoholmissbrauch gehen breitbasig, langsam und zögernd, unrhythmisch und mit dysmetrischen Schritten (s. Abb. 12.10, S. 161) und sie taumeln häufig. Diese Patienten wirken auf Außenstehende ständig in der Gefahr zu stürzen, was jedoch nur selten wirklich passiert. Patienten mit Läsionen in den Kleinhirnhemisphären weichen im Gang zur betroffenen Seite ab. Die Gangstörung ist charakterisiert durch die dysmetrische Ausführung der lokomotorischen Synergismen (Diener u. Dichgans 1996).

Entzündliche Erkrankungen

Bei Patienten mit Multipler Sklerose ist Stand- und Gangataxie häufig. Virale Infektionen durch Entero-, Herpes-, Myxo-, Toga- und Arboviren können das Kleinhirn betreffen und somit zu Rumpfataxie, Dysarthrie und Spontannystagmus mit Oszillopsien führen. Das Miller-Fisher-Syndrom ist eine spezielle Form der Polyradikulitis, die charakterisiert ist durch fehlende Muskeleigenreflexe, Nystagmus und schwere Stand- und Gangataxie.

Zerebelläre Funktionsstörungen durch Medikamentenwirkung

Bei diversen zentral wirksamen Medikamenten führt eine Überdosierung zu Stand- und Gangataxie, dysmetrischen Arm- und Handbewegungen sowie zu Dysarthrie und Blickrichtungsnystagmus. Dabei kommt Antikonvulsiva wie Phenytoin, Barbituraten und Carbamazepin große Bedeutung zu. Auch Lithium, Brom und einige Zytostatika (Cytosin-Arabinosid, 5-Fluoruracil) können die Kleinhirnfunktion beeinträchtigen. Ein rascher Anstieg der Plasmakonzentrationen dieser Medikamente, auch im therapeutischem Bereich, führt mitunter zu Gangunsicherheit und Schwindel. Gelegentlich persistiert nach Phenytoinintoxikation die Kleinhirnstörung und teilweise lässt sich eine bleibende Schädigung nachweisen (Koller et al. 1980). Die Ursache der nach jahrelanger Phenytoinmedikation gefundenen Kleinhirnatrophie ist nicht abschließend geklärt – diskutiert wird neben dem direkten toxischen Einfluss der Substanz ein posthypoxischer Effekt nach rezidivierenden Grand-mal-Anfällen. Die Wechselwirkung von Phenytoin mit Substanzen, die entweder mit dem Metabolismus oder der Ausscheidung der Substanz interagieren, kann zu toxischen Blutspiegeln führen. Lithium kann ebenfalls zu akuten Intoxikationen führen, selten auch innerhalb des ohnehin engen therapeutischen Bereichs.

Schwermetalle und Lösungsmittel

Einige Schwermetalle wie Blei, Thallium, Quecksilber oder Mangan können zu einer Kleinhirnschädigung führen. Lösungsmittel, wie sie in der Industrie verwendet, aber auch von Drogenabhängigen geschnüffelt werden, verursachen nach chronischer Exposition oder bei akuter Vergiftung Kleinhirnsymptome und können eine Polyneuropathie auslösen.

Alkohol

Die akute Einnahme von größeren Alkohlmengen löst nahezu alle Symptome und Zeichen der zerebellären Dysfunktion aus (Diener et al. 1983). In über 35% führt Alkoholabusus zu 2 definierten Mustern zerebellärer Schädigung:
- „atrophie cerebelleuse tardive" („des lobus anterior"; Victor et al. 1959),
- diffuse zerebelläre Atrophie.

Erstere Störung betrifft insbesondere die Purkinje-Zellen, aber auch Neurone in den medialen Abschnitten des Lobus anterior. Das klinische Bild besteht in einer schweren Stand- und Gangataxie mit einem 3-Hz-Körpertremor in anterior-posteriorer Richtung (vor allem bei geschlossenen Augen) im Romberg-Test und demselben 3-Hz-Tremor im Knie-Hacke-Versuch (Dichgans et al. 1976; Dichgans u. Diener 1985). Okulomotorikstörungen gehören nicht notwendigerweise zum klinischen Bild.

Ausbildung und Ausprägung dieses Syndroms sind weder abhängig von der Dauer und Schwere der Alkoholkrankheit noch lassen sich positive Korrelationen finden zur Schwere der Polyneuropathie (Scholz et al. 1986) und der globalen Hirnatrophie in bildgebenden Verfahren (Diener et al. 1986). Dies macht einen rein toxischen Effekt des Alkohols unwahrscheinlich. Es kann angenommen werden, dass auf der Basis einer individuellen Prädisposition (möglicherweise genetisch determiniert) Purkinje-Zellen im Lobus anterior besonders empfänglich für eine Schädigung durch Alkohol sind. Manchmal bessert sich das Bild nach Alkoholkarenz dramatisch (Diener et al. 1984).

Allerdings bieten die meisten Patienten mit chronischer Alkoholkrankheit (bis zu 70%) eine diffuse Kleinhirnatrophie, die alle Anteile des Kleinhirns zu gleichen Teilen betrifft. Klinisch findet sich eine sakkadierte Blickfolge, Dysarthrie, Stand- und Gangataxie und Dysmetrie der Extremitätenbewegungen. Dieses Bild ist sehr wahrscheinlich durch direkten toxischen und deswegen kumulativen Einfluss von Alkohol hervorgerufen.

Auch bei der Wernicke-Enzephalopathie, einer ernährungsbedingten Vitamin-B_1-Mangelerkrankung bei Alkoholabhängigen, finden sich zerebelläre Symptome. Zusätzlich finden sich Störungen der Pupillomotorik und eine supranukleäre Okulomotorikstörung mit Blickrichtungsnystagmus, gestörter Blickfolgebewegung und gestörtem optokinetischem Nystagmus sowie ein nicht durch Fixation supprimierbarer vestibulookulärer Reflex.

Paraneoplastische Kleinhirndegeneration

Bei Patienten mit Bronchial-, Mamma- und Ovarialkarzinom kann es zu paraneoplastischer Kleinhirndegeneration kommen. Dabei gelingt es in einzelnen Fällen, Antikörper gegen Purkinje-Zellen zu isolieren (Anti-Yo-AK; Greenlee et al. 1999; Furneaux et al. 1990; Anderson et al. 1988). Die zerebelläre Funktionsstörung tritt bisweilen schon Monate oder Jahre, bevor der Primärtumor klinisch nachweisbar wird, zutage. Klinisch finden sich neben schwerer Rumpf-, Stand- und Gangataxie, Extremitätenataxie, Intentionstremor, Okulomotorikstörungen wie Blickrichtungsnystagmus und gestörte langsame Blickfolgebewegungen (Wessel et al. 1988; s. Abb. 12.14 und 12.15, S. 166 f.).

Hereditäre Ataxien

Bis heute wurde die Klassifikation hereditärer Ataxien vielfach modifiziert. Die zunächst vorgenommene Krankheitseinteilung, angelehnt an Erstbeschreiber sehr uneinheitlicher Krankheitsbilder, wurde schon früh kritisiert. Holmes (1907) und Greenfield (1954) entwickelten eine Einteilung in spinale bzw. spinozerebelläre Degenerationen, reine zerebelläre (kortikale) Atrophien und olivopontozerebelläre Atrophien (OPCA). Eine Kombination klinischer und pathologischer Kriterien beinhaltet die Klassifikation in OPCA-Typen 1–5 von Konigsmark u. Weiner (1970). Eine Kombination von Vererbungsmuster und Klinik findet Eingang in die Harding-Klassifikation (Harding 1982, 1983). Die Heredoataxien konnten zuletzt durch Fortschritte in der Molekulargenetik mit der Identifikation vieler Genloki und Entdeckung ursächlicher Mutationen für Unterformen neu geordnet werden. Durch ständige Fortschritte auf diesem Sektor muss die derzeit gültige Klassifikation als stets im Fluss begriffen verstanden werden. Nach formalen genetischen Gesichtspunkten werden autosomal-rezessiv (Tabelle 6.2), autosomal-dominant (Tabelle 6.3) und X-chromosomal vererbte Ataxien unterschieden. Eine genetische Ursache für die bislang als idiopathisch oder sporadisch bezeichneten zerebellären (Spät)Atrophien bzw. Multisystematrophien (MSA) mit zerebellärer Beteiligung ist derzeit nicht bekannt.

Tabelle 6.2. Rezessiv vererbte Ataxien

Ataxieform	Chromosom	Literatur
Friedreich-Ataxie	9q	Campuzano 1996
Ataxie mit Vitamin-E-Mangel	8q	Ouahchi 1995
Ataxia teleangiectasia	11q	Savitsky 1995
Spinozerebelläre Ataxie im Kindesalter	10q	Nikali 1995
Ataxie und Myoklonus	21	Malafosse 1992
Cayman-Ataxie	19	Nystuen 1996
Zerebelläre Atrophie und Hypogonadismus	?	Holmes 1907
Spastische Spinalparalyse	8	Hentati 1993

Tabelle 6.3. Dominant vererbte Ataxien

Ataxieform	Chromosom	Literatur
Spinozerebelläre Ataxie Typ 1	6p	Orr 1993
Spinozerebelläre Ataxie Typ 2	12q	Gispert 1993
Spinozerebelläre Ataxie Typ 3	14q	Schöls 1995;
Machado-Joseph-Disease	14q	Kawaguchi 1994
Spinozerebelläre Ataxie Typ 4	16q	Flanigan 1996
Spinozerebelläre Ataxie Typ 5	11	Ranum 1995
Spinozerebelläre Ataxie Typ 6	19p13	Zhuchenko 1997
Spinozerebelläre Ataxie + Retinadegeneration SCA 7	3p	Benomar 1995
Spinozerebelläre Ataxie Typ 8	13q	Koob 1999
Spinozerebelläre Ataxie Typ 10	22q13	Zu 1999
Dentatorubrale pallidoluysiane Atrophie	12p	Koide 1994
Periodische Ataxie + Myokymie	12p	Browne 1994
Periodische Ataxie (Azetazolamid sensitiv)	19p	Kramer 1995
Spastische Spinalparalyse	2p	Hazan 1994
Spastische Spinalparalyse	14q	Hazan 1993
Spastische Spinalparalyse	15q	Fink 1995

Rezessiv vererbte Ataxien

Die meisten dieser Störungen werden manifest, bevor die Patienten das Erwachsenenalter erreichen. Die Friedreich-Ataxie (FA) ist die häufigste rezessiv vererbte Ataxieform mit einer Inzidenz von 1:50000 (Auftreten mit 7–25 Jahren; Romeo et al. 1983). Dabei finden sich neben fehlenden Muskeleigenreflexen (zumindest der unteren Extremitäten, in seltenen Fällen bei genetisch gesicherten FA-Patienten jedoch erhalten), Muskelatrophien, positive Pyramidenbahnzeichen, ein Verlust von Lagesinn und Vibrationsempfinden, Gang- und Standataxie sowie Dysarthrie. Das klinische Bild ergibt eine progrediente, mehr spinale (afferente) Ataxie, entsprechend dem neuropathologischen Bild mit Degeneration der Hinterstrangbahnen und der spinozerebellären Verbindungen, kombiniert mit einer axonalen Polyneuropathie (Friedreich 1863), jedoch wenig oder fehlender Kleinhirnaffektion. In der Standanalyse fällt ein ausgeprägtes langsames Schwanken in lateraler Richtung bei intakter visueller Kontrolle auf. Bei fortgeschrittenen Stadien mit Zunahme der Ataxie erlischt die Gehfähigkeit, zwischen Erkrankungsbeginn und Rollstuhlpflichtigkeit liegen im Mittel 13,6 Jahre. Zusätzliche Symptome sind Skoliose (>90%) und mögliche, jedoch nicht obligate weitere Skelettdeformitäten (z. B. Friedreich-Fuß, nicht spezifisch), konzentrische Kardiomyopathie (75%) und Diabetes mellitus (10%). Der Gendefekt wurde lokalisiert auf Chromosom 9q13–21 (Chamberlain et al. 1988), die zugrunde liegende Mutation wurde in Form einer verlängerten GAA-Trinukleotidsequenz auf einem Intron des Gens nachgewiesen (Campuzano et al. 1996).

Mittlerweile ist eine Spätform der FA nachgewiesen (mit dem gleichen Genlokus; De Michele et al. 1994; Klockgether et al. 1993), die nach dem 25. Lebensjahr beginnt und weniger Skelettdeformitäten und einen verzögerten Krankheitsverlauf zeigt.

Weitere rezessiv vererbte hereditäre Ataxieformen sind in Tabelle 6.2 aufgelistet.

Dominant vererbte Ataxien

Für die in Tabelle 6.3 aufgelisteten Ataxien sind in den vergangenen Jahren Genorte identifiziert worden. Die Erkrankungen werden unter der Bezeichnung spinozerebelläre Ataxie (SCA) zusammengefasst. Die SCA 1 zeigt klinisch ein heterogenes Bild (Schut 1950; Schut 1991) mit zerebellärer Ataxie, in Spätstadien zusätzlich mit einer Schluckstörung. Mögliche weitere Symptome sind positive Pyramidenbahnzeichen, eine periphere Neuropathie, eine externe Ophthalmoplegie und bulbäre Zeichen (Zungenatrophie, Paresen der fazialen Muskulatur; Spadaro et al. 1992; Schöls et al. 1995a). Selten finden sich extrapyramidale Symptome, Inkontinenz und Demenz (Schut 1991). Im Sinne einer Antizipation manifestiert sich die Erkrankung in späteren Generationen früher. Bei der SCA 2 zeigen sich im Unterschied zur SCA 1 klinisch verlangsamte Blicksakkaden und abgeschwächte Reflexe. Seltener als bei SCA 1 finden sich Zeichen spastischer Paresen (Schöls et al. 1997). Wie die SCA 1 ist die SCA 2 eine Trinukleotidsequenzerkrankung, die das Phänomen der Antizipation aufweist (Sahba et al. 1998).

Bei der MJD, die der SCA 3 genetisch benachbart ist, finden sich Dystonie, Rigor, Protrusio bulbi und faziolinguale Myokymien – sämtlich Symptome, die weder bei SCA 1 noch bei SCA 3 auftreten (Lima u. Coutinho 1980). SCA 3 ist klinisch nicht zu differenzieren von SCA 1 (Schöls et al. 1995b). Bei SCA 4, einer in Utah beschriebenen Erkrankung, findet man neben der zerebellären Ataxie normale Augenbewegungen, eine sensible Neuropathie und Pyramidenbahnschädigung (Flanigan et al. 1996).

Weitere SCA-Formen finden sich in Tabelle 6.3. Selten sind die sog. periodischen Ataxien, von denen zwei Formen ebenfalls genetisch eingeordnet werden konnten. Für das Ataxie-Myokymie-Syndrom konnten ursächliche Mutationen in einem Gen gefunden werden, das für einen spannungsabhängigen Kaliumkanal kodiert (Browne et al. 1994; Kramer et al. 1995).

Spastische Spinalparalysen

Bei den spastischen Spinalparalysen werden nach klinischen Kriterien reine und komplizierte Formen unterschieden. Erstere zeigen sich ausschließlich mit einer spastischen Paraparese oder Tetraparese (s. Abb. 12.6, S. 152), letztere gehen einher mit Atrophien, sensiblen Neuropathien, geistiger Retardierung, Optikusatrophie, Makuladegeneration, Hautveränderungen und zerebellären oder extrapyramidalen Symptomen (Harding 1984). In Tabelle 6.3 sind die drei bislang definierten Genorte für die autosomal-dominant vererbten Formen aufgeführt, weitere Genorte wurden gefunden für eine autosomal-rezessiv vererbte Form und drei X-chromosomal vererbte Störungen.

Idiopathische zerebelläre Ataxie

Idiopathische zerebelläre Ataxie beginnt später als die vererbten Formen der zerebellären Atrophie (im Mittel mit 55 gegenüber 42 Jahren). Bei zwei Dritteln aller Patienten können extrazerebelläre Symptome wie Rigor, Akinese, Harninkontinenz, Dysphagie, Pyramidenbahnzeichen und Störungen des Vibrations- und Lagesinns beobachtet werden. Andere weisen lediglich zerebelläre Symptome auf (33%). Letztere haben eine wenig reduzierte Lebenserwartung, während bei den Patienten mit zusätzlichen Symptomen die Lebenserwartung deutlich reduziert ist. In der Bildgebung weist die Gruppe mit zusätzlichen Symptomen neben der Atrophie des Kleinhirns zusätzlich eine Atrophie von Pons, Kleinhirnstielen und Aufweitung des 4. Ventrikels auf (Wüllner et al. 1993). Damit vereinbar ist die neuropathologische Diagnose einer olivopontozerebellären Atrophie (OPCA; Duvoisin 1984; Koeppen u. Barron 1984). Der Begriff OPCA beschreibt neuropathologische Morphologie, ist jedoch dazu ungeeignet, eine einzelne Krankheitsentität zu beschreiben. Eine Überschneidung gibt es zwischen der idiopathischen zerebellären Ataxie und der Multisystematrophie (MSA). In der Klinik ist der Begriff der idiopathischen zerebellären Atrophie geeignet zur Beschreibung von Syndromen mit vorherrschenden zerebellären Features. MSA sollte diskutiert werden, wenn autonome Störungen wie orthostatische Hypotonie, Impotenz und Stimmbandlähmung im Vordergrund des Störungsbilds stehen.

Ataxie in der CDG

Nach dem bisher Gesagten kann man in der quantitativen Ganganalyse bei ataktischen Gangstörungen häufig folgende pathologische Details erwarten:
- Verringerung des Gangtempos (nicht Initialsymptom, korreliert mit zunehmender Schwere der Ataxie),
- Reduktion der Kadenz,
- häufig normale Schrittlänge,
- verlängerte Schrittzeiten,
- gestörter Rhythmus der Lokomotion,

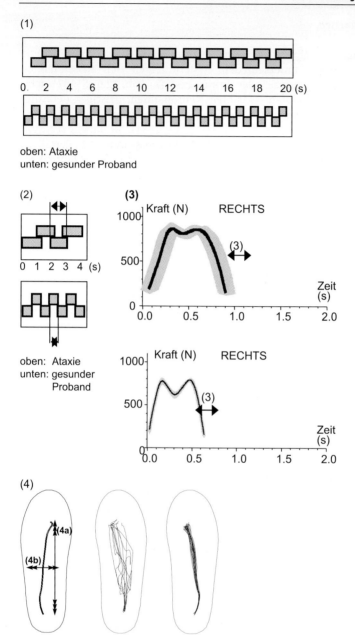

Abb. 6.1. Veränderungen in der CDG bei ataktischen Gangstörungen, Dokumentation der geringen Kadenz (1), Erhöhung der Schrittzeit (2), Vergrösserung der Standardabweichung der Schrittzeiten (3), Erhöhung der Variabilität der Ganglinien (4)

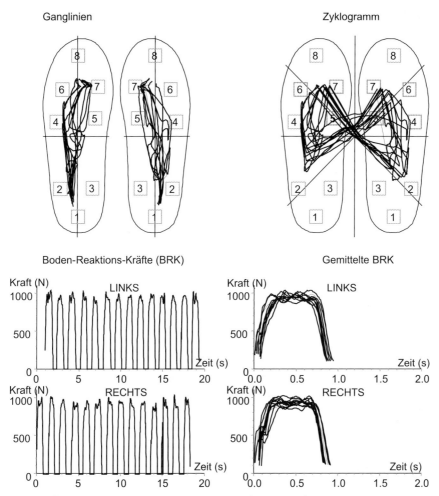

Abb. 6.2. Schwere Gangataxie. Die CDG zeigt eine reduzierte Kadenz (84/min, NW: 99/min) bei verlängerten Schrittzeiten. Als Zeichen der lokomotorischen Ataxie ist die Standardabweichung der mittleren Abrollzeit in der Standphase erhöht (0,06 s, NW: 0,03 s). Die Ganglinienvariabilität in der Standphase beträgt in mediolateraler Richtung 15,9% links bzw. 17,0% rechts (NW: 5,7%)

- hochvariabler Abrollvorgang, dabei
  - erhöhte Variabilität der Abrollbewegung in mediolateraler Richtung,
  - erhöhte Variabilität der Abrollbewegung in anteroposteriorer Richtung.

In der CDG lassen sich diese Punkte darstellen als
1. Dokumentation der geringen Kadenz,
2. Schrittzeiterhöhung,
3. erhöhte Standardabweichung des Mittelwerts der Schrittzeiten in Stand-, Monopedal- und Bipedalphase,

Tabelle 6.4. Auswertung von 84 konsekutiven Untersuchungen bei Patienten mit Gangataxie (vgl. Tab. 13.1.) im Vergleich zur Kontrollgruppe (Mann-Whitney-Test, p < 0,05)

	Ataxie	SD	Kontrollgruppe	SD
Kadenz [Schritte/min]	95,2	16,4	98,9	8,2
Variabilität Standphase X-Richtung [%]	8,4	2,6	5,8	1,7
Variabilität Standphase Y-Richtung [%]	5,2	2,4	3,4	1,0
Abrolllänge Standphase	0,75	0,1	0,8	0,05
Schrittzeit [s]	0,74	0,18	0,67	0,07
Standardabweichung Schrittzeit [s]	0,06	0,09	0,027	0,017
Variabilität Monopedalphase X-Richtung [%]	2,4	0,9	1,6	0,5
Variabilität Monopedalphase Y-Richtung [%]	6,4	2,7	4,2	1,1
Abrolllänge Monopedalphase	0,53	0,14	0,58	0,06
Schrittzeit monopedal [s]	0,47	0,1	0,46	0,03
Standardabweichung Schrittzeit monopedal [s]	0,05	0,08	0,02	0,01
Variabilität Bipedalphase X-Richtung [%]	2,6	0,8	2,1	0,4
Variabilität Bipedalphase Y-Richtung [%]	4,0	2,3	2,5	0,6
Bipedalzeit [s]	0,16	0,06	0,13	0,02
Standardabweichung Schrittzeit bipedal [s]	0,02	0,03	0,01	0,005
Abrolllänge Bipedalphase	0,47	0,14	0,55	0,06

4. erhöhte Variabilität der Ganglinien in Stand-, Monopedal- und Bipedalphase, dabei
   a) erhöhte Variabilität in Y-Achsen-Richtung,
   b) erhöhte Variabilität in X-Achsen-Richtung (Abb. 6.1, 6.2).

Aus dem untersuchten Spektrum aller durchgeführten Ganganalysen ergab die Auswertung von 84 konsekutiven Untersuchungen bei Patienten mit Gangataxie im Vergleich zur Kontrollgruppe statistisch signifikante Abweichungen (Tabelle 6.4).

Gangstörungen bei Basalganglienerkrankungen

Basalganglienerkrankungen führen häufig zu Störungen der Mobilität und zu Stürzen. Besonderes häufig ist die Parkinson-Krankheit, bei der Gangstörung und Gleichgewichtsprobleme im Vordergrund stehen.

M. Parkinson

James Parkinson definierte in seiner 1817 publizierten Schrift „An essay on the shaking palsy" zunächst den Halte- und Intentionstremor und bemerkte ferner, dass bei der Erkrankung eine Neigung, den Rumpf vorwärts zu beugen, bestehe (Parkinson 1817). Die Kranken zeigten im Gangbild häufig eine Tendenz, ihren Schritt zunehmend zu beschleunigen. Die Beine würden, nicht dem Willen entsprechend, beim Gehen nur wenig vom Boden angehoben und dies teilweise nur verzögert und es benötige erhebliche Aufmerksamkeit, um Stürze zu vermeiden. Die nach Parkinson benannte Krankheit ist die häufigste degenerative Basalganglienerkrankung. Mit zunehmendem Alter steigt die Prävalenz; bei Personen über 60 Jahren liegt sie bei 1% (Kurland 1958). Die Krankheit entwickelt sich häufig langsam und beginnt meist mit Tremor oder Bewegungsverlangsamung, Steifheit oder Ungeschicklichkeit einer Extremität. Asymmetrisches Auftreten der Symptome ist charakteristisch zu Beginn der Erkrankung und kann während des gesamten Krankheitsverlaufs bestehen bleiben. Die Kardinalsymptome der Erkrankung sind Bradykinese, Rigor, Tremor und eine Störung der Haltung und des Gleichgewichts. Die zugrunde liegende Pathologie besteht in einer Degeneration der Zona compacta in der Substantia nigra mit Depigmentierung und Neuronenverlust, Gliose und zytoplasmatischen Einschlusskörperchen, „Lewy-Bodies" genannt, in den überlebenden Neuronen. Ähnliche Veränderungen können in anderen pigmentierten Hirnstammkernen sowie in der Substantia innominata und im Tractus intermediolateralis im Rückenmark gefunden werden. Lewy-Bodies lassen sich manchmal auch im zerebralen Kortex nachweisen. Die progrediente Degeneration dopaminerger nigrostriataler Neurone führt zu einem Dopaminmangel im Striatum, was in biochemischer Hinsicht als Hauptursache der Krankheit gilt. Generalisiert kommt es zu Veränderungen neuronaler Axone im gesamten ZNS. Die Eckpfeiler der Therapie bilden L-Dopa und Dopaminagonisten.

Störungen von Gang und Gleichgewicht beim M. Parkinson

In frühen Stadien des M. Parkinson ist die Hauptproblematik beim Gehen eine Reduktion der Geschwindigkeit und der Amplitude der Beinbewegungen, was zu kleinen, schlurfenden Schritten führt. Eine derartige lokomotorische Hypokinesie wird stets begleitet von verminderten gangtypischen Armbewegungen, also einem verminderten Mitschwingen der Arme. Die Doppelschrittlänge nimmt ab, in der Schwungphase wird der Fuß-Boden-Abstand geringer.

Mit fortschreitender Erkrankung wird Freezing (s. Abb. 6.6) häufiger, der Körper nimmt beim Gehen eine mehr gebeugte Haltung ein. Der Fuß wird in vielen Fällen flach aufgesetzt oder sogar mit den Zehen zuerst anstelle des physiologischen ersten Fußkontakts mit der Ferse („heelstrike"; Forssberg et al. 1984). Freezing ist gekennzeichnet durch ein Zögern bei der Ganginitiierung (s. Abb. 6.5), manchmal auch als „magnetische" Füße bezeichnet (Denny-Brown 1958). Manche Patienten trippeln dabei auf der Stelle, bei anderen lösen sich die Füße gar nicht vom Boden. Selbst wenn der Gang einmal initiiert ist, kann es inmitten der Schrittfolge zu einem Einfrieren der Bewegung kommen (s. Abb. 6.6), insbesondere dann, wenn eine Wendebewegung erforderlich wird oder ein Hindernis wie z.B. eine Türschwelle überschritten werden muss. Balance und Haltungsreflexe bleiben lange Zeit erhalten, jedoch beinhaltet der Begriff „lokomotorische Hypokinesie", dass beim Versuch, äußere Einflüsse wie Stöße oder heftige Körperschwankungen aufzufangen, eine Serie kleiner Korrekturbewegungen anstelle von einer oder zwei größerer Ausgleichbewegungen ausgeführt wird. Möglicherweise erklärt dies auch die Phänomene der Festination, Propulsion und Retropulsion. Festination bedeutet, dass der Patient einige schnelle kleine Schritte macht, um den Körperschwerpunkt zwischen den Füßen zu halten, während der Rumpf sich nach vorne lehnt. Beim Gesunden reicht ein einziger großer Korrekturschritt, um dieses Manöver durchzuführen. Propulsion und Retropulsion bestehen aus ähnlichen Serien verkleinerter Schritte vorwärts bzw. rückwärts, die einen äußeren Störeinfluss beantworten (z. B. Stoß an die Brust oder den Rücken in der klinischen Untersuchung).

Stürze können in diesem Stadium auftreten, denn die lokomotorische Hypokinesie führt sowohl zu kleinen, flachen Schritten und deshalb zu Stolpern auf unebenen Flächen als auch zu kompensatorischen Ausgleichsbewegungen, die zu gering und zu sehr fragmentiert sind, um das Gleichgewicht nach größeren Störeinflüssen wiederherzustellen.

In späteren Stadien kommt es durch zunehmende Beeinträchtigung der Haltungsreflexe zu häufigeren Stürzen. Innerhalb von 10–15 Jahren nach Auftreten der Erkrankung leiden die meisten Patienten an Freezing, haben Probleme bei Wendebewegungen und stürzen häufig. Viele benötigen Hilfe beim Aufstehen aus einem Stuhl und beim Gehen. Hilfsmittel wie Gehböcke, Gehwagen oder Delträder reduzieren in manchen Fällen die Sturzhäufigkeit. Wenig erfolgreich ist der Einsatz von Gehstöcken. Bei einer Krankheitsdauer von mehr als 10 Jahren benötigen 17% der Patienten auch unter Therapie Hilfe beim Gehen oder Stehen (Selby 1984).

Zwar ist die Krankheit meist unweigerlich fortschreitend, doch sind die Verschlechterungen oft sehr langsam. Dies gilt sowohl für Patienten, die mit L-Dopa behandelt werden, als auch für unbehandelte Patienten. Aus den 60er Jahren existieren Berichte, dass zwischen einem und zwei Drittel der Patienten nach 10–14 Jahren noch gehfähig waren (Schwab 1960; Hoehn u. Yahr 1967). Mit L-Dopa-Therapie sind etwa 80% der Patienten nach mehr als 10 Jahren der Erkrankung noch ohne Hilfe gehfähig (Selby 1984).

Rigor

Frühe Zeichen von Rigor sind gestörtes Schwingen der Arme während des Gehens und die Tendenz, den Kopf bei Drehungen in einer Ebene mit dem gesamten Körper festzuhalten, sodass solche Bewegungen „en bloc" ausgeführt werden. Beim Gesunden geht eine leichte Kopfwendung einer Körperwende voraus. Rigor kann auch durch kontinuierliche EMG-Aktivierung in den Beinmuskeln während des Gehens nachgewiesen werden. Dies bedeutet, dass die gangtypischen phasischen Muskelkontraktionen gegen abnormale Antagonistenaktivierung arbeiten müssen (Knutsson u. Martensson 1986). Dem Rigor liegt eine Überbetonung der langen Latenzkomponente des Dehnungsreflexes zugrunde. Dies korreliert mit mechanischen Messungen des Rigors (Tatton u. Lee 1975; Mortimer u. Webster 1979; Rothwell et al. 1983). Zusätzlich wird diskutiert, dass Störungen der Erregbarkeit im Nucleus reticularis gigantocellularis im Hirnstamm zum Rigor durch Hemmung spinaler Ib-Interneurone, die durch Afferenzen der Golgi-Sehnenorgane aktiviert werden, beitragen (Delwaide et al. 1991).

Haltung

Leichte Haltungsveränderungen werden nach etwa 5 Krankheitsjahren deutlich. Zu diesem Zeitpunkt können leichte Beugung der Ellbogen und des Rumpfes auffallen. Später wird die Rumpfbeugung deutlicher, es kommt eine Beugung des Halses dazu. Bei mäßig fortgeschrittenem Stadium sind die Ellbogen, Handgelenke und Metakarpalgelenke gebeugt, die Arme sind adduziert, sodass die Hände vor dem Körper hergetragen werden. Die Knie können leicht gebeugt sein. Abnormale Haltung kann ohne Rigor auftreten, ist jedoch häufiger mit Rigor vergesellschaftet. Dystone Fußhaltung kann zu Schmerzen führen und damit den Gang beeinträchtigen. Der Fuß kann plantarflektiert sein, die Zehen gebeugt, der große Zeh in Hyperextension.

Bradykinesie

In den frühen Stadien der Krankheit beklagen sich die Patienten häufig darüber, dass ihr Gang langsamer wird und dass sie Schwierigkeiten haben, wenn sie sich beeilen müssen. Dann werden die Schritte kürzer und die Füße werden weniger hoch vom Boden gehoben, sodass der Gang einen schlurfenden Charakter bekommt.

Bradykinesie wurde einem grundlegenden Defekt in der automatischen Ausführung erlernter motorischer Schablonen zugeschrieben (Marsden 1982). Insbesondere die Fähigkeit, mehrere verschiedene motorische Handlungen gleichzeitig durchzuführen, geht dem Parkinson-Patienten verloren (Schwab et al. 1954; Schwab u. Talland 1964). Handlungen werden nacheinander ausgeführt, wodurch mehr Zeit verstreicht, bis sie vollständig ausgeführt sind. Dies erklärt eine Vielzahl klinischer Beobachtungen. So haben Parkinson-Patienten anders als hemiplegische Patienten Schwierigkeiten, mit einem Gehstock zu gehen und profitieren in der Regel nicht von einem derartigen Hilfsmittel. Ihr Gang wird häufig unterbrochen durch ansonsten einfach durchzuführende Handlungen, wie z. B. auf die Uhr zu sehen oder ein Taschentuch aus der Tasche zu holen. Allerdings bleibt der motorische Entwurf intakt und die Handlung kann sehr gut ausgeführt werden, sobald die Ausführung nicht mehr automatisiert ablaufen muss. Dies mag das Phänomen paradoxer Bewegungen erklären, durch die eine motorische Handlung unerwartet durch eine Willensanstrengung oder im Zusammenhang mit einem starken emotionalen oder Umweltreiz vollendet wird.

Freezing

Freezing („Einfrieren") wird gelegentlich im Rahmen einer „gait ignition failure" (Scheitern der Ganginitiierung) gesehen, aber auch als isolierte Bewegungsstörung beschrieben (s. Abb. 12.17, S. 168). Synonym wird manchmal der Begriff „motor block" (motorische Blockade) verwendet. Es handelt sich um eine vorübergehende Phase, üblicherweise einige Sekunden dauernd,

Tabelle 6.5. Freezing-Phänomene

Art des Freezing	Beschreibung	Häufigkeit der Freezing-Episoden [%]
Starthemmung	Freezing beim Gangstart	86
Wendehemmung	Freezing bei Wendebewegungen des Körpers	45
Freezing beim Anblick eines Hindernisses	z. B. Türschwelle	25
Spontanes Freezing	Freezing ohne o. g. Features	23
Zielfreezing	Freezing bei der Annäherung an ein Ziel	18

während der eine vorgesehene willentliche motorische Handlung „einfriert" (Abb. 6.6, Abb. 12.17, 12.18, S. 168 f.), trotz aller Anstrengungen, die der Patient unternimmt, um die Blockade zu überwinden. Freezing-Phänomene mit Auswirkungen auf den Gang sind in Tabelle 6.5 dargestellt.

Freezing scheint vorwiegend Patienten mit fortgeschrittener Parkinson-Erkrankung und solche mit schwerer Krankheitsausprägung zu betreffen, kann mit und ohne L-Dopa-Therapie auftreten (Giladi et al. 1992) und wird gelegentlich verschlechtert durch höhere Dosen von L-Dopa (Ambani u. van Woert 1973; Barbeau 1976).

Die häufigste Form von Freezing ist die Starthemmung. Ungefähr 60% der Patienten leiden an diesem Symptom nach ca. 5–8 Jahren der Erkrankungsdauer (Selby 1990). Nach dem Aufstehen zögert der Patient bevor er den ersten Schritt macht. Einige Sekunden können vergehen, bevor eine Serie winziger Schritte in rascher Abfolge gemacht werden, manchmal ohne jeglichen Raumgewinn. In der Regel ist das Gangbild, sobald die ersten regelrecht ausgeprägten Schritte gemacht sind, nicht schwer gestört. Bereits in James Parkinsons Originalbeschreibung der Krankheit werden Freezing-Episoden im Zusammenhang mit auftretenden Hindernissen beschrieben (Parkinson 1817). So können das Passieren von Türschwellen, das Betreten eines Aufzugs und das Gehen zwischen Möbelstücken zu Freezing-Episoden führen. Einige Patienten und Angehörige berichten, dass das Gehen im Dunkeln leichter falle, was die Bedeutung visueller Einflüsse für das Freezing unterstreicht. Manche Patienten profitieren von speziellen Tricks und Kniffen, um Freezing zu umgehen. So kann es den Patienten leichter fallen, auf rhythmisches Kommando zu gehen, andere schaffen es, dadurch den Gang zu initiieren, dass sie über einen quer vor dem Fuß liegenden Holzstock steigen (Stern et al. 1980).

Die Physiologie der Gangkontrolle bei M. Parkinson

Anders als bei Primaten haben Studien an Vertebraten gezeigt, dass zwei miteinander verbundene Systemgruppen die Lokomotion kontrollieren: eine supraspinal liegende Gruppe von Befehlszentren und rein spinal gelegene Verbindungen, die Schrittgenerierung ermöglichen (Grillner 1975; Orlovsky u. Shik 1976).

Die subkortikal gelegenen Befehlszentren starten, stoppen oder beschleunigen die Aktionen der auf spinaler Ebene lokalisierten Zentren. Letztere beinhalten genaue Programme, die komplexe Abfolgen von Muskelkontraktionen beim Gehen bestimmen. Die von spinalen Zentren ausgehenden Befehle und spinale Schrittgeneratoren werden modifiziert durch Einflüsse aus anderen Teilen des ZNS und durch periphere Feedbackmechanismen.

Beweise für ein ähnliches System der Lokomotionskontrolle wurden erst kürzlich bei Primaten und dem Menschen entdeckt und es ist durchaus wahrscheinlich, dass ein solches System weitreichend unterteilt ist durch andere zentrale Strukturen. Dennoch können durch elektrische Stimulation der hinteren subthalamischen Area oder des Tegmentums des Mittelhirns in der Gegend der Nuclei cuneiformis und tegmenti pedunculopontinus bei dezerebrierten Affen Gehbewegungen hervorgerufen und deren Geschwindigkeit kontrolliert werden (Eidelberg et al. 1981).

Gleichzeitig wurden schrittähnliche Bewegungen nach kompletter Durchtrennung des Rückenmarks beim Menschen beobachtet (Bussel et al. 1988; Kuhn 1950). Auf spinaler Ebene lokalisierte Bewegungsgeneratoren könnten die Grundlage von gewissen Formen spinaler Myokloni sein (Brown et al. 1991). Bei Läsionsexperimenten an Affen wie auch bei anderen Vertebraten blieb durch ein Aussparen wenigstens eines ventrolateralen Quadranten des Rückenmarks die Fähigkeit der Lokomotionskontrolle erhalten, was die Tractus reticulospinalis und vestibulospinalis als die entscheidenden lokomotorischen Bahnen ausweist (Eidelberg 1981).

Diese grundlegenden Ausführungen sind im Hinblick auf die Parkinson-Krankheit in zweifacher Hinsicht wichtig: Der im mesenzephalen lokomotorischen Kerngebiet liegende Nucleus tegmenti pedunculopontinus empfängt seine Einflüsse aus der Substantia nigra (Nakamura u. Sato 1993). Stimulation der mesenzephalen lokomotorischen Region kann Gehbewegungen hervorrufen und deren Geschwindigkeit kontrollieren. Deshalb erscheint es möglich, dass die bradykinetischen Bewegungen und Freezing-Phänomene durch eine Unterfunktion der nigralen Projektionen in diese Region entstehen. Beide Symptome sind miteinander vergesellschaftet (Giladi et al. 1992) und lassen sich durch L-Dopa-Gabe in den frühen Krankheitsstadien verbessern. Später werden jedoch Störungen des Ganges trotz Therapie mit L-Dopa deutlicher. Deswegen ist es interessant, dass offenbar ein Neuronenverlust im Nucleus tegmenti pedunculopontinus in jenen Patienten autoptisch nachweisbar ist, die an M. Parkinson oder dem Steele-Richardson-Olszewski-Syndrom erkrankt waren (Hirsch et al. 1987; Quinn et al. 1989).

Die mesenzephalen lokomotorischen Kerngebiete üben ihre Kontrollfunktion über vestibulospinale und bulbopontine retikulospinale Bahnsysteme aus. Aktivitätstests der retikulospinalen Bahnen wie die audiospinale Fazilitation des H-Reflexes und die Startle-Antwort zeigen eine Funktionsstörung dieser Systeme beim M. Parkinson an (Delwaide et al. 1991, 1993; Vidailhet et al. 1992).

Beeinträchtigung der Haltungsreflexe

Haltungsreflexe sind diejenigen Reflexmechanismen, die eine aufrechte Position gewährleisten und den Patienten vor Stürzen infolge intrinsischer Körperschwankungen oder nach äußeren Störeinflüssen bewahren. Sie können klinisch untersucht werden durch Analyse des Gangbilds insbesondere bei Wendebewegungen und als Reaktion auf Stöße gegen die Brust oder die Schultern.

Schwere Störungen des Gleichgewichts fallen im Verlauf der Parkinson-Krankheit spät ins Gewicht, wenn die Haltungsreflexe zunehmend gestört sind. Die Patienten fallen teilweise vorwärts, können auch rückwärts fallen als Reaktion auf geringfügige äußere Störungen oder leichte intrinsische Körperschwankungen.

Dysequilibrium kann auch zu Anteropulsion führen, seltener kommt es zu Retropulsion oder Lateropulsion. Zum Teil erklären sich diese Phänomene aus der gebeugten Körperhaltung, wodurch die Patienten ihrem Körperschwerpunkt hinterhereilen (Abb. 6.3, 6.7). Allerdings kommen diese Symptome (wie Anteropulsion oder Festination) auch bei Patienten vor, deren Körperhaltung nicht vornübergebeugt ist.

Stürze

Stürze sind ein häufiges Problem beim fortgeschrittenen M. Parkinson. Sie führen zu Verletzungen und teilweise komplizierten Knochenbrüchen. Sie können bereits im Frühstadium der Erkrankung auftreten, dies ist jedoch selten und sollte Anlass zu differentialdiagnostischen Erwägungen hinsichtlich anderer neurodegenerativer Prozesse wie Multisystemdegenerationen oder dem Steele-Richardson-Olszewski-Syndrom geben.

Koller et al. (1989) untersuchten 100 Patienten mit M. Parkinson hinsichtlich ihrer Stürze. 38% der Patienten berichteten über Stürze, 13% stürzten häufiger als einmal pro Woche. Patienten mit Stürzen in der Anamnese wiesen in der klinischen Untersuchung deutlich mehr Rigor, Bradykinesie und posturale Instabilität auf. Allerdings ergab sich hinsichtlich der Sturzhäufigkeit eine positive Korrelation nur zur posturalen Instabilität. Patienten mit Stürzen waren älter und hatten eine längere Krankheitsanamnese. Orthostatische Hypotension spielte bei den von Koller untersuchten Patienten keine entscheidende Rolle. Eine positive Beeinflussung durch Medikation ließ sich bei den meisten Patienten nicht erzielen. Diejenigen Patienten, deren Bradykinesie und Rigor durch L-Dopa positiv zu beeinflussen war, konnten allerdings auch hinsichtlich des Sturzrisikos profitieren. Weitere Einflussmöglichkeiten ergaben sich für Physiotherapie (Gangschule) und Gehhilfen. Zusammengefasst lässt sich die Mehrzahl der Stürze zurückführen auf posturale Instabilität. Derartige Stürze lassen sich durch L-Dopa kaum beeinflussen. Nur wenige Stürze beim M. Parkinson sind verursacht durch Bradykinese und daraus resultierenden zu kleinen oder zu langsamen Korrekturbewegungen. Diese Stürze lassen sich durch L-Dopa therapieren.

CDG bei M. Parkinson

In der quantitativen Ganganalyse bei hypokinetischen bzw. bradykinetischen Gangstörungen lassen sich häufig folgende Pathologika nachweisen:
- Verringerung des Gangtempos,
- Reduktion der Kadenz,
- häufig reduzierte Abrollstrecken,
- verlängerte Schrittzeiten,
- Rhythmus der Lokomotion zu Beginn der Erkrankung häufig gut erhalten, im Verlauf oft gestört,
- normwertige Variabilität im Abrollvorgang,
- häufig Kraft-/Druckverteilung mit Schwerpunkt auf den Sensoren im Bereich des Vorfußes,
- Starthemmung und Freezing im Rahmen eines M. Parkinson lassen sich dokumentieren.

In der CDG lassen sich diese Punkte darstellen als
1. Dokumentation der geringen Kadenz,
2. Schrittzeiterhöhung,
3. Quotient S_1/S_2 (frontale Belastung/Gesamtbelastung) $>0,5$ (Abb. 6.3–6.7)

Die Analyse von 52 konsekutiven Patienten mit Parkinsonsyndrom (s. unten) ergibt im Vergleich zur Kontrollgruppe statistisch signifikante Abweichungen.

Tabelle 6.6. Auswertung von 52 Untersuchungen bei Patienten mit Parkinsonsyndrom (vgl. Tab. 13.2) im Vergleich zur Kontrollgruppe (Mann-Whitney-Test, $p < 0{,}05$)

	Parkinson-Syndrom	SD	Kontrollgruppe	SD
Kadenz [Schritte/min]	90,1	18,6	98,9	8,2
Variabilität Standphase Y-Richtung [%]	5,0	2,3	3,4	1,0
Abrolllänge Standphase	0,67	0,12	0,8	0,05
Schrittzeit [s]	0,82	0,24	0,67	0,07
Standardabweichung Schrittzeit [s]	0,07	0,07	0,027	0,017
Quotient Vorfußbelastung/Gesamtbelastung	0,55	0,08	0,512	0,03
Variabilität Monopedalphase Y-Richtung [%]	5,8	2,1	4,2	1,1
Abrolllänge Monopedalphase	0,43	0,12	0,58	0,06
Standardabweichung Schrittzeit monopedal [s]	0,05	0,06	0,02	0,01
Variabilität Bipedalphase Y-Richtung [%]	3,9	1,9	2,5	0,6
Bipedalzeit [s]	0,19	0,09	0,13	0,02
Standardabweichung Schrittzeit bipedal [s]	0,03	0,03	0,01	0,005
Abrolllänge Bipedalphase	0,38	0,14	0,55	0,06

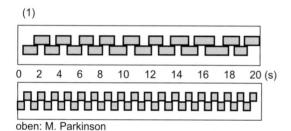

oben: M. Parkinson

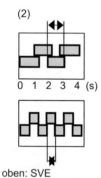

oben: SVE
unten: gesunder Proband

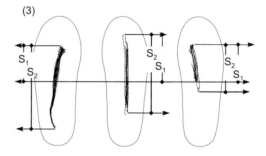

Quotient S_1/S_2 (frontale Belastung/Gesamtbelastung)
links: Kontrollpatient: Quotient $< 0{,}5$
rechts: 2 Beispiele für M. Parkinson: Quotient $> 0{,}5$

Abb. 6.3. Veränderungen in der CDG bei M. Parkinson. Dokumentation der geringen Kadenz (*1*), Erhöhung der Schrittzeit (*2*) und Erhöhung des Quotienten S_1/S_2 (frontale Belastung/Gesamtbelastung) $> 0{,}5$ (*3*)

Abb. 6.4. Tremor bei M. Parkinson. Klinisch zeigt sich beim Gehen ein hochfrequenter Tremor. Dargestellt ist das Korrelat des Tremors in den Boden-Reaktions-Kräften

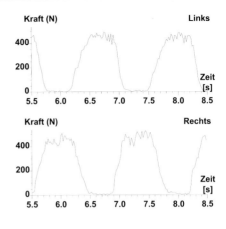

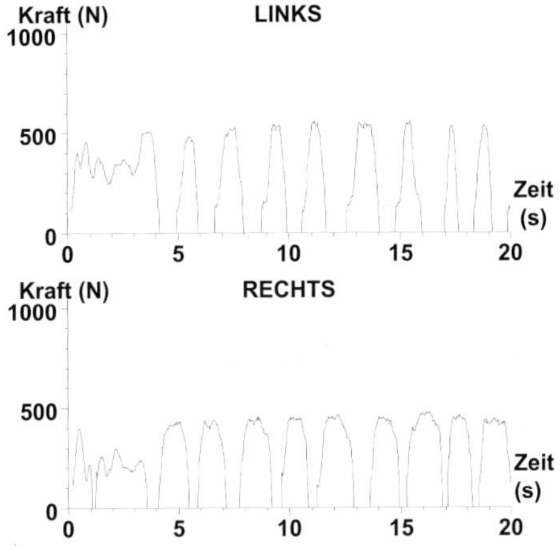

Abb. 6.5. „Start hesitation" bei M. Parkinson. In der Registrierung der Boden-Reaktions-Kräfte zeigt sich, dass der Patient erst nach ca. 5 Sekunden Schritte initiiert. Bis zu diesem Zeitpunkt erfolgt ein Trippeln auf der Stelle ohne jeglichen Raumgewinn

Abb. 6.6. Freezing bei M. Parkinson. Die Aufzeichnung der Boden-Reaktions-Kräfte zeigt, dass der Patient in seinem Gang mehrmals „einfriert" (bei etwa 6 s und deutlicher bei ca. 14 s)

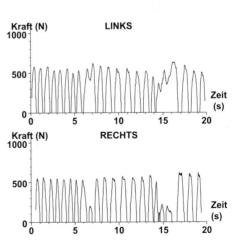

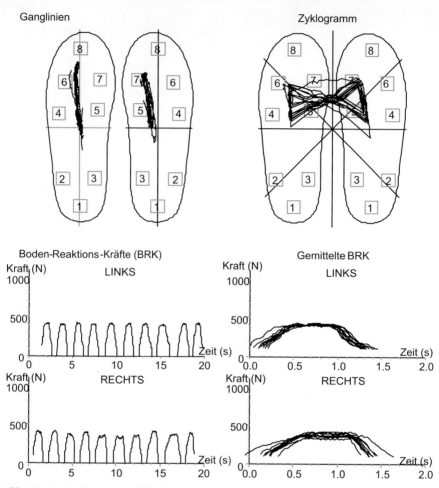

Abb. 6.7. M. Parkinson. Auffallend ist eine erhebliche Vorwärtsverlagerung des Körperschwerpunktes (Quotient Vorfußbelastung/Gesamtbelastung: 0,93 li.; 0,96 re. (NW: <0,5). Die Kadenz ist deutlich reduziert (63/min, NW: 90–110/min), die Schrittzeit ist erheblich verlängert (1,20 s li.; 1,21 s re.; NW: 0,67 s). Außerdem ist die Standardabweichung der mittleren Abrollzeit in der Standphase deutlich erhöht (0,15 s, NW: 0,03 s)

Chorea Huntington und Hemiballismus

Chorea Huntington ist eine autosomal-dominant vererbbare degenerative Störung, die durch fortschreitende Chorea und Demenz gekennzeichnet ist. Eine Gangstörung macht sich üblicherweise 5–12 Jahre nach Auftreten der ersten Symptome bemerkbar (Myers u. Martin 1982). Patienten zeigen choreatische Bewegungen (Abb. 6.8) und machen häufig beim Gehen größere Abweichungen von der Geraden, was zu einer Art Zick-Zack-Gangbild führt (Heathfield 1967). Zudem weisen Patienten häufig eine verbreiterte Gangbasis auf und schwanken beim Gehen.

Bei Chorea Huntington können pathologische Veränderungen im gesamten Gehirn gefunden werden, allerdings treten Veränderungen bevorzugt im Striatum auf. Dabei kommt es zur Atrophie des Nucleus caudatus, weniger ausgeprägt auch des Putamen. Auch im Globus pallidus, frontalem und parietalem Kortex, Thalamus und Subthalamus kommt es zu Neuronenverlust. PET-Untersuchungen zum regionalen Metabolismus bestätigen diese pathologischen Veränderungen (Young et al. 1986). Es gibt verschiedene andere Ursachen für eine choreatische Bewegungsstörung (Tab. 6.7).

Chorea besteht aus dem kontinuierlichen zufälligen Strom von Muskelaktivität von einem Muskel zum nächsten. Der Gang kann unterbrochen werden durch Taumeln oder Torkeln, Stoppen und Starten (Abb. 12.20, 12.21, S. 172, 174). Bei schwerer Chorea kann dadurch, dass Rumpfmuskeln mitbetroffen sind, Stehen, Gehen oder schon Sitzen schwer gestört sein.

Ballismus ist eine schwere Form von Chorea, bei der proximale Extremitätenmuskeln betroffen sind. Dabei kommt es zu wilden ausfahrenden Schleuderbewegungen der Extremitäten. Normalerweise tritt die Störung einseitig auf (Hemiballismus; s. Abb. 12.19, S. 170) und ist dann häufig zurückzuführen auf Läsionen des kontralateralen Nucleus subthalamicus oder seiner Verbindungen mit dem Pallidum (Martin 1927).

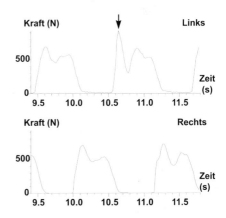

Abb. 6.8. Patient G. F., 52 J., Diagnose Chorea Huntington. Boden-Reaktions-Kräfte dokumentieren einen hyperkinetischen Schritt links mit deutlich erhöhter Boden-Reaktions-Kraft zu Beginn der Standphase (*Pfeilmarkierung*)

Tabelle 6.7. Ursachen für Chorea

- Störung der frühkindlichen Entwicklung
  - Zerebralparalyse
- Hereditär
  - Chorea Huntington
  - Benigne hereditäre Chorea
  - Neuroakanthozythose
  - M. Wilson
- Strukturell/läsionell (üblicherweise Hemichorea)
  - Vaskuläre Läsionen
  - Tumoren
- Infektiös
  - Chorea Sydenham (minor)
  - Encephalitis lethargica
- Autoimmun
  - Systemischer Lupus erythematodes
- Metabolisch
  - Hyperthyreose
  - Schwangerschaft
- Medikamenteninduziert
  - Neuroleptika
  - Antiparkinson-Medikation
  - Orale Kontrazeptiva

Sollte durch Gabe von Neuroleptika die Chorea positiv beeinflusst werden, bedeutet dies nicht notwendigerweise eine Verbesserung der motorischen Funktion, möglicherweise durch die häufige Koexistenz mit einem Parkinsonsyndrom (Quinn u. Marsden 1984; Shoulson u. Goldblatt 1981). Studien zu willkürlichen Bewegungen der oberen Extremitäten (Hefter et al. 1987; Thompson et al. 1988) und zum Gang (Koller u. Trimble 1985) erbrachten eine bradykinetische Bewegungsstörung, vergleichbar Ergebnissen bei Patienten mit Parkinsonsyndrom (auch ohne Medikation mit Neuroleptika). Insbesondere ist das Gangtempo und die Kadenz reduziert, die Schrittlänge geringer als bei Kontrollpatienten. Wendebewegungen fallen schwer, gangtypische Armbewegungen können reduziert sein. Ein akinetisch-rigides Syndrom kann das klinische Bild beherrschen, entweder als Initialsymptom (Westphal-Variante) oder im Verlauf der Erkrankung (Hamilton 1908; Denny-Brown 1960).

Beim Krankheitsbild der Neuroakanthozytose ergibt sich eine variable Symptomkonstellation aus Chorea, Parkinsonismus, Dystonie, Myoklonien, Tics und stereotypen Bewegungen. Das Gangbild bei dieser Erkrankung ist geprägt durch plötzliche Einbrüche in der Körperhaltung mit plötzlichem Einknicken der Knie (Yamamoto et al. 1982; Levine et al. 1968; Aminoff 1972).

Multisystematrophie (MSA)

MSA stellt sich dar als variable Kombination aus Parkinsonismus, Pyramidenbahnzeichen, zerebellärer Ataxie und Störungen des autonomen Nervensystems. Das Auftreten ist im Gegensatz zu erblichen Formen von olivopontozerebellärer Ataxie sporadisch.

In pathologischer Hinsicht beinhaltet MSA Zelluntergang und Gliose in einigen oder allen der folgenden Strukturen: Putamen, Nucleus caudatus, Globus pallidus, Substantia nigra, Locus coeruleus, untere Olive, pontine Kerngebiete, Purkinje-Zellen. Dabei kommt es im Unterschied zu anderen Erkrankungen zu charakteristischen zytoplasmatischen Einschlüssen in Gliazellen (Lantos u. Papp 1994). Symptome autonomer Dysfunktion sind orthostatische Hypotension und Störungen der Sphinkteren sowie sexuelle Funktionsstörungen. Üblicherweise lassen sich diese bereits einige Jahre vor dem Auftreten von motorischen Störungen nachweisen. Etwa 90% der Patienten ent-

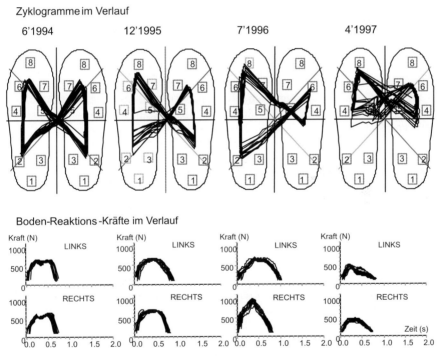

Abb. 6.9. Verlauf einer Gangstörung bei Multisystematrophie. Bei initial lediglich leicht verplumpter Abrollbewegung rechts (Boden-Reaktions-Kräfte zeigen eine nur geringe Modulation) zeigt sich im Verlauf zunächst eine Tonuserhöhung im rechten Bein, später beidseitig. Es kommt zu einem Steppergang rechts (7'1996) mit deutlichem Hinken bei verkürzter Standphase rechts, schließlich zu einer deutlichen Propulsionsneigung bei Paraparese (4'1997). Die Patientin war kurze Zeit nach der zuletzt dokumentierten Ganganalyse nicht mehr gehfähig

wickeln ein Parkinsonsyndrom, 60% zeigen zerebelläre Symptome und bei 60% lassen sich im Lauf der Erkrankung Pyramidenbahnzeichen nachweisen.

Therapeutisch lässt sich das Parkinsonsyndrom in etwa 2/3 der Fälle trotz der fast immer vorhandenen Pathologie im Bereich der Substantia nigra durch L-Dopa oder Dopaminagonisten kaum oder überhaupt nicht beeinflussen. Dies mag die primäre Beteiligung von nichtdopaminergen Systemen widerspiegeln (Quinn u. Marsden 1993). Bei der Minderheit der Patienten, die von L-Dopa oder Dopaminagonisten profitieren, ist der Nutzen oft auf 1-2 Jahre limitiert.

Zerebelläre Dysfunktion äußert sich meist in einem ataktischen breitbasigen Gangbild (Abb. 6.9). Zusätzlich ist Dysequilibrium häufig und tritt im Gegensatz zur Situation beim M. Parkinson oft schon zu Beginn der Erkrankung auf.

Dysequilibrium und orthostatische Hypotension sind die Hauptursache für Stürze, wobei die orthostatische Hypotension teilweise behandelbar ist (Quinn 1994). Die motorischen Störungen schreiten unaufhaltsam fort, die mittlere Überlebensdauer beträgt 5-6 Jahre (Quinn 1994).

Steele-Richardson-Olszewski-Syndrom (Progressive supranukleäre Lähmung)

Diese degenerative Störung beginnt im 6.-7. Lebensjahrzehnt. Die Kardinalsymptome sind progressive supranukleäre Ophthalmoplegie, mit Einschränkung des vertikalen konjugierten Blicks nach unten, Demenz, Pseudobulbärparalyse, Rumpfdystonie und -rigor, posturaler Instabilität und einem Parkinsonsyndrom. Zerebelläre und Pyramidenbahnzeichen können auftreten, Tremor ist selten. Die Therapie mit L-Dopa oder anticholinergen Substanzen ist im Allgemeinen enttäuschend, etwas bessere Resultate werden mit Dopaminagonisten erzielt (Jackson 1983). Die mittlere Überlebensdauer beträgt ungefähr 6 Jahre (Maher u. Lees 1986). Die pathologischen Befunde bestehen in Neuronenverlust, granulovakuolärer Degeneration, Gliose und atypischen neurofibrillären Tangles in den Basalganglien, Hirnstamm und zerebellären Kerngebieten.

Erstsymptom ist in etwa 90% der Fälle eine Gangunsicherheit mit oder ohne Stürze. Ein ähnlich hoher Prozentsatz der Patienten weist Gangauffälligkeiten in der Untersuchung auf, dabei haben die Hälfte ein breitbasiges Gangbild und die andere Hälfte einen parkinsonoiden Gang (Maher u. Lees 1986). Das Auftreten von posturaler Instabilität und Stürzen als Frühzeichen der Krankheit steht im Gegensatz zum Verlauf des M. Parkinson. Viele Patienten stürzen mehrmals in einer Woche (Koller et al. 1989) und ungefähr ein Drittel der Patienten stürzt nach hinten (Maher u. Lees 1986). Letzteres mag damit zusammenhängen, dass die Körperhaltung einer Hyperlordose mit Überstreckung des Halses entspricht.

Diffus-komplexe Gangstörungen

„Cautious gait" („ängstlicher Gang")

Jeder Mensch, dessen Gleichgewichtskontrolle aus welchem Grunde auch immer gestört ist, wird versuchen, dies zu kompensieren. Die normale Kompensation lässt sich gut veranschaulichen, wenn man sich die natürliche Reaktion beim Gehen auf einer Eisfläche vorstellt. Dabei werden die Füße in großem Abstand voneinander plaziert – die Gangbasis wird verbreitert. Der

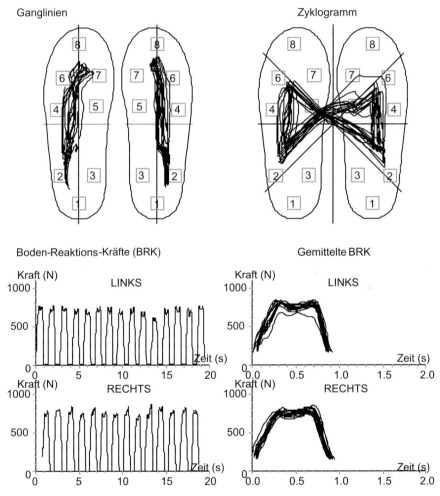

Abb. 6.10. „Cautious gait". Klinisch zeigt sich ein kleinschrittiges Gangbild (Schrittlänge 43 cm), die Arme sind zur subjektiv besseren Kontrolle des Gleichgewichts abduziert. In der CDG zeigen sich leicht reduzierte monopedale Abrollstrecken bei erhöhter Bipedalzeit

Körper, Hüfte und Kniegelenke werden in eine gebeugte Haltung gebracht, so dass der Körperschwerpunkt fest über der verbreiterten Basis platziert ist, die Arme werden leicht abduziert und in Erwartung unvorhersehbarer Bedrohungen für eine sichere Balance gebeugt gehalten. Auf dieser breiten Basis erfolgt eine Fortbewegung in gebeugter Haltung und mit kleinen Schritten (Abb. 6.10, Abb. 12.24, S. 180).

Ein Gangbild, das dem eines „cautious gait", wie er oben beschrieben ist, entspricht, lässt sich bei vielen alten Menschen als Kompensation für degenerative Gelenkerkrankungen, Schmerzen, sensorische oder vestibuläre Störungen oder schlicht aus Angst vor dem Stürzen finden. Das Gesamtbild ergibt sich häufig als Summe aus Gleichgewichtsdefiziten oder Störungen der Lokomotion, die durch eine zugrunde liegende Krankheit verursacht werden, und aus Kompensationsmechanismen, die durch den Versuch, solche Beeinträchtigungen zu überwinden, ins Spiel kommen. Manche Patienten nehmen jedoch einen unangemessen ängstlichen Gang an. So kann es bei alten Menschen, die stolpern und infolge des nachfolgenden Sturzes eine Femurfraktur erleiden, nach der osteosynthetischen Versorgung der Fraktur geschehen, dass trotz adäquater Kraft und neurologischer Funktion eine Gangunfähigkeit bestehen bleibt. Für eine solche Störung wurden Begriffe wie Post-Fall-Syndrom (Murphy u. Isaacs 1982) oder Stasobasophobie eingeführt (Garcin 1969). Als Raumphobie wird eine daraus resultierende Störung beschrieben, bei der sich die Patienten ängstlich im Zimmer fortbewegen und sich fortwährend an Wänden oder Möbelstücken festhalten (Marks 1981).

Diejenigen Patienten, die Gleichgewichtsstörungen bei neurologischen Krankheitsbildern aufweisen, nehmen häufig ebenfalls einen „cautious gait" an, der zu Beginn der Erkrankung das neurologische Defizit überdecken kann. Mit zunehmender Ausprägung der Erkrankung werden die Charakteristika im neurologischen Befund der Patienten offensichtlich. Deswegen ist es häufig notwendig, die Komponenten des „cautious gait" vom Eindruck zu subtrahieren, um das neurologische Defizit zu demaskieren.

Subkortikales Dysequilibrium

Subkortikales Dysequilibrium (Marsden u. Thompson 1996) ist gekennzeichnet durch eine schwere Beeinträchtigung des Gleichgewichts. Die Patienten haben aufgrund des Fehlens adäquater Unterstützungsreaktionen und Haltungsreflexe große Schwierigkeiten zu stehen. Wenn diese Patienten stehen können, fallen sie meistens nach hinten. Posturale Reflexe sind oft unangemessen, so kommt es z.B. zu einer Streckung von Hals und Rumpf beim Rückwärtsfallen. Das Gehen ist aufgrund des schweren Dysequilibriums behindert (Abb. 12.27, S. 186). Klinisch zeigen sich zusätzlich okuläre Störungen (vertikale Blickparesen und Störungen der Pupillomotorik), Dysarthrie und extrapyramidale Zeichen. Astasie-Abasie ist ein Begriff, der diese Störung von Stand und Gang beschreibt, obwohl er ursprünglich zur Beschreibung psychogener Gangstörungen benutzt wurde.

Subkortikales Dysequilibrium ist beschrieben worden als akute Folge von Thalamus-, Basalganglien oder Mittelhirnschlaganfällen. Masdeu u. Gorelick (1988) beschrieben eine Serie von Patienten, die nach akuten vaskulären Thalamusläsionen nicht mehr stehen konnten (thalamische Astasie), insbesondere bei Läsionen des oberen Anteils des Nucleus ventrolateralis. Trotz relativ gut erhaltener Kraft und Sensibilität fielen diese Patienten rückwärts oder zur der Läsion gegenüberliegenden Seite. Diese Störung des Gleichgewichts besserte sich über Tage oder Wochen. Labadie u. Mitarbeiter (1989) berichteten eine ähnliche Störung bei Patienten mit akuten Infarkten oder Blutungen, die das Putamen miteinbezogen (teilweise auch den Globus pallidus). Diese Patienten kippten langsam und fielen schließlich zur der Läsion kontralateralen Seite „wie ein Holzklotz" ohne angemessene Reaktion. Dieses Bild wurde auch berichtet nach einseitigen Mittelhirnläsionen (Felice et al. 1990).

Subkortikales Dysequilibrium kommt außerdem vor in der frühen Phase einer Reihe von progressiven degenerativen Syndromen wie der progressiven supranukleären Lähmung (Steele-Richardson-Olszewski-Syndrom) und Multisystematrophie. Dabei liegt in der Tat ein Schlüssel zur Diagnose bei diesen Störungen und eine Unterscheidungsmöglichkeit zu anderen akinetisch-rigiden Syndromen, insbesondere zu M. Parkinson, im frühen Auftreten von Dysequilibrium und Stürzen. Stürze, die auf subkortikales Dysequilibrium zurückzuführen sind und im Zusammenhang mit dem Verlust von Haltungsreflexen auftreten, können schwere Verletzungen hervorrufen, da Schutzreaktionen ebenfalls gestört sind. Bei solchen degenerativen Syndromen ist die Fortbewegung ebenfalls gestört mit Schwierigkeiten bei der Ganginitiierung, Starthemmung und Freezing und hypokinetischem Gang.

Frontales Dysequilibrium

Auch bei diesem seltenen Syndrom kommt es zu einem von Dysequilibrium beherrschten Gangmuster. Die Gleichgewichtsstörung kann so schwer sein, dass Stehen oder Gehen nicht mehr möglich ist. Allerdings können die meisten betroffenen Patienten gehen. Dabei sind die Schritte dieser Patienten allerdings nicht angemessen (Abb. 6.11, Abb. 12.26, S. 184). Ihre Füße überkreuzen sich häufig oder bewegen sich in die falsche Richtung. Es scheint dabei zu einem Zusammenbruch in der Organisation von Beinbewegungen, die für das Vorwärtskommen benötigt werden, zu kommen, sodass der Gang oft bizarr scheint.

Im Hinblick auf die schwere Gleichgewichtsstörung prägte Bruns (1892) bereits Ende des 19. Jahrhunderts den Begriff „frontale Ataxie" bei Patienten mit großen frontalen Läsionen. Gerstmann u. Schilder (1926) unterschieden diesen Gang von der zerebellären Ataxie und schlugen vor, dass dieses Problem eine Apraxie des Gangs darstellt, in Analogie zu Lippmanns Konzept der Apraxie von Arm- und Handbewegungen. Van Bogaert u. Martin (1929) benutzten diesen Begriff ebenfalls („apraxie de la marche"), um den Gang einer Frau mit frontalem Hirnabszess zu beschreiben, deren Gangbild in unsicheren kleinen bizarren Schritten bestand, wobei ungeschickte Beinbewegun-

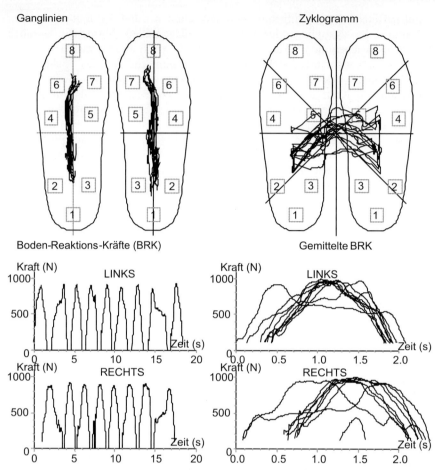

Abb. 6.11. Frontales Dysequilibrium mit schwerer Störung der „postural control". Die CDG dokumentiert eine Reduktion der Abrollstrecken linksbetont, eine erhebliche Erhöhung der Ganglinienvariabilität im Zyklogramm sowie eine deutliche lokomotorische Ataxie

gen zu Stürzen führten. Sie konnte gezielte Beinbewegungen, die ihr spontan gelangen, auf Kommando nicht durchführen. Die Autoren interpretierten die Gleichgewichts- und Gangstörung als Unterbrechung der Idee zu gehen und den dafür benötigten Programmen. Meyer u. Barron (1960) benutzten ebenfalls den Begriff „apraxia of gait", wandten ihn aber auf ein anderes Gangstörungsbild an.

All diesen klinischen Beschreibungen von frontalem Dysequilibrium ist eine schwere Störung des Gleichgewichts mit unangemessenen Haltungsreflexen und Mustern der Fortbewegung gemeinsam. Demenz, Inkontinenz, Perseveration, Schwierigkeiten mit repetitiven Bewegungen und Primitivschablonen weisen auf eine Funktionsstörung der Frontallappen und ihrer Verbindungsbahnen hin. Frontales Dysequilibrium wurde beobachtet bei verschiedensten strukturellen Läsionen der Frontallappen wie Tumoren, Abszessen, Infarkten oder Blutungen, Hydrozephalus oder schwerer subkortikaler vaskulärer Enzephalopathie (SVE).

Die Benutzung des Begriffes Gangapraxie, um dieses Bild zu beschreiben, ist in mancherlei Hinsicht diskutabel. Zunächst müsste neben dem Begriff der „Gangapraxie" auch der Begriff „Gleichgewichtsapraxie" akzeptiert werden, ist doch bei vielen dieser Patienten die Störung der Haltungsreflexe und Beeinträchtigung des Gleichgewichts der auffälligste Aspekt ihrer Bewegungsstörung. Außerdem können Patienten mit augenfälliger Apraxie der Extremitäten durchaus normal gehen (Geschwind 1975), umgekehrt haben viele Patienten, deren Gang als apraktisch beschrieben wird, keine Extremitätenapraxie (Thompson u. Marsden 1987).

Isolierte Starthemmung (Scheitern der Ganginitiierung, „gait ignition failure")

Dieses Syndrom ist gekennzeichnet durch die Unfähigkeit, die Fortbewegung einzuleiten und aufrechtzuerhalten. Es gelingt dem Patienten aufgrund einer Starthemmung nicht loszugehen. Zusätzlich kann es während des Gehens zu einem plötzlichen Einfrieren in der aktuellen Position kommen, besonders bei Drehungen oder Wendebewegungen. Das Gleichgewicht bleibt indessen intakt. Sobald eine Fortbewegung gestartet ist, kommt es zu kurzen Schritten, die Füße werden kaum vom Boden angehoben, was dem Gang einen schlurfenden Charakter gibt. Allerdings kommt es dann schon rasch zu einer regelrechten Schrittlänge und normalen gangtypischen Armbewegungen. Dies unterscheidet das Syndrom von der Starthemmung, die bei der Parkinson-Krankheit häufig Teil der Bewegungsstörung ist. Daneben existieren jedoch durchaus einige wenige Beispiele, bei denen schon die ersten Schritte nach dem Gangstart völlig normal konfiguriert sind (s. Abb. 12.17, 12.18, S. 168 f.). Haltungsreflexe sind normal, Stand- und Gangbreite sind für gewöhnlich normal und Stürze sehr selten. Tricks wie z.B. das Wegkicken eines Stockendes, das Übersteigen eines Stockgriffs oder auch das wiederholte rhythmische laute Vorsagen von Zahlen begünstigen häufig den Gangstart.

Petren (1901) war wohl der Erstbeschreiber eines derartigen Syndroms unter dem Namen „trepidante Abasie". Atchinson et al. (1993) prägten den Begriff der „gait ignition failure", um dieses Syndrom zu beschreiben. Achiron et al. (1993) benutzten dazu den Terminus „primary progressive freezing gait".

Eine isolierte Starthemmung kann über Jahre hinweg die einzige Auffälligkeit im Gangbild bleiben. Daneben brauchen keinerlei andere klinische Symptome zu bestehen, insbesondere keine Zeichen eines M. Parkinson oder einer Demenz. Das pathologische Korrelat dieses Syndroms einer lang dauernden isolierten Starthemmung ist nicht klar. In den meisten Fällen bleibt es auch der Bildgebung vorenthalten, Tumoren, Hydrozephali oder ausgeprägte vaskuläre Läsionen zu demonstrieren. Angenommen wird, dass es sich um eine fokale kortikale Degeneration handelt, jedoch ist dies weitgehend spekulativ.

Bei anderen Patienten beginnt die Erkrankung mit isolierter Starthemmung, aber mit der Zeit entwickelt sich ein komplexeres Bild mit weiteren Gangauffälligkeiten und klinisch neurologischen Zeichen, die auf eine fortschreitende diffus-komplexe Gangstörung hinweisen. Dabei lassen sich als Ursache teilweise zerebrovaskuläre Läsionen, Hydrozephali oder selten frontale Tumoren als Ursache finden.

„Frontale" Gangstörung

Dieses Syndrom ist gekennzeichnet durch eine variable Basisbreite (von eng bis weit), Schwierigkeiten mit dem Gangstart, kurze Schritte, Schlurfen, Zögern bei Wendebewegungen mit Freezing und mäßige Gleichgewichtsstörungen. Das Syndrom unterscheidet sich von subkortikalem und frontalem Dysequilibrium durch weniger ausgeprägte Beeinträchtigung der Haltungsreflexe, sodass die Gehfähigkeit meistens erhalten ist (s. Abb. 12.25, S. 182). Allerdings entwickeln Patienten mit frontaler Gangstörung mit zunehmender Krankheitsdauer und -ausprägung progredient Gleichgewichtsstörungen und Stürze und es kann sich eine Entwicklung zum frontalen Dysequilibrium vollziehen. Die frontale Gangstörung unterscheidet sich von der isolierten Starthemmung dadurch, dass bei letzterer Dysequilibrium und eine Störung der Lokomotion nicht vorliegen. Patienten mit einer frontalen Gangstörung haben häufig assoziiert kognitive Störungen, pseudobulbäre Zeichen und Dysarthrie, Primitivreflexe, Paratonie, Pyramidenbahnzeichen und Miktionsstörungen.

Das Gangbild ist früh als „marche à petit pas" beschrieben worden (Malaise 1910). Dieser Begriff bezieht sich auf den kleinschrittigen militärischen Schritt in aufrechter Rumpfposition und steifgehaltenen Beinen. Allmählich kommen Starthemmung, schlurfende Schritte, Freezing und zunehmend Dysequilibrium hinzu. In ihrer kompletten Ausprägung besteht die frontale Gangstörung aus Elementen von Störungen der Balance mit lokomotorischer Ataxie der Beine, von Parkinsonismus mit lokomotorischer Hypokinesie, von „gait ignition failure", und schließlich von Dysequilibrium mit gestörten Stellreflexen und Verlust von Schutz- und Hilfsreaktionen bei Stürzen. Patienten mit diesem Bild können eine überraschend normale Funktion ihrer Arme und einen sehr lebendigen Gesichtsausdruck zeigen, was zum Begriff des „lower half parkinsonism" geführt hat. Critchley (1929) beschrieb denselben Gang als arteriosklerotischen Parkinsonismus, wobei er die Rolle diffuser zerebraler vaskulärer Läsionen bei der Entstehung dieser Krankheit hervorhob. Eine dichte Assoziation ist gezeigt worden zu Gefäßerkrankungen, insbesondere zur subkortikalen vaskulären Enzephalopathie und zu Bildern, bei denen multiple lakunäre Hirninfarkte gesehen werden (Status lacunaris; Thompson u. Marsden 1987). Eine sehr ähnliche Gangstörung kommt vor bei Patienten mit Hydrozephalus (Messert u. Baker 1966; Adams et al. 1965; Estanol 1981; Fisher 1982). In der Tat schob Fisher die Störung der Balance und die kurzen schlurfenden Schritte des „Ganges alter Menschen" („elderly gait") auf das Vorliegen eines Hydrozephalus, obwohl seine Kriterien für die Diagnose eines Hydrozephalus umstritten sind (Koller et al. 1985).

Meyer u. Barron (1960) haben in einem maßgeblichen Review über sieben Patienten berichtet, die eine frontale Gangstörung aufgrund von Hirninfarkten, Tumoren oder frontaler Hirnatrophie aufwiesen. Dabei gingen alle dieser Patienten langsam, breitbasig, mit kurzen Schritten, die Füße auf dem Boden schleifend, teilweise mit Freezing-Episoden. Alle litten an Dysequilibrium und Stürzen. Die Autoren benutzten den Begriff Gangapraxie, um dieses Syndrom einer frontalen Gangstörung zu beschreiben, aber wie oben erwähnt ist die Benutzung dieses Begriffes umstritten.

Die entscheidende Frage bei der Klassifikation „frontaler" Störungen von Gleichgewicht, Stand und Gang ist der Grad der Überlappung dieser Syndrome. Subkortikales und frontales Dysequilibrium, isolierte Starthemmung und die sog. frontale Gangstörung haben gemeinsame Ätiologien. Insbesondere können zerebrovaskuläre Erkrankungen und Hydrozephali sämtliche Muster dieser Gangdysfunktionen verursachen. In Reinform vorliegend, ist eine Unterscheidung wohl möglich, jedoch sind die Grenzen fließend. Nutt et al. (1993) vergleichen dabei die vorliegende Problematik mit der bei aphasischen Patienten: Klassische Wernicke- oder Broca-Aphasien sind einfach zu unterscheiden, doch liegen bei vielen Aphasikern Elemente von beiden Typen der Sprachstörung vor. Ähnlich findet man in Frühstadien von dementiellen Prozessen Muster, die auf vorwiegend frontalen, parietalen oder subkortikalen Befall hindeuten, mit fortschreitender Erkrankung lassen sich solche Unterscheidungsmöglichkeiten nicht mehr finden und das Bild einer globalen Demenz entsteht. Vergleichbar ist dies mit dem Bild, das sich bei etlichen Patienten mit Gangstörungen auf dem Boden von Erkrankungen des (subkortikalen) Frontallappens bietet: Es liegt eine Mischung vor aus Dysequilibrium, Störungen der Lokomotion und Ganginitiierung. Die Beschreibung von klinischen Syndromen ist nützlich, jedoch mögen sie durchaus eher Stadien der Auflösung des menschlichen Ganges als unterschiedliche Entitäten darstellen. Beispielsweise mag sich das Gangbild eines Patienten initial als „cautious gait" darstellen, zu einer isolierten Starthemmung, dann zu einer frontalen Gangstörung werden und schließlich ein vollständiges frontales Dysequilibrium darstellen.

Das Ausmaß der Gangstörung, das die Funktionsstörung von Frontallappen und frontosubkortikaler Schaltkreise bewirkt, unterstreicht die Rolle dieser Strukturen bei der normalen Kontrolle von Haltung und Gang. Das Aufrechterhalten des Gleichgewichts im Stehen und die Initiierung und Aufrechterhaltung des Gehens benötigen beim Menschen eindeutig die Frontallappen. Allerdings findet sich die Schaltzentrale für Tonuskontrolle und Lokomotion im Hirnstamm. Bei Tieren regulieren Zentren in dorsalen und ventralen tegmentalen Regionen der Pons den Tonus, während subthalamische und Mittelhirnlokomotionszentren das Gehen kontrollieren. Diese Hirnstammregionen reizen spinale Motoneurone, speziell jene, die axiale und Gürtelmuskulatur via retikulo- und vestibulospinaler Bahnen kontrollieren.

Die motorischen Areale des frontalen Kortex müssen zu diesem ausgedehnten und komplexen Hirnstammnetzwerk über kortikobulbäre Bahnen projizieren. Beim Menschen sind die zerebralen kortikalen Areale, die befasst sind mit Haltung, Gleichgewicht und Lokomotion, bislang nicht klar definiert. Die Gegend der primären Hirnrinde, die Beinmuskeln und -bewegungen kontrolliert, ist wahrscheinlich daran beteiligt, aber dies sind auch benachbarte prämotorische Areale, insbesondere die supplementärmotorischen Felder. Diese projizieren parallel zur Pyramidenbahn des primären Motorkortex zum Rückenmark und wohl auch in Lokomotions- und Haltungszentren des Hirnstammes. Derartige kortikospinale und kortikobulbäre Bahnen liegen in der weißen Substanz dicht benachbart zu den Seitenventrikeln, was erklären mag, warum Hydrozephali und die die Frontallappen mit einbeziehende Leukenzephalopathie solche Gangstörungen verursachen kann. Ebenso ist solches möglich bei frontalen Tumoren oder degenerativen Prozessen. Neuropathologisch zeigte sich in einer neuen Studie an Präparaten von 6 Patienten mit Dysequilibrium unbekannter Ursache eine frontale Atrophie, eine Erweiterung der Seitenventrikel, Astrozytenhypertrophie in der frontalen periventrikulären weißen Substanz und eine Zunahme der arteriolären Wanddicke (Whitman et al. 1999).

CDG bei diffus-komplexen Gangstörungen

Die quantitative Ganganalyse bei diffus-komplexen Gangstörungen ergibt häufig folgende Veränderungen:
- Verringerung des Gangtempos,
- Reduktion der Kadenz,
- häufig reduzierte Abrollstrecken,
- verlängerte Schrittzeiten,
- erhöhte Variabilität der Gangzyklen,
- Rhythmus der Lokomotion zu Beginn der Erkrankung häufig gut erhalten, im Verlauf oft gestört,
- auffallend hoher Anteil der Bipedalphase am Gangzyklus.

In der CDG lassen sich diese Punkte darstellen als
1. Dokumentation der geringen Kadenz,
2. Erhöhung der Schrittzeit,
3. Erhöhung der Ganglinienvariabilität, insbesondere in der Bipedalphase,
4. Erhöhung des Anteils der Bipedalphase im Gangzyklus (Abb. 6.12).

Die Analyse von 82 konsekutiven Patienten mit subkortikaler vaskulärer Enzephalopathie (SVE, s. unten) ergibt im Vergleich zur Kontrollgruppe statistisch signifikante Abweichungen.

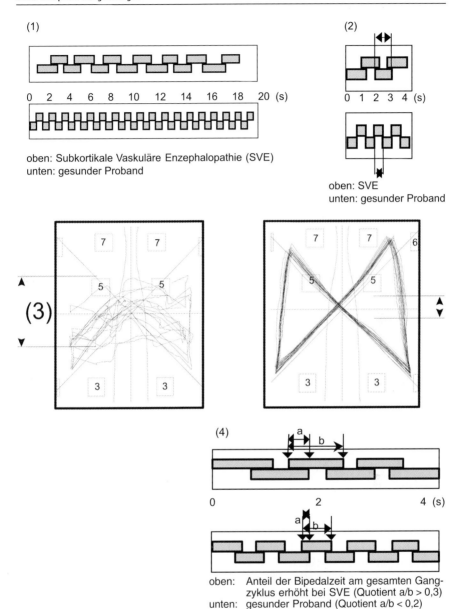

Abb. 6.12. Veränderungen der CDG bei diffus-komplexer Gangstörung bei SVE. Dokumentation der geringen Kadenz (*1*), Erhöhung der Schrittzeit (*2*), Erhöhung der Ganglinienvariabilität, insbesondere in der Bipedalphase (*3*) und Erhöhung des Anteils der Bipedalphase im Gangzyklus (*4*)

Tabelle 6.8. Statistisch signifikante Unterschiede bei 82 Patienten mit SVE gegenüber der Kontrollgruppe (Mann-Whitney-Test, $p < 0{,}05$)

	SVE	SD	Kontrollgruppe	SD
Kadenz [Schritte/min]	84,7	18,6	98,9	8,2
Variabilität Standphase Y-Richtung [%]	5,4	2,0	3,4	1,0
Abrolllänge Standphase	0,7	0,13	0,8	0,05
Schrittzeit [s]	0,84	0,26	0,67	0,07
Standardabweichung Schrittzeit [s]	0,07	0,1	0,027	0,017
Quotient Bipedalzeit/Schrittzeit	0,23	0,03	0,19	0,02
Variabilität Monopedalphase Y-Richtung [%]	6,3	2,2	4,2	1,1
Abrolllänge Monopedalphase	0,42	0,13	0,58	0,06
Standardabweichung Schrittzeit monopedal [s]	0,05	0,07	0,02	0,01
Variabilität Bipedalphase Y-Richtung [%]	3,9	1,7	2,5	0,6
Bipedalzeit [s]	0,2	0,1	0,13	0,02
Standardabweichung Schrittzeit bipedal [s]	0,03	0,03	0,01	0,005
Abrolllänge Bipedalphase	0,37	0,13	0,55	0,06

Gangstörung bei Läsionen des oberen motorischen Neurons („spastische" Gangstörung)

Läsionen des oberen motorischen Neurons sind durch das Zusammentreffen mehrerer pathophysiologischer Einzelprobleme gekennzeichnet: Parese, Erhöhung des Muskeltonus mit geschwindigkeitsabhängiger Zunahme des Widerstands gegen passive Dehnung, Heraufregulierung mono-/oligosynaptischer phasischer Dehnungsreflexe und Entstehung von Flexor-Reflex-Synergien. Dieses Störungsmuster wird oft auch als „spastisches Syndrom" bezeichnet, wobei allerdings „Spastik" strenggenommen nur die oben erwähnte Tonusveränderung meint. Auf der Basis klinischer Befunde wurde für die Pathophysiologie und die Behandlung der Spastik folgender Schluss gezogen: Gesteigerte Reflexe sind verantwortlich für den gesteigerten Muskeltonus und in der Folge auch für die Bewegungsstörung. Medikamentöse Therapie zielt dementsprechend darauf ab, die tonischen und phasischen Dehnungsreflexe zu reduzieren. Die Funktion dieser Reflexe während normaler Bewegung und der Zusammenhang von gesteigerten Reflexen und der Bewegungsstörung wird dabei aber oft nicht in Betracht gezogen.

Andere klinische Beobachtungen haben bereits zu Zweifeln an einer derart direkten Beziehung geführt: Zum einen können nach einem akuten Schlaganfall die Muskeleigenreflexe früh gesteigert sein, während sich ein spastischer Muskeltonus über Wochen entwickelt. Andererseits ist bei Gesunden ein Zusammenhang zwischen Reflexniveau und motorischen Fähigkeiten nicht bekannt. Elektrophysiologische Untersuchungen von natürlichen Bewegungen haben keinen kausalen Zusammenhang zwischen gesteigerten Muskeleigenreflexen und einer Bewegungsstörung gezeigt.

Pathophysiologie der Spastik

Die neuronale Regulation funktioneller Bewegungen wie der des Ganges wird erreicht durch ein komplexes Zusammenspiel von spinalen und supraspinalen Mechanismen: Die rhythmische Aktivierung von Beinmuskeln durch spinale interneuronale Bahnen wird moduliert und den aktuellen Bedürfnissen angepasst durch einen multisensorischen afferenten Input. Spinale „Programme" wie auch die Reflexaktivität unterliegen einer supraspinalen Kontrolle. Störungen dieser supraspinalen Kontrolle führen zu charakteristischen Gangstörungen wie man sie bei zerebellären und extrapyramidalen Störungen, z. B. auch bei der spastischen Parese sieht (Dietz 1992).

Die elektrische Beinmuskelaktivität, die von einem Zusammenspiel verschiedener Mechanismen abhängt, wird übertragen in eine funktionell angepasste Muskelspannung durch die mechanischen Eigenschaften der Muskelfasern (Gollhofer et al. 1984).

Zentrale Programmierung

Klinische Zeichen der „Spastik", vor allem Steigerung des Muskeltonus, sind deutlicher ausgeprägt bei aktiven Bewegungen als bei entspanntem Muskel. Deswegen ergibt die Untersuchung von Modulation und Koordination von Beinmuskelaktivität während des Ganges mehr Einblick in die einer spastischen Bewegungsstörung zugrunde liegenden Mechanismen. Verschiedene Befunde legen nahe, dass das zentrale Programm bei Patienten mit Spastik nicht beeinträchtigt ist. Die Ganganalyse zeigt, dass sich weder der zeitliche Ablauf noch die wechselseitige Aktivierung von antagonistischen Beinmuskeln bei Patienten mit schwerer Spastik von gesunden Probanden unterscheiden (Dietz et al. 1981).

Eine ähnliche Beobachtung betrifft die kompensatorische Beinmuskelaktivierung nach Versetzen der Füße während der Standphase (Berger et al. 1988): Der zeitliche Ablauf des dreiphasigen Musters, das vermutlich zentral programmiert ist (Dietz et al. 1987), ist bei Patienten mit spastischer Parese erhalten.

Propriozeptive Reflexe

Gesteigerte Reflexe werden häufig verantwortlich gemacht für die spastische Bewegungsstörung, ohne die funktionelle Bedeutung der verschiedenen Reflexmechanismen, die in die Steuerung komplexer Bewegungen einbezogen sind, in Betracht zu ziehen. Die Analyse der Kompensationsmechanismen nach passiver Bewegung der Füße in der Standphase (z. B. auf einem Laufband) bei Patienten mit spastischer Hemiparese infolge einer Hirnläsion gibt uns mehr Information über das Verhalten mono- und polysynaptischer Reflexe während funktioneller Bewegungen (Berger et al. 1984, 1988; Nashner et al. 1983). Im M. gastrocnemius des nicht betroffenen Beins folgt auf ein kleines Potenzial eines monosynaptischen Reflexes eine polysynaptische deutliche EMG-Antwort. Im spastischen Bein dagegen ist das Potenzial des monosynaptischen Reflexes größer, die funktionell essentielle polysynaptische Reflexantwort fehlt jedoch. Die Reduktion oder das Fehlen der kompensatorischen polysynaptischen Reflexantwort wurde auch für den M. tibialis anterior (Dietz u. Berger 1984) sowie für Unterarm- (Cody et al. 1987) und Ellbogenmuskeln (Ibrahim et al. 1993) bei Patienten mit Spastik spinaler oder zerebraler Herkunft gezeigt. Bei all diesen Untersuchungen zeigt sich eine reduzierte Gesamtaktivität des spastischen Muskels gegenüber derjenigen des gesunden Muskels, trotz gesteigerter monosynaptischer Reflexe. Die Dauer der Symptomatik hat dabei wenig Einfluss auf dieses Verhalten.

Bei Patienten mit verhältnismäßig ausgeprägter Spastik bei relativ milder Parese, z. B. bei einer chronischen spinalen Läsion, ist die Aktivität der Wadenmuskeln beim Gehen in der Amplitude leicht reduziert und weniger gut moduliert im Vergleich zu gesunden Kontrollpersonen. Diese Beobachtung lässt sich erklären durch die beeinträchtigte Funktion der polysynaptischen Reflexe. Passend zum Verlust der EMG-Modulation beim Gehen ist eine schnelle Regulation der Motoneuronentladungen, die einen normalen Muskel charakterisieren, bei der Spastik nicht vorhanden (Dietz et al. 1986; Rosenfalck u. Andreassen 1980). Bei Patienten mit einer spastischen Hemiparese nach einer zerebralen Läsion ist die Stärke der EMG-Aktivität des betroffenen Beins im Vergleich zum nicht betroffenen Bein reduziert, passend zum Grad der Parese (Berger et al. 1984; Dietz u. Berger 1983). Die Steigerung der Muskeleigenreflexe bei der Spastik lässt sich wahrscheinlich durch die Reduktion von präsynaptischer Inhibition von Gruppe-Ia-Afferenzen erklären (Burke u. Ashby 1972; Delwaide 1973; Iles u. Roberts 1986). Es gibt keine Hinweise auf (1) eine gesteigerte Aktivität von Gamma-Motoneuronen und deswegen auch nicht auf einen gesteigerten Einfluss von Gruppe-Ia-Afferenzen (Hagbarth et al. 1973; Vallbo et al. 1979), (2) eine Reduktion der Inhibition von Renshaw-Zellen (Katz u. Pierrot-Deseilligny 1982) oder (3) ein Aussprossen („sprouting") von Ia-Fasern bei Motoneuronen von Mensch (Ashby 1989) und Katze (Nascimiento et al. 1993) als mögliche Quellen erhöhter Motoneuronaktivität bei Spastik.

Ein Fehlen sowohl der Inhibition von monosynaptischen als auch der Fazilitation von polysynaptischen spinalen Reflexen ist auch beschrieben für gesunde Kleinkinder (Berger et al. 1984; Forssberg 1985). Inhibition und Fazilitation von spinalen Reflexen hängen offensichtlich von der Kontrolle supraspinaler motorischer Zentren ab. Diese ist bei Spastik gestört bzw. muss bei Kleinkindern noch reifen. Zusammenfassend sind gesteigerte Dehnungsreflexe bei Spastik assoziiert mit einem Fehlen oder einer Reduktion von funktionell entscheidenden polysynaptischen Reflexen. Wenn die supraspinale Kontrolle von spinalen Reflexen gestört (Spastik) oder unreif ist (Kleinkinder), fehlt die Inhibition von monosynaptischen Reflexen und es ergibt sich eine reduzierte Fazilitation von polysynaptischen Reflexen.

Reflexwirkung und Muskeltonus

Bei Patienten mit spastischer Hemiparese kommt es zu einer grundsätzlich unterschiedlichen Spannungsentwicklung des M. triceps surae während der Standphase des Ganges (Berger et al. 1984; Dietz u. Berger 1983): Im nicht betroffenen Bein korreliert die Entwicklung der Muskelspannung mit der Modulation der EMG-Aktivität (wie bei gesunden Kotrollpersonen), während im spastischen Bein die Spannungsentwicklung gekoppelt ist an die Dehnungsphase des (mit kleiner EMG-Amplitude) tonisch aktivierten Muskels. Es gibt dabei keinen sichtbaren Einfluss des monosynaptischen Reflexpotenzials auf die Muskelspannung (Sinkjaer et al. 1993). Eine ähnliche Diskrepanz zwischen dem Widerstand gegen Spannung und dem Grad der EMG-Aktivität wird für Muskeln der oberen Extremität bei Patienten mit Spastik beschrieben (Ibrahim et al. 1993; Powers et al. 1989, 1988; Lee et al. 1987). Allerdings muss festgestellt werden, dass die Spannungsentwicklung während der relativ kleinen funktionellen Bewegungen der Patienten wenig zu tun hat mit der Muskeltonuserhöhung, die der Untersucher bei passiven Extremitätenbewegungen spürt (Ibrahim et al. 1993; Abb. 6.13).

Untersuchungen von funktionellen Bewegungen bei Patienten mit Spastik haben zu dem Schluss geführt, dass der spastische Tonus kaum durch eine erhöhte Aktivität von Motoneuronen erklärt werden kann. Dagegen kommt es zu einer Transformation von motorischen Einheiten, mit der Folge, dass die Regulation von Muskelspannung auf einem niedrigeren Level neuronaler Organisation stattfindet. Eine solche Transformation motorischer Einheiten ist funktionell sinnvoll, da sie es dem Patienten ermöglicht, sein Körpergewicht während des Gehens zu tragen. Schnelle aktive Bewegungen werden dadurch allerdings unmöglich. Das zeitliche Intervall von oft mehreren Wochen zwischen dem Auftreten eines Schlaganfalls und der Entwicklung eines spastischen Muskeltonus wird für eine solche muskuläre Umstellung benötigt (Dietz et al. 1986).

Zusätzliche Ergebnisse unterstützen die Idee, dass bei der Spastik Veränderungen in den mechanischen Eigenschaften der Muskelfasern auftreten:
- Kontraktionszeiten in den Handmuskeln (Young u. Mayer 1982) wie auch im M. triceps surae (Dietz u. Berger 1984) sind verlängert,
- motorische Experimente am M. triceps surae zeigen einen Beitrag des peripheren Nerven zum spastischen Muskeltonus (Hufschmidt u. Mauritz 1985) und
- die Histochemie und Morphometrie von spastischen Muskeln zeigen spezifische Veränderungen von Muskelfasern (Dietz et al. 1986; Edström 1970).

Zusammenfassend gibt es keinen Zusammenhang zwischen der Entwicklung von Muskelspannung während des Gehens und gesteigerten monosynaptischen Dehnungsreflexen. Die Gesamtaktivität der Beinmuskeln ist bei Patienten mit Spastik zerebraler und spinaler Herkunft reduziert. Wie in elektrophysiologischen und histologischen Untersuchungen gezeigt werden konnte, findet eine Transformation von motorischen Einheiten nach einer supraspinalen Läsion statt mit der Folge, dass die Regulation des Muskeltonus auf ei-

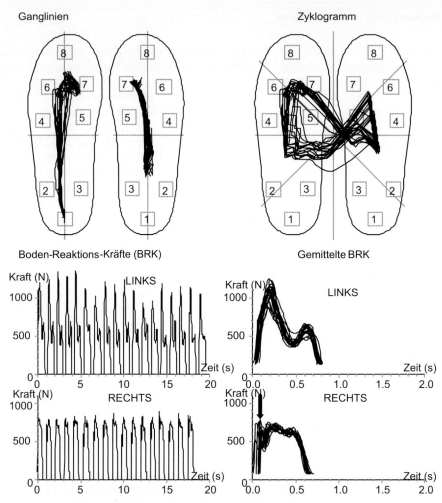

Abb. 6.13. Patient mit Steppergang rechts. Erster Fußkontakt rechts mit dem Vorfuß, verkürzte Abrollstrecke rechts. In den gemittelten BRK ist eine deutliche „heelstrike transient" als Zeichen der spastischen Tonuserhöhung zu erkennen (*Pfeilmarkierung*)

nem niedrigeren Level neuronaler Organisation erreicht wird, wodurch dem Patienten die Gehfähigkeit erhalten bleibt.

Die medikamentöse Therapie der Spastik macht deswegen auch Sinn bei partiell immobilisierten Patienten, während bei mobilen der Wirkmechanismus der gegenwärtig erhältlichen Antispastika entweder zu einer Reduktion der gesteigerten Muskeleigenreflexe oder zu einer Reduktion des Muskeltonus führt, was die Parese eher verstärkt. Bei immobilisierten Patienten können derartige Wirkmechanismen schmerzhafte Folgeerscheinungen der Spastik vermindern.

CDG bei spastischer Hemi- oder Paraparese

Die quantitative Ganganalyse bei spastischer Hemi- oder Paraparese ergibt häufig folgende Pathologika:
- Verringerung des Gangtempos,
- Reduktion der Kadenz,
- häufig reduzierte Abrollstrecken auf der Seite der Parese,
- teilweise erster Fußkontakt mit Mittel- oder Vorfuß,
- in der Regel Hinken, d. h. Reduktion der Dauer der Standphase und Verlängerung der Schwungphase der betroffenen Seite,
- erhöhte Variabilität der Gangzyklen im Akutstadium einer Hemiparese bei Schlaganfall,
- im Verlauf einer paretischen Störung nach Schlaganfall mit Ausbildung eines erhöhten Muskeltonus in der Regel reduzierte Beweglichkeit im oberen und unteren Sprunggelenk,
- häufig deutlich ausgeprägte Muskeltonuserhöhung im betroffenen Bein (bei Paraparese beidseits) mit dem ersten Fußkontakt und während der Belastungsantwort, dabei verzögerte Belastungantwort, d. h. das Körpergewicht wird verzögert auf dem paretischen Bein „übernommen".

In der CDG lassen sich diese Punkte darstellen als
1. Dokumentation der geringen Kadenz,
2. Dokumentation verkürzter Ganglinien,
3. Nachweis des ersten Fußkontakts mit dem Mittel- oder Vorfuß,
4. Asymmetrie der Schrittzeiten (Hinken),
5. Nachweis erhöhter Bipedalvariabilität,
6. Reduktion der Ganglinienvariabilität ipsilateral,
7. deutliche Ausprägung einer „heelstrike transient" in den Boden-Reaktions-Kräften, dabei verzögerte Kraftübernahme (Abb. 6.14).

Normaldruckhydrozephalus

Als Normaldruckhydrozephalus-Syndrom („normal pressure hydrocephalus", NPH; Hakim u. Adams 1965) wird eine Symptomkombination aus Gangstörung, Demenz und Harninkontinenz in Verbindung mit Ventrikelerweiterung und normalem Liquordruck bei Lumbalpunktion bezeichnet (Abb. 6.15). Es handelt sich dabei in der Regel um einen kommunizierenden Hydrozephalus bei Patienten im höheren Lebensalter. Die Therapie der Wahl ist eine kontinuierliche Liquordrainage über eine Shuntoperation. Allerdings ist eine korrekte Diagnosestellung zur Vermeidung enttäuschender Ergebnisse äußerst wichtig.

Die Gangstörung ist das häufigste Symptom bei NPH. Klinische Beschreibungen wie die von Miller-Fisher (1982) verwenden Begriffe wie „hydrozephale Astasie-Abasie". Es liegt ein subkortikales motorisches Defizit vor (Gerloff 1998), wobei die Patienten vergleichbar der SVE eine frontale Gangstörung in wechselnder Ausprägung bis hin zu subkortikalem Dysequilibrium

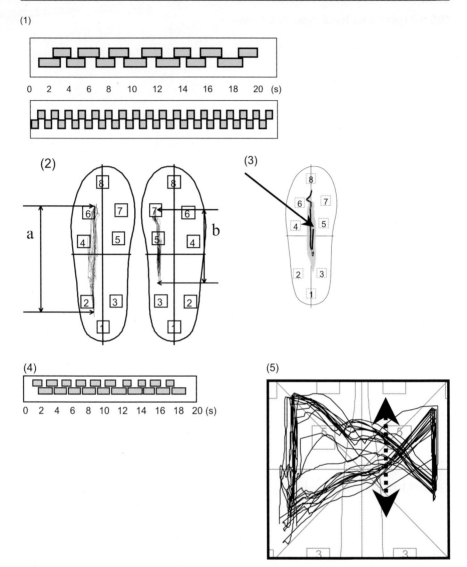

Abb. 6.14. Darstellung typischer Befunde bei spastischer Hemi- oder Paraparese. Dokumentation der geringen Kadenz *oben*, Kontrollperson *unten* (*1*), Dokumentation verkürzter Ganglinien (im Beispiel bei Parese rechts, *2*), Nachweis des ersten Fußkontaktes mit dem Mittel- oder Vorfuß (*3*), Asymmetrie der Schrittzeiten (Hinken links, *4*), Nachweis erhöhter Bipedalvariabilität (*5*), Reduktion der Ganglinienvariabilität ipsilateral zur Parese, im Beispiel rechts (*6*), und deutliche Ausprägung einer „heelstrike transient" in den Boden-Reaktions-Kräften, dabei verzögerte Kraftübernahme (*7*)

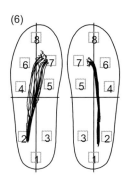
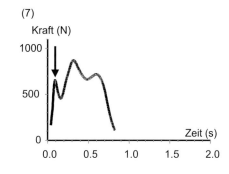

Abb. 6.14. Teilabbildung 6 und 7

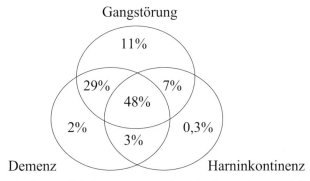

Abb. 6.15. Klinik des NPH mit der Häufigkeit von Symptomkombinationen. (Aus Gerloff 1998)

entwickeln. Die Patienten beklagen häufig Startschwierigkeiten und unsystematischen „Schwindel", der begründet ist durch eine häufig schwere Störung der Posturalkontrolle. Das Gangbild ist breitbasig, häufig ist der Gangrhythmus unregelmäßig. Schrittlänge und Ganggeschwindigkeit sind reduziert, häufig stürzen die Patienten, weil sie bei deutlich reduziertem Boden-Fuß-Abstand stolpern. Oft zeigt sich das Symptom der Gangstörung, bevor es zu einem dementiellen Syndrom kommt. Dabei zeigen sich Demenzbilder, mit Überwiegen mnestischer Defizite, die auf eine frontale Funktionsstörung hinweisen. Harninkontinenz in Form einer Dranginkontinenz tritt bei dieser Erkrankung selten als Initialsymptom, häufiger im Verlauf auf.

Zur Diagnosestellung ist eine Kombination aus klinisch-neurologischer Untersuchung, bildgebenden Verfahren (CCT oder MRI, in manchen Zentren auch PET oder SPECT) und Lumbalpunktion erforderlich. Letztere sollte nach Ablassen von ca. 50 ml Liquor (manche Autoren schlagen größere Mengen vor) eine deutliche klinische Besserung erbringen, die teilweise erst mit Verzögerungen bis zu 24 Stunden eintreten kann (Wikkelsø et al. 1986). Die objektive Messung der klinischen Besserung ist bislang unbefriedigend gelöst. Mit der CDG gelingt hierbei eine quantitative Messung der Gangstörung, die nach unserer Erfahrung zur prognostischen Einschätzung des Erfolgs einer permanenten Liquorableitung durch Shunts einen wichtigen Beitrag liefert (Abb. 12.29, 12.30, 12.31, S. 190–194).

Die Pathophysiologie der Störung ist noch immer umstritten: Nach gegenwärtigem Konsens gilt es als wahrscheinlich, dass pathologische Anstiege des intrakraniellen Drucks zu Schädigung der Ventrikelwände und des periventrikulären Marklagers führen. Dabei soll es zur Diffusion von Liquor durch die Ventrikelwände kommen mit konsekutiver Ödembildung, die wiederum zur Verschlechterung der regionalen zerebralen Blutversorgung und schließlich zur Läsion parazentraler Fasern der Corona radiata führt. Inwieweit Überschneidungen mit der SVE vorkommen, ist derzeit nicht sicher zu sagen. Allerdings fällt auf, dass auffallend viele Patienten mit NPH Zeichen einer vaskulären Enzephalopathie in der Bildgebung aufweisen (Bradley et al. 1991) und die arterielle Hypertonie wie bei der SVE signifikant assoziiert ist mit dem Krankheitsbild (Krauss et al. 1996).

Funktionelle („psychogene") Gangstörungen

Patienten mit funktionellen Gangstörungen zeigen ein meist sehr auffallendes, klinisch äußerst heterogenes Bild. Erstaunlich ist häufig die Diskrepanz zwischen einer offenbar schweren Behinderung und einer emotionalen Gelassenheit, obwohl sich diese Patienten oft in ärztliche Behandlung begeben. Wichtig ist grundsätzlich eine normale klinisch-neurologische Untersuchung zur Diagnosestellung einer reinen funktionellen Gangstörung. Davon abzugrenzen sind tatsächlich simulierte Störungen, die manchmal im Rahmen eines Rentenbegehrens nachweisbar sind (Abb. 6.16), aggravierte, d.h. willentlich übersteigerte Störungen eines vorbestehenden Defizits oder funktionell ausgestaltete Formen einer organisch begründbaren Gangstörung, die durch ein psychodynamisches Konzept der Symptombildung erklärbar sind. Psychiatrische Symptome sind bei funktionellen Gangstörung vielfältig.

Lempert et al. (1991) haben klinische diagnostische Kriterien erstellt, die sich auf eine Studie bei 37 Patienten beziehen, bei welchen die Autoren folgende Aspekte als richtungsweisend für die Diagnosestellung erarbeiteten:
- momentane Schwankungen in Stand und Gang, häufig als Reaktion auf äußere Einflüsse,
- auffallend deutliche Gangverlangsamung oder Hemmung der Lokomotion ohne Nachweis einer neurologischen Störung,
- mit Latenz auftretende Zunahme von Körperschwankungen im Romberg-Test, die durch Ablenkung geringer werden,
- unökonomische Körperpositionen mit Verschwendung muskulärer Energie,
- das „Gehen-auf-Eis-Muster" mit vorsichtigen kleinen Schritten mit fixierten Sprunggelenken,
- plötzliche Knieflexion während des Gehens, in der Regel ohne Sturz.

Funktionelle („psychogene") Gangstörungen

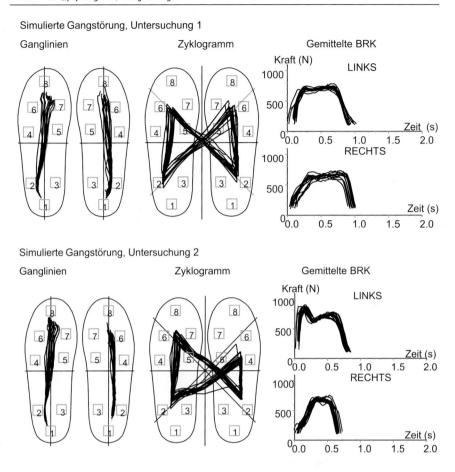

Abb. 6.16. Simulierte Gangstörung. 42-jähriger Patient, Rentenantragstellung wegen schwerwiegender chronischer Rückenschmerzen. Beide Untersuchungen liegen nur wenige Stunden auseinander. Der Patient stellt sich mit einer Gehstütze vor, die auf der „gesunden" Seite eingesetzt wird. Beide dargestellten Ganganalysen wurden ohne Gehhilfe durchgeführt. Auffallend ist, dass bei der ersten Untersuchung ein leichtes Hinken links besteht (Standphase links: 0,85 s, Standphase rechts: 0,90 s). In der Kontrolluntersuchung geht der Patient schneller, es zeigen sich dabei hinsichtlich der Schrittzeiten genau umgekehrte Verhältnisse mit Hinken rechts (Standphase links: 0,77 s, Standphase rechts: 0,61 s)

Wie bei unseren Patienten gelang in der erwähnten Studie häufig eine Verbesserung des Gangbilds durch Ablenkung oder Ermutigung, gelegentlich kommt es durch erschwerte Gangprüfungen sogar zu einer Verbesserung des Bildes (Abb. 12.36–12.39, S. 197 bis 203).

Orthostatischer Tremor

Orthostatischer Tremor wurde im Jahr 1984 erstmals von Heilmann beschrieben. Üblicherweise tritt diese Tremorform in den Beinen während des Stehens auf und lässt deutlich nach im Sitzen oder beim Gehen. Die Tremorfrequenz liegt bei 14–16 Hz (Abb. 12.32–12.35, S. 195 bis 196). Manche Autoren sahen im orthostatischen Tremor eine Variante des essentiellen Tremors (Wee et al. 1986; Papa u. Gershanik 1988; Fitzgerald u. Jancovic 1991). Allerdings zeigt sich eine hohe Synchronizität zwischen unterschiedlichen Muskeln beim orthostatischen Tremor, außerdem gelingt es nicht, den Tremor durch Betablocker oder Alkohol zu beeinflussen (Heilmann 1984), eine familiäre Anamnese ist meist negativ (Britton et al. 1992) und die Tremorfrequenz liegt höher, sodass naheliegt, dass es sich um zwei verschiedene Krankheitsentitäten handelt (McManis u. Shabrough 1993). Anders als beim essentiellen Tremor, kann der orthostatische Tremor nicht durch Reizung eines peripheren Nerven ausgeschaltet werden (Britton et al. 1992; Bathien et al. 1980). Es konnte mittels PET-Studien gezeigt werden, dass der Tremor der oberen Extremitäten bei Patienten mit orthostatischem Tremor mit abnormer zerebellärer Aktivität einhergeht (Wills et al. 1996). Therapeutisch lässt sich orthostatischer Tremor durch Clonazepam, Primidon und Phenobarbital positiv beeinflussen (Britton et al. 1992). Die meisten Autoren glauben an einen zentralen Oszillator als Schrittmacher für den orthostatischen Tremor (Deuschl et al. 1987; Elble 1996; Thompson et al. 1986; Uncini et al. 1989). Dabei konnte in einer neuen Studie gezeigt werden (Boroojerdi et al. 1999), dass die Ursache des orthostatischen Tremors keineswegs immer die Orthostase, sondern vielmehr die Tatsache der Belastung durch Körpergewicht im Stehen ist. Bei fehlender Modulation der Tremorfrequenz bei zusätzlicher Belastung durch Gewichte im Stehen sehen die Autoren die Ursache der Störung im zentralen Nervensystem. Mittels der CDG wurden hier erstmals computergestützte Ganganalysen von Patienten mit orthostatischem Tremor dokumentiert, wobei die Analyse der Boden-Reaktions-Kräfte zeigt, dass klinisch ein Nachlassen des Tremors beim Gehen verzeichnet werden kann, jedoch ohne Modulation der Frequenz ein orthostatischer Tremor nachweisbar bleibt (Abb. 12.32–12.35, S. 195 bis 196).

KAPITEL 7

Verlaufsstudien in der CDG

Die große Stärke der CDG liegt in der Möglichkeit, zu beliebigen Zeitpunkten und über lange Verläufe Folgeuntersuchungen durchzuführen, die Untersucher-unabhängige quantitative Ergebnisse, unabhängig von einer festen Umgebung ergeben. Dabei können mehrere Untersuchungen am selben Tag beispielsweise zirkadiane Fluktuationen einer Gangstörung bei M. Parkinson zeigen, es kann über mehrere Tage zur selben Tageszeit der Therapieeffekt von medikamentöser oder Physiotherapie beobachtet werden oder es ist möglich in länger angelegten prospektiven Studien natürliche Verläufe progredienter Gangstörungssyndrome zu verfolgen. Zur Illustration sollen drei Studien dienen. Dabei kommt einerseits der Verlauf der diffus-komplexen Gangstörung bei SVE in einer prospektiven Längsschnittstudie zur Darstellung als Beispiel einer über Jahre angelegten Verlaufsbeobachtung. Zweitens wird der kurzfristige therapeutische Effekt von Amantadinsulfat und Physiotherapie auf die Gangstörung bei SVE gezeigt und zum dritten wird bei Patienten mit paretischen Gangstörungen nach zerebraler Ischämie der Effekt einer Rehabilitationsmaßnahme untersucht.

Prospektive Längsschnittstudie SVE

Die SVE ist eine progrediente schwere Erkrankung, wobei die Hyalinose der kleinen zerebralen Widerstandgefäße zur Degeneration der weißen Substanz des Gehirns führt. In topografischer Hinsicht betreffen die Veränderungen der weißen Substanz vorwiegend Bereiche des frontalen und temporalen periventrikulären Marklagers. In bildgebenden Verfahren (CT und MRI) zeigen sich para- und periventrikuläre Marklagerveränderungen und lakunäre Infarkte neben neuropsychologischen Auffälligkeiten in Form von Störungen der Merkfähigkeit und der Aufmerksamkeit. Häufig zeigen sich klinisch zusätzlich Harninkontinenz, Primitivreflexe und Zeichen einer Antriebsstörung, die auf eine Funktionsstörung frontobasaler Funktionssysteme hinweisen (Cummings 1994).

Der genaue Zusammenhang von Gangstörung und neuropsychologischen bzw. neuroradiologischen Veränderungen ist nicht eindeutig geklärt. Bisher vorliegende Daten beziehen sich auf Querschnittsanalysen und bieten sehr heterogene Ergebnisse. In unserer prospektiven Längsschnittstudie untersuchten wir den Zusammenhang von Gangstörung mit neuropsychologischen und neuroradiologischen Veränderungen bei SVE (Bäzner et al. 2000).

Tabelle 7.1. Daten SVE-Längsschnittstudie

Name	Alter	Sex	Verlauf 1–2 (Monate)	GDS 1	GDS 2	NPS 1	NPS 2	MRT 1	MRT2
B. E.	69	f	13	9,5	13	71,5	78,5	–	–
B. G.	69	m	14	4	8	31	49,5	561	588
B. H.	69	m	35	0,5	5,5	45	50	219	546
B. K.	51	m	17	0,5	16,5	79	135	–	–
B. R.	61	f	27	2	2	59	64	–	–
D. F.	74	f	22	10,5	11	–	–	–	–
D. H.	53	f	21	1	0,5	64	69,5	182	360
D. L.	68	f	28	13,5	16	95	116,5	401	858
D. M.	60	m	14	8	17,5	113	172,5	230	565
F. E.	66	f	13	2,5	14	115	121,5	671	862
F. G.	72	f	13	10	16	80,5	58	892	1050
G. H.	63	m	14	2,5	1,5	–	–	–	–
G. H.	60	m	25	12	2	–	–	–	–
G. R.	69	m	18	0	2	120	141,5	639	1087
G. W.	74	f	17	2,5	12	74	110	671	1180
H. E.	80	f	30	7,5	12	90	103,5	514	531
H. G.	59	m	20	10,5	4,5	24	24	131	124
H. O.	78	m	63	3,5	1,5	73	79,5	1182	1242
K. F.	73	m	12	6	8	–	–	–	–
K. G.	66	m	16	0	5	84	84	142	180
K. I.	70	f	28	2,5	6,5	46	60	–	–
K. K.	82	m	18	2,5	2,5	48	56,5	1199	1413
K. W.	57	m	14	3,5	17	110,5	170	346	413
L. G.	69	m	12	16	16	44	77,5	1373	1794
L. L.	70	f	17	14	7	65,5	67,5	422	476
L. W.	68	m	48	4,5	14	40	34,5	475	945
M. H.	60	m	27	2	18	69	177	520	1237
M. H.	68	m	15	8	4	73,5	73,5	–	–
P. V.	73	f	17	12	5	60	57	326	398
S. E.	78	m	24	2	6,5	105	108	–	–
S. E.	69	m	22	7	8,5	73	81	47	57
S. G.	68	f	13	6	2,5	106,5	134	426	455
S. L.	81	f	19	3	3	74	87,5	620	990
S. R.	62	m	54	0	2	35	24	145	161
T. E.	89	f	12	1	6,5	53	53	100	115
W. E.	71	f	22	4,5	13	–	–	–	–
W. H.	61	m	24	13	13	62	64	229	278
W. H.	65	m	61	3,5	11,5	–	–	–	–
Z. H.	62	m	17	1	1	69,5	53,5	331	593
MW	68,1		23,0	5,4	8,4	71,3	85,9	481,3	685,1
SD	7,9		12,8	4,5	5,5	25,1	40,6	341,2	443,0
n	39		39	39	39	33	33	27	27

GDS = Ganganalyse-Score, NPS = Neuropsychologie-Score, MRT = Magnetresonanztomografie-Score, MW = Mittelwert, SD = Standardabweichung

Aus dem gesamten Patientenkollektiv wurden 300 konsekutive Untersuchungen bei 119 Patienten mit SVE analysiert (mittleres Alter 72 ± 9,5 Jahre, 61 Männer, 58 Frauen). Die Ergebnisse wurden verglichen mit einer Kontrollgruppe bestehend aus 54 Patienten mit vergleichbarer Altersverteilung (64 ± 9,1 Jahre), die klinisch ein unauffälliges Gangbild aufwiesen. Patienten- und Kontrollgruppe wurden einer ausführlichen medizinischen und neurologischen Diagnostik unterzogen und im Detail neuropsychologisch untersucht.

Das Syndrom der diffus-komplexen Gangstörung bei SVE ist gekennzeichnet durch eine variable Gangbasis, Schwierigkeiten der Posturalkontrolle, kleine Schritte, Schlurfen, Zögern bei Wendebewegungen und subjektive Gangunsicherheit. Die charakteristische Gangstörung ist ausführlich beschrieben in Kapitel 6, S. 71 ff.

Mittels einer ausführlichen neuropsychologischen Testbatterie wurden alle Patienten untersucht. Zur besseren Anwendbarkeit der NINDS-Kriterien für die SVE wurde ein neuer Score, Neuropsychologie-Score (NPS) entwickelt, der ausgewählte, gewichtete Teile der ausführlichen Testbatterie enthält (Oster et al. 1995). Damit konnten die Patienten entsprechend dem Schweregrad der neuropsychologischen Veränderungen insbesondere im Langzeitverlauf besser eingestuft werden.

MRT-Untersuchungen wurden in transversaler Schichtführung durchgeführt, um Läsionen zu dokumentieren. Die Filme wurden separat analysiert für lakunäre, periventrikuläre und diffuse „white matter lesions" hinsichtlich Ausmaß und Topografie (Gass et al. 1998).

Von 119 Patienten, die in die Querschnittanalyse eingeschlossen worden waren, konnten 39 Patienten nach einer minimalen Latenz von 12 Monaten nachuntersucht werden (mittlere Latenz: 26 Monate, Spektrum: 12–63 Monate). Tabelle 7.1 zeigt die Ergebnisse der Verlaufsuntersuchungen für CDG-, MRT- und neuropsychologische Untersuchungen. Die statistische Auswertung beinhaltet t-Tests für gepaarte sowie für unabhängige Stichproben. Die Ergebnisse sind dargestellt als Mittelwerte mit Standardabweichungen.

Langzeitverlauf der Gangstörung bei SVE

Der fortschreitende Charakter der Erkrankung zeigte sich in zunehmenden GDS-Werten ($5,4 \pm 4,5$ zum Zeitpunkt T0 gegenüber $8,4 \pm 5,5$ zum Zeitpunkt T1, $p<0,05$) bei einer Gruppe von 39 SVE-Patienten mit diffus-komplexer Gangstörung, die nach einem mittleren Intervall von 26 Monaten (12–60 Monate) nachuntersucht wurden (Abb. 7.1).

In allen Teilbereichen des GDS fand sich im Verlauf eine signifikante Verschlechterung, wobei die ausgeprägtesten Veränderungen hinsichtlich einer Verringerung der Abrollstrecke, einer Zunahme der Bipedalvariabilität und der Bipedalzeit zu beobachten waren (+87%, +79%, +50%, $p<0,01$; Abb. 7.2). Zusätzlich ließ sich dokumentieren, dass der Gangrhythmus zunehmend gestört war: Die Standardabweichungen aller zeitlichen Parameter nahmen signifikant zu (Standardabweichung Standzeit 0,04 s (T0) gegenüber 0,08 s (T1, $p<0,05$), Standardabweichung Monopedalzeit 0,03 s (T0) gegenüber 0,05 s (T1, $p<0,05$) und Standardabweichung Bipedalzeit 0,02 s (T0) gegenüber 0,03 s (T1, $p<0,05$).

In der Längsschnittstudie zeigte sich eine gute Korrelation der Zunahme der Gangstörung sowohl mit der Zunahme der MRT-Veränderungen ($r=0,58$) (Abb. 7.3) als auch der Zunahme der neuropsychologischen Veränderungen ($r=0,60$), während in der Querschnittanalyse zum Zeitpunkt T0 vergleichbare Korrelationen weder für GDS und MRT-Veränderungen ($r=0,16$; Abb. 7.4)

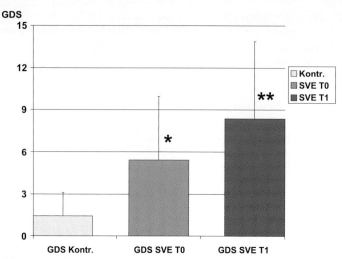

Abb. 7.1. Ergebnisse Längsschnittstudie SVE. *Kontr.* Kontrollgruppe. Im Querschnitt zeigt sich ein signifikant höherer Ausgangs-GDS von SVE-Patienten (GDS SVE T0) gegenüber der Kontrollgruppe (GDS Kontr.). Signifikante Zunahme des GDS im Verlauf (GDS SVE T1). *: $p < 0{,}05$, **: $p < 0{,}01$

noch für GDS und neuropsychologische Veränderungen ($r = 0{,}08$) gezeigt werden konnten.

Zusammenfassend zeigte die dargestellte Untersuchung an Patienten mit SVE eine progrediente Gangstörung, die auf zunehmenden subkortikalen vaskulären Veränderungen beruhen. Die Patienten zeigen Mischbilder aus Gleichgewichtsstörungen, Veränderungen der Lokomotion und der Ganginitiierung. Dabei kann sich ein Gangmuster von einem „cautious gait" zu einem Syndrom der Starthemmung und schließlich zu einem frontalen Dysequilibrium entwickeln (Thompson u. Marsden 1987; Marsden u. Thompson 1996).

Mit der vorliegenden Studie konnte der Wert der CDG in der Untersuchung von diffus-komplexen Gangstörungen im Hinblick auf den Langzeitverlauf der Erkrankung gezeigt werden. Frühere Studien berichteten über den Zusammenhang von CT- und MRT-Veränderungen und Gangstörungen bei alten Menschen (Masdeu et al. 1989; Baloh et al. 1995). Wir konnten zeigen, dass *im Querschnitt* eine positive Korrelation zwischen der kognitiven Beeinträchtigung, der Schwere einer frontalen und subkortikalen vaskulären Enzephalopathie, gemessen mittels MRT, und der Schwere der frontalen Gangstörung, gemessen mit CDG, nicht besteht. Planimetrische Ansätze zur Quantifizierung der in der MRT gemessenen Veränderungen sind daher wenig tauglich zur Graduierung der Schwere der Erkrankung.

Der fortschreitende Charakter der Erkrankung konnte in der Längsschnittanalyse durch die signifikante Zunahme des GDS in einem mittleren Intervall von 26 Monaten gezeigt werden.

Prospektive Längsschnittstudie SVE

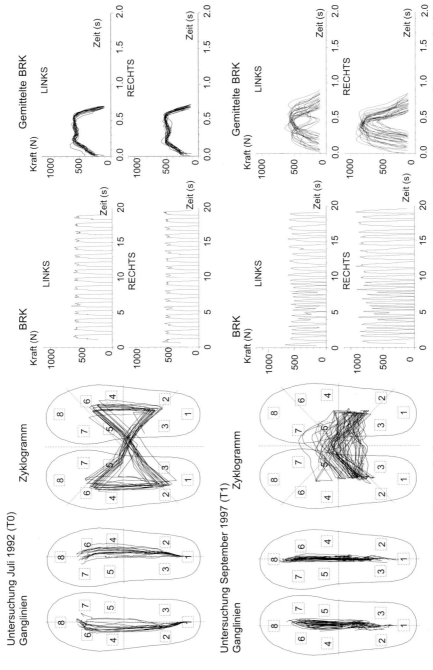

Abb. 7.2. Gangstörung bei SVE im Verlauf: erste Untersuchung eines exemplarischen Patienten 1992 (*oben*) im Stadium einer leichten Gangunsicherheit, ca. 5 Jahre später (*unten*) schwere Störung der Posturalkontrolle und der Lokomotion. BRK = Boden-Reaktions-Kräfte

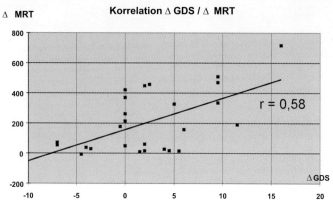

Abb. 7.3. Korrelation von GDS- und MRT-Veränderungen im Verlauf der prospektiven Längsschnittstudie. Es zeigt sich eine gute Korrelation der Veränderungen ($r = 0{,}58$)

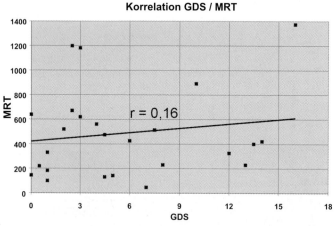

Abb. 7.4. In der Querschnittanalyse zeigt sich eine allenfalls mäßige Korrelation von Schwere der Gangstörung (GDS) im Vergleich zum Ausmaß der MRT-Veränderungen (MRT; $r = 0{,}16$)

Amantadin und Physiotherapie erhöht die Gangsicherheit bei Patienten mit frontaler Gangstörung bei subkortikaler vaskulärer Enzephalopathie (SVE) – doppelblinde randomisierte Placebo-kontrollierte Studie mit quantitativer Ganganalyse

Ziel dieser Studie war, einen möglichen Effekt von Amantadin, einem seit langem klinisch erprobten Antagonisten von Glutamatrezeptoren vom N-Methyl-D-Aspartat(NMDA)-Typ, auf die diffus-komplexe Gangstörung bei der subkortikalen vaskulären Enzephalopathie (SVE) zu untersuchen. Klinisch zeigte sich im Vorfeld der Studie, dass eine kurzfristige intravenöse Behandlung mit Amantadin eine Verbesserung der Gangsicherheit erbringt. Die Studie beleuchtet die Möglichkeiten der CDG als Messinstrument therapeutischer Einflüsse.

40 Patienten mit klinischen Symptomen der SVE und dem neuroradiologischen Bild einer zerebralen Mikroangiopathie in CT oder MRT wurden in die randomisierte doppelblinde Placebo-kontrollierte Studie eingeschlossen. Alle Patienten wurden einer ausführlichen medizinischen und neurologischen Diagnostik unterzogen und im Detail neuropsychologisch untersucht. Ganganalysen wurden am Tag 0 (Studieneinschluß) und am Tag 6 (1 Tag nach Applikation der letzten Dosis der Studienmedikation) durchgeführt. Beide Gruppen wurden täglich physiotherapeutisch behandelt.

MRT-Untersuchungen wurden zum Zeitpunkt des Studieneinschlusses durchgeführt (Gass et al. 1998).

Die statistische Auswertung erfolgte bei Normalverteilung der Daten und gleich verteilten Varianzen in beiden Gruppen mittels T-Tests.

Nach der Behandlung zeigten beide Patientengruppen [Placebo (P) und Amantadin (A)] Verbesserungen. In der Plabebogruppe lag der GDS am Tag 0 bei $10,6 \pm 4,5$, am Tag 6 war er auf $9,4 \pm 5,0$ reduziert, entsprechend einer Verbesserung von 11,3% ($p=0,11$). Die Amantadingruppe zeigte eine Verbesserung des GDS von 25% ($p=0,08$). Der GDS war $9,1 \pm 4,7$ am Tag 0 und $6,8 \pm 4,3$ am Tag 6.

In der Placebogruppe verbesserte sich die Kadenz um 5,9%, $p<0,1$, (A: 5,7%; $p<0,05$, T-Test), die Abrolllänge vergrößerte sich um 4,6%, $p<0,1$ (A: 4,3%, $p<0,1$), die Abrolllänge in der Monopedalphase vergrößerte sich um 5,9%, n.s. (A: 10,8%; $p<0,05$). Die Monopedalvariabilität verringerte sich um 8,5%, n.s. (A: 8,9%, n.s.), die Bipedalvariabilität um 9,7%, n.s. (A: 15,8%, $p<0,05$), während die sich die Bipedalzeit um 13,0%, $p<0,05$ (A:14,2%; $p<0,05$) verringerte.

Wenn man beide Gruppen hinsichtlich der durch die Behandlung ausgelösten Veränderungen vergleicht, erreichen die Unterschiede zwischen den Gruppen keine statistische Signifikanz. Interessanterweise wurden die ausgeprägtesten Effekte (p-Wert 0,08) gesehen bei der Standardabweichung der Standzeiten. Dies ist ein Hinweis auf eine Verbesserung des Gangrhythmus.

Es ist in doppelter Hinsicht interessant den Effekt von Amantadin bei der SVE zu untersuchen. Als eine rasche und akute Form der Amantadinwirkung, wie sie in unserer Studie untersucht wurde, könnte eine Blockade der glutamatergen Neurotransmission in subkortikalen motorischen Schaltkreisen zum einen Symptome einer frontalen Gangstörung wie die Störung der „postural control" als das Hauptproblem der diffus-komplexen Gangstörung bei SVE verbessern. Zweitens könnte ein möglicher neuroprotektiver, eher chronischer Effekt hilfreich sein im Schutz des Gehirns vor NMDA-induziertem Zelltod bei wiederholten zerebralen Ischämien bei der SVE, wo das Fortschreiten der Veränderungen an den kleinen Hirnarterien als Hauptfaktor für die diffuse Degeneration der weißen Substanz angesehen wird.

Wir konnten eine Veränderung mehrerer Parameter hinsichtlich einer Verbesserung der Gangsicherheit sowohl bei den Placebo- als auch bei Amantadin-behandelten Patienten demonstrieren. Dies legt neben einem oben diskutierten Effekt einer direkten Wirkung von Amantadin auf die Gangsicher-

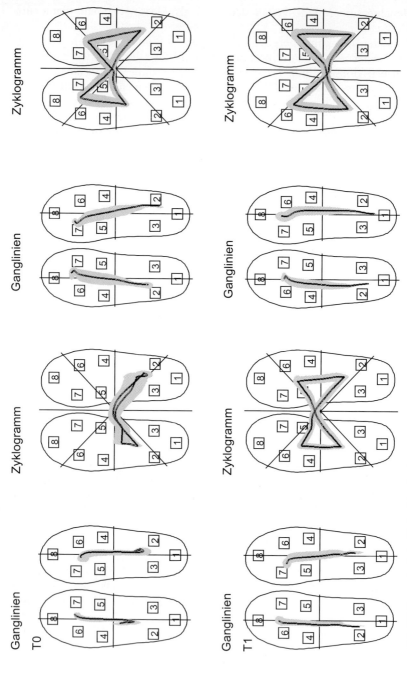

Abb. 7.5. Exemplarische Verlaufsbeobachtung an zwei Patienten der Studie. Ganglinien und Zyklogramme zu den Untersuchungszeitpunkten T0 (*oben*) und T1 (nach 5 Tagen Studienmedikation i.v.). *Links* gutes Therapieergebnis mit deutlich verbesserter Gangsicherheit und signifikanter Reduktion des initial ausgeprägt veränderten GDS, *rechts* nur geringe Verbesserung des GDS bei initial geringeren Störungen

Tabelle 7.2. Rohdaten und GDS-Werte am Tag 0 und am Tag 6

	Placebo (MW)			Amantadin (MW)		
	Tag 0	Tag 6	Änderung	Tag 0	Tag 6	Änderung
Kadenz	85	90	p<0,1	87	92	p<0,05
Länge der Abrollstrecken	0,65	0,68	p<0,1	0,69	0,72	p<0,1
Länge der Monopedalstrecken	0,34	0,36	n.s.	0,37	0,41	p<0,05
Ganglinienvariabilität in der Monopedalphase [%]	5,9	5,4	n.s.	5,6	5,1	n.s.
Ganglinienvariabilität in der Bipedalphase [%]	4,1	3,7	n.s.	3,8	3,2	p<0,05
Bipedalzeit	0,23	0,20	p<0,05	0,21	0,18	p<0,005
GDS gesamt	10,6	9,4	n.s.	9,1	6,8	p<0,1

heit einen gewissen „Placeboeffekt" nahe, ist andererseits jedoch zu Teilen der täglich durchgeführten Physiotherapie zuzuschreiben. Allerdings zeigten sich in der Placebogruppe geringere Verbesserungen, meist nicht statistisch signifikant, während sich in der Amantadingruppe im Behandlungszeitraum die Kadenz, die Abrolllänge in der Monopedalphase, die Ganglinienvariabilität in der Bipedalphase und die Bipedalzeit signifikant verbesserten. Die Tendenz einer zunehmenden Gangsicherheit in der Amantadingruppe im Vergleich zur Placebogruppe ist am ausgeprägtesten für Parameter wie die Standardabweichung der Standzeit, die ein guter Indikator eines regulären Gangrhythmus ist.

Messung des Rehabilitationserfolgs bei Gangstörungen nach Schlaganfällen

In einer Pilotstudie untersuchten wir bei Patienten mit paretischen Gangstörungen nach akuten Schlaganfällen das Ergebnis einer mehrwöchigen Rehabilitationsmaßnahme. Dabei wurde die CDG an der Schnittstelle von der Akutbehandlung zum Rehabilitationszentrum und mit Latenz von 3–15 Monaten nach der Entlassung aus der Rehabilitationsmaßnahme zu Hause eingesetzt. Es sollte dabei das Modell einer prospektiven Längsschnittstudie zur Verlaufsbeurteilung von Gangstörungen nach akutem Schlaganfall geprüft werden.

Im Untersuchungszeitraum wurden 156 Patienten mit Schlaganfällen untersucht, die in unserer Klinik nach akutem Ereignis behandelt und deren Gangstörung einmal (124 Patienten) oder mehrfach (32 Patienten) analysiert wurde.

18 Patienten, die in eine Rehabilitationsklinik zur Behandlung der Schlaganfallresiduen aufgenommen worden waren, wurden in die Pilotstudie eingeschlossen. Die Verlaufsuntersuchungen berücksichtigen einen Zeitraum zwischen 6 und 16 Monaten nach Initialsymptomatik bzw. 3–15 Monaten im Anschluss an die Rehabilitationsmaßnahme und sollten klären helfen, ob der Behandlungserfolg anhält. Dabei wurden die Eingangsuntersuchungen in un-

serer Klinik und die Verlaufsuntersuchungen in der Wohnung der Patienten durchgeführt.

Als Übersicht sind die Daten dieser Pilotstudie in Tabelle 7.3 zusammengefasst.

Bei 18 Patienten, 7 Männern und 11 Frauen, Durchschnittsalter 65,4 Jahre, lag der GDS als Maß für die Schwere der Gangstörung im Verlauf nach Rehabilitationsmaßnahme geringfügig höher als der dem Ausgangswert zum Ende der Akutbehandlung (Mittelwert 9,0 bei Eingangsuntersuchung gegenüber 10,6 bei Kontrolle), d.h. rechnerisch ergibt sich im Mittel in der untersuchten Stichprobe eine geringfügige Gangverschlechterung. Bei 9 Patienten ergab sich eine Verschlechterung, 2 waren unverändert, 7 Patienten waren gebessert. Dabei fällt ins Gewicht, dass von 18 untersuchten Patienten 3 Patienten zum Zeitpunkt der Kontrolluntersuchung nicht mehr gehfähig waren und ihnen damit der maximale GDS zugeschrieben werden musste. Ein entscheidender Einfluss der Variablen Alter oder Schweregrad der vorbestehenden Gangstörung auf den Verlauf der Rehabilitation konnte nicht gefunden werden. Auch ergab sich kein Hinweis darauf, dass ein langer zeitlicher Abstand der Kontrolluntersuchung vom Ende der Rehabilitationsmaßnahme bei Ausschluss neuer Ereignisse einen entscheidenden Faktor für eine eventuelle erneute Gangverschlechterung darstellen könnte. Vielmehr fanden wir neben raschen Gangverschlechterungen langanhaltende Therapieerfolge (Abb. 7.6–7.8).

In der vorgestellten Pilotstudie konnte gezeigt werden, dass sich im Verlauf einer Gangstörung nach akutem Schlaganfall äußerst heterogene und kaum vorhersehbare Verläufe ergeben. Dabei kommt es in der untersuchten Stichprobe etwa gleich häufig zu Verbesserungen wie zu Verschlechterungen. Ein eindeutiger Einfluss der Schwere der vorbestehenden Gangstörung oder des Patientenalters auf den Rehabilitationserfolg konnte nicht gezeigt werden. Ebenso wenig konnte eine Tendenz dahingehend festgestellt werden, dass ei-

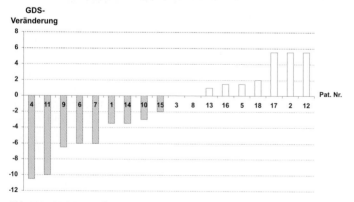

Abb. 7.6. GDS-Veränderung von Zeitpunkt 1 (Entlassung aus der Akutklinik) zu Zeitpunkt 2 (3–15 Monate nach Entlassung aus der Reha-Klinik). 9 Patienten zeigen eine Verschlechterung des GDS, 2 Patienten haben unveränderte GDS-Werte und 7 Patienten zeigen eine Verbesserung des GDS

Messung des Rehabilitationserfolgs bei Gangstörungen nach Schlaganfällen

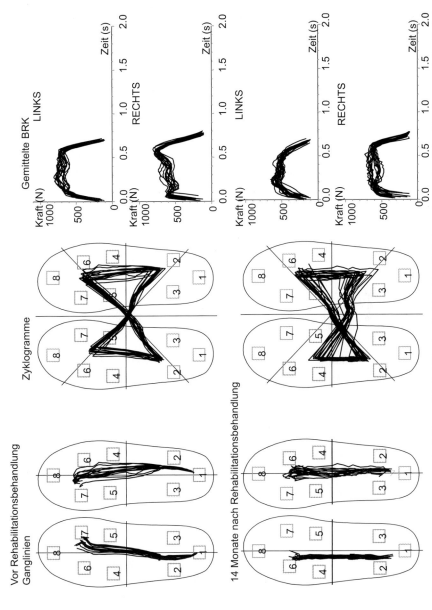

Abb. 7.7. Ungünstiger Verlauf einer Gangstörung nach Schlaganfallrehabilitation bei Mediateilinfarkt rechts und milder Hemiparese links. Dabei kommt es nach Ablauf von etwa 14 Monaten bei der häuslichen Kontrolluntersuchung zu einer Reduktion des Gangtempos und einer verstärkten Gangunsicherheit. Die Abrollstrecke ist links verkürzt, die Abrollbewegung verläuft wesentlich starrer als vor der Rehabilitation

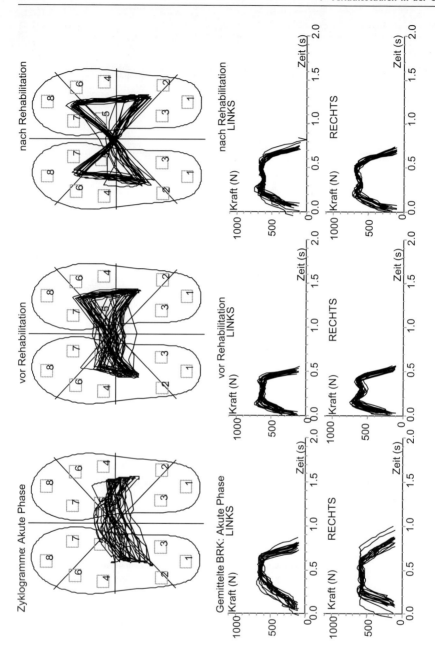

Abb. 7.8. Verlauf einer Gangstörung nach linksseitigem Kleinhirninfarkt mit hemi- und rumpfataktischer Gangstörung. *Oben* die erste Untersuchung in der akuten Phase des Infarkts mit schwerer Rumpfataxie. In der *Mitte* die Darstellung der Gangstörung vor Rehabilitationsmaßnahme

Tabelle 7.3. Patienten und Ergebnisse Reha-Studie

Pat. Nr.	Name	Sex	Alter	Δ Zeit (Mo)	Diagnose	Klinik	GDS 1	GDS 2	GDS Diff.
1	K. A.	w	52	14	Linkshemisphär. Mediateilinfarkt	Leichte Parese rechts	0,5	4	−3,5
2	W. B.	m	69	16	Kleinhirninfarkt links	Hemiataxie links	13,5	8	5,5
3	M. B.	w	76	9	Rechtshemisphär. Mediateilinfarkt	Hemiparese links	11,5	11,5	0
4	M. E.	m	70	15	Linkshemisphär. Mediainfarkt	Milde Parese rechts	3	13,5	−10,5
5	Z. E.	w	61	12	A.-spinalis-ant.-Syndrom	Rechtsbet. Paraparese	15	13,5	1,5
6	G. F.	m	74	6	Mediateilinfarkt rechts	Hemiparese links	12	18[a]	−6
7	F. G.	w	66	14	Mediateilinfarkt rechts	Hemiparese links	5,5	11,5	−6
8	J. K.	m	72	9	Mediateilinfarkt links	Hemiparese rechts	12	12	0
9	K. K.	m	64	14	Mediateilinfarkt rechts	Hemiparese links	2	8,5	−6,5
10	M. K.	w	68	7	Kleinhirninfarkt links	Hemiataxie links	15	18[a]	−3
11	A. M.	m	59	12	Mediainfarkt links	Milde Hemiparese rechts	0,5	10,5	−10
12	A. M.	w	77	10	Kleinhirninfarkt links	Hemiataxie links	18	12,5	5,5
13	J. R.	w	36	12	Mediainfarkt rechts	Hemiparese links	5	4	1
14	E. S.	w	62	7	Mediainfarkt links	Hemiparese rechts	14,5	18[a]	−3,5
15	R. S.	w	47	5	Mediainfarkt rechts	Hemiparese links	3,5	5,5	−2
16	K. S.	w	87	15	Mediateilinfarkt links	Hemiparese rechts	14,5	13	1,5
17	E. Z.	w	55	13	Kleinhirninfarkt links	Wallenbergsyndrom links	13,5	8	5,5
18	P. Z.	m	83	15	Mediainfarkt links	Hemiparese rechts	3	1	2
Mittel			65,4	11,4			9,0	10,6	−1,5

[a] Patient nicht mehr gehfähig; *Pat. Nr.* Patientennummer; Δ *Zeit* Latenz Akutuntersuchung zu Zweituntersuchung nach Rehabilitation; *Score Diff.* Differenz Score1–Score 2.

ne zur Reha-Maßnahme zeitnahe Kontrolluntersuchung bessere Ergebnisse zutage förderte. Notwendig zur eindeutigen Bestätigung dieser Aussage ist eine Untersuchung zum Ende der Frührehabilitationsmaßnahme vor Entlassung des Patienten in die häusliche Umgebung im direkten Vergleich zur Untersuchung in der Wohnung des Patienten einige Monate später. Unabhängig davon gilt u. E., dass ein entscheidender Einfluss der Umwelt, sprich der häuslichen Versorgung nach Beendigung der Rehabilitationsbehandlung besteht. Dies zeigt sich besonders in der Tatsache, dass im Rahmen der Studie 3 Patienten wenige Monate nach Beendigung der Rehabilitation nicht mehr gehfähig waren. Ursächlich schien dabei die mangelhafte häusliche Versorgung, die diese Patienten zur Taten- und Bewegungslosigkeit zwang. Entscheidend ist, dass Patienten mit Gangstörung nach Schlaganfall in angemessener Weise und ausreichendem Maße in der häuslichen Umgebung mobil sein können und erlernte Übungsstrategien auch nach der stationären Rehabilitation beibehalten. Es kann daher nicht genügen, sich mit einer einmaligen mit großem Aufwand durchgeführten Rehabilitationsmaßnahme zufrieden zu geben, sondern es erscheint durchaus sinnvoll, in ausgewählten Fällen entweder eine Form kurz dauernder stationärer Rehabilitationsintervalle oder eines angemessenen häuslichen Reha-Programmes in mehreren Intervallen durchzuführen.

KAPITEL 8

Computerdynografische Erkenntnisse zur Entwicklung des menschlichen Gangs

K. Müller

Jeder gesunde Mensch „lernt" Gehen. Im Vergleich zu anderen motorischen Meilensteinen gilt der freie Gang als ein Entwicklungsschritt mit geringer zeitlicher Variationsbreite (Brandt 1983). Im Alter von 11 Monaten können bereits 20% aller deutschen Kinder drei Schritte ohne Unterstützung laufen, mit 17 Monaten haben bereits 95% der Kinder diesen Entwicklungsschritt vollzogen. Diese motorische Invariante der Entwicklung steht im Gegensatz zu der ausgesprochen großen Variabilität der motorischen Entwicklung in den ersten zwei Lebensjahren (Touwen 1976). An dieser Tatsache lässt sich bereits die Kernfrage der Entwicklungsneurologie festmachen: Was sind die Invarianten der motorischen Reifungsprozesse und sind diese durch Umwelteinflüsse wie z. B. Training beeinflussbar? „Lernen" Kinder laufen oder ist dieser Entwicklungsschritt in einem determinierten Zeitintervall verfügbar? Transkulturelle Studien konnten zeigen, dass auch Kinder, die systematisch an der Ausübung motorischer Aktivität, z. B. durch bestimmte Wickeltechniken oder Wickelbretter, gehindert werden, mit spätestens 18 Monaten frei laufen können (Michaelis 1985).

Ziel der entwicklungsneurologischen Forschung ist es also, mit den heute zur Verfügung stehenden Untersuchungsmethoden Organisationsprinzipien des zentralen Nervensystems (ZNS) und neurale Mechanismen motorischer Funktionen herauszufinden.

McGraw (1940) und Gesell u. Armatruda (1947) vertraten erstmals das behavioristische Konzept, indem sie detailliert motorische Entwicklungsschritte bei Kindern von Geburt an bis in die ersten Lebensjahre hinein dokumentierten und aus dem Entwicklungsstand der Kinder auf die neurobiologische Reife des ZNS schlossen. Auf dieser Basis gibt es bis heute zahlreiche standardisierte Entwicklungstests (vgl. Brandt 1983), die klinisch vor dem Einsatz invasiverer Methoden zur Früherkennung neurologischer Probleme der Kinder dienen. In den letzten 20 Jahren sind zunehmend auch messtechnische Verfahren zur Beschreibung der Reifung bestimmter motorischer Parameter zum Einsatz gekommen, von denen man sich zusätzlich die Früherkennung motorischer Störungen erhoffte. Auch die Ontogenese des Gangs wurde sowohl kinematisch, videotechnisch und mit dem EMG untersucht (Berger et al. 1984; Forssberg 1985; Assaiante et al. 1993). Scrutton (1969) nahm die Idee von Aufdruckkräften unter den Füßen auf und analysierte räumliche Parameter von kindlichen Fußabdrücken in Kreidestaub. Viele dieser qualitativen Ansätze beschreiben biomechanische Selbstverständlichkeiten, und die Frage, wie das ZNS mit den gegebenen biomechanischen Notwendigkeiten (z. B. Schwerkraft) umgeht, ist weiterhin nur aufgrund tierexperimenteller Daten spekulativ zu beantworten. So wird als Auslöser lokomotorischer Aktivität ein spinaler „pattern generator" gefordert, der möglicherweise beim Feten und Neugeborenen noch autonom funktioniert und im Laufe der ersten Lebensjahre zunehmender kortikaler (Tractus corticospinalis) und zerebellärer Kontrolle unterliegt (Forssberg 1992; Grillner 1996; Grillner et al. 1998; Duysens et al. 1998).

Im Folgenden soll kurz auf die deskriptiven Aspekte der Ontogenese des menschlichen Gangs eingegangen werden.

Mit Einführung der Ultraschalldiagnostik sind Anfang der achtziger Jahre systematisch Bewegungsaufzeichnungen an Embryonen und Feten in utero gemacht worden. Die Untersuchungen haben gezeigt, dass bereits im Alter von 7 Wochen Spontanbewegungen produziert werden. Isolierte Beinbewegungen lassen sich ab der 9. Lebenswoche beobachten, ab der 15. Woche ist der Fetus in der Lage mit den Beinen sequentielle lokomotorische Bewegungen mit Kniebeugung auszuführen (de Vries et al. 1984). Die (nicht nur die lokomotorische Aktivität betreffenden) in utero beobachteten Spontanbewegungen finden sich auch bei Früh- und Neugeborenen wieder, sodass eine kontinuierliche Entwicklung vom intrauterinen zum extrauterinen Dasein unter Schwerkrafteinfluss stattfindet.

Die folgenden Entwicklungsschritte sind erstmals von McGraw (1940) differenziert worden: Direkt nach der Geburt lässt sich das sog. „infant stepping" oder der „marche automatique" auslösen, indem man das Neugeborene aufrecht unter den Armen festhält und die Fußsohlen eine Oberfläche berühren lässt: Es wird eine unregelmäßige, sehr ungelenke alternierende Schreitbewegung ausgeführt. Der Oberkörper, die Hüfte und das Knie befinden sich sowohl in der Schwungbein- als auch in der Standbeinphase in Hyperflexion. Zu diesem Zeitpunkt ist das Neugeborene sogar schon in der Lage, für Sekunden das eigene Gewicht zu tragen. Der Bodenkontakt findet entweder mit den Zehen oder der ganzen Fußsohle statt. In späteren neurophysiologischen Untersuchungen konnte gezeigt werden, dass das „infant stepping" synchronisiert ist, d.h. dass sich Hüft-, Knie- und Fußgelenk während eines Gangzyklus meist in Phase bewegen (Forssberg 1985), was, wie oben erwähnt, biomechanisch auch nicht anders möglich ist. Dieser „Neugeborenen-Reflex" (Peiper 1961) lässt sich nur 4–8 Wochen nach der Geburt auslösen. Darauf folgt eine sog. inhibitorische oder statische Phase, in der sich (bis auf wenige Ausnahmen) keine lokomotorische Aktivität beobachten oder auslösen lässt. Im Alter zwischen 6 und 9 Monaten vollführt das Kind dann wieder Laufreaktionen oder sog. Tanzbewegungen mit den Beinen, wenn es in aufrechter Haltung unter den Armen festgehalten wird. Zu diesem Zeitpunkt ist die posturale Kontrolle noch nicht vorhanden, die Kinder übernehmen in dieser Situation aber bereits ihr eigenes Körpergewicht. Um den ersten Geburtstag herum beginnen Kinder ohne Unterstützung zu laufen. Das Gangbild ist aber immer noch unreif, die Füße werden mit der ganzen Sohle aufgesetzt, die Vorwärtsbewegung des Oberkörpers bleibt gegen Ende der Standbeinphase noch aus und die Knie werden bei Bodenkontakt gebeugt, eine entsprechende

Extension erfolgt noch nicht. Der Gang ist breitbasig und abgehackt. EMG-Untersuchungen ergeben wie in den früheren Stadien ein variables Muster (Berger et al. 1984; Forssberg et al. 1985).

Das Gangmuster eines Erwachsenen bildet sich innerhalb der nächsten zwei Lebensjahre heraus. Der Abrollvorgang mit dem Hackenschlag („heel-strike") entwickelt sich allmählich zwischen der 3. und 50. Woche, nachdem die Kinder frei laufen (Burnett u. Johnson 1971 a, b; Sutherland 1980). Der Abstand zwischen den Füßen wird schmaler, Schrittlänge und Geschwindigkeit nehmen mit dem Alter zu, die Bewegungen werden glatter. Die Arme beginnen statt der Hyperflexion zu Laufbeginn mitzupendeln.

Welche dieser Veränderungen können mit der Ganganalyse adäquat erfasst werden? Ist diese Methode eine sinnvolle Ergänzung zur klinischen Beurteilung eines Kindes?

Die folgenden Daten entstammen einer Querschnittstudie, in der wir 54 gesunde Kinder im Alter zwischen einem und fünf Jahren untersuchten (für methodische Details s. Preis et al. 1997). Wir untersuchten sowohl temporale Parameter als auch die altersabhängige Veränderung der Boden-Reaktions-Kräfte unter den Füßen. Die Aufgabe der Kinder bestand darin, 20 Sekunden spontan in normalem Tempo zu gehen. Das Messgerät wurde hinter den Kindern her getragen, da das Gewicht sonst die Gangqualität beeinträchtigt hätte. Von jedem Kind wurden eine oder mehrere Messungen in die Auswertung übernommen. Die in den Abbildungen gezeigten Daten sind die Mittelwerte für die linke und rechte Seite.

Zeitliche Parameter. Abbildung 8.1 zeigt die Zunahme der Ganggeschwindigkeit mit zunehmendem Alter, im Gegensatz dazu bleibt die Schrittfrequenz relativ konstant (Abb. 8.2).

Das bedeutet, dass die zunehmende Ganggeschwindigkeit über die Zunahme der Schrittlänge erfolgt. Die Schrittlänge nimmt notwendigerweise mit wachsenden Körperdimensionen zu, der Trend bleibt aber auch nach Berücksichtigung der Körpergröße deutlich. In Abbildung 8.3 ist die Schrittlänge in Prozent der gesamten Körpergröße dargestellt.

In den ersten drei Lebensjahren nimmt die relative Schrittlänge stark zu, um dann zwischen dem dritten und fünften Lebensjahr relativ konstant zu bleiben. Die Dauer eines Gangzyklus ist ebenfalls recht konstant.

Entsprechend der beobachtbaren Stabilisierung des Gangbilds nimmt der Anteil der Bipedalphase (Doppelbelastungsphase) pro Gangzyklus ab, entsprechend nimmt die Dauer der Monopedalphase (Einzelbelastungsphase) zu (Abb. 8.4).

In Abbildung 8.5 sind exemplarisch Boden-Reaktions-Kräfte über einen Zeitraum von 20 Sekunden für ein 1,6 Jahre altes, ein 3,3 Jahre altes und ein 5,1 Jahre altes Kind aufgezeichnet.

Neben der Darstellung der einzelnen Schritte finden sich die superponierten Kraftwerte sowie die Mittelwerte mit Standardabweichungen (rechte Spalte). Es wird deutlich, dass beim einjährigen Kind der Abrollvorgang noch nicht ausgeprägt ist. Die Verteilung der Boden-Reaktions-Kräfte in der Standbeinphase zeigt nicht den für Erwachsene typischen zweigipfligen Verlauf

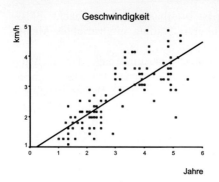

Abb. 8.1. Zunahme der Ganggeschwindigkeit mit zunehmendem Alter

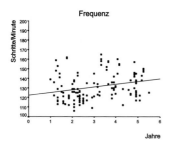

Abb. 8.2. Schrittfrequenz in Abhängigkeit des Alters

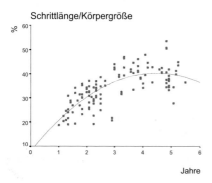

Abb. 8.3. Schrittlänge in Prozent der gesamten Körpergröße in Abhängigkeit des Alters

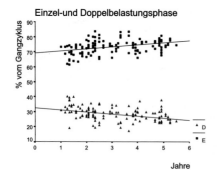

Abb. 8.4. Dauer der Monopedalphase (Einzelbelastungsphase, *E, dunkel*) und der Bipedalphase (Doppelbelastungsphase, *D, hell*) in Abhängigkeit des Alters

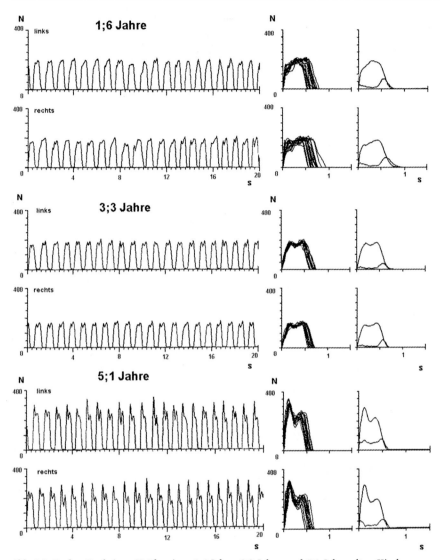

Abb. 8.5. Boden-Reaktions-Kräfte eines 1,6 Jahre, 3,3 Jahre und 5,1 Jahre alten Kindes

mit einem Maximum unter der Ferse („heelstrike", Hackenschlag), einem relativen Minimum unter dem Mittelfuß und wieder einem Kraftanstieg unter dem Vorfuß, der dem sog. „push off" zum Ende der Standbeinphase entspricht. Es findet sich in einzelnen Ableitungen schon ein angedeuteter Hackenschlag, wobei das Kind meist mit der ganzen Sohle auftritt, was auch die Summe der Kräfte widerspiegelt, wobei das Kraftmaximum eher unter dem Vorfuß liegt. Beim dreijährigen Kind zeigt sich schon eine deutlich niedrigere Belastung in der mittleren Standbeinphase, dieser Trend wird noch deutlicher bei dem Fünfjährigen.

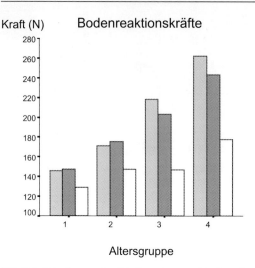

Abb. 8.6. Mittelwerte der Kraftmaxima zu Beginn der Standbeinphase (Hacke, *hellgrau*), in der Mitte der Standbeinphase (Mittelfuß, *dunkelgrau*) und zum Ende der Standbeinphase (Vorfuß, *weiß*) in vier Altersgruppen

In Abbildung 8.6 sind die Mittelwerte der Kraftmaxima unter der Hacke, dem Vorfuß und dem Mittelfuß für die Altersgruppen 1 (13–23 Monate), 2 (24–35 Monate), 3 (36–47 Monate) und 4 (48–63 Monate) dargestellt.

Die Boden-Reaktions-Kräfte nehmen mit zunehmendem Alter zu, dies lässt sich natürlich durch die Gewichtszunahme erklären. Der Hauptbefund ist jedoch, dass die Differenz zwischen Hacke und Mittelfuß auf der einen Seite und Vorfuß und Mittelfuß auf der anderen Seite deutlich zunimmt. Weiter verlagert sich das Kraftmaximum vom Vorfuß bei den Ein- und Zweijährigen auf die Hacke bei den Drei- bis Fünfjährigen. Diese Modulation der Boden-Reaktions-Kräfte entspricht der zunehmenden Ausprägung des Hackenschlags.

Zusammenfassend ist die Computerdynografie ein leicht handhabbares und für die Kinder nicht belastendes Untersuchungsinstrument, mit dem in Zukunft weitere die Ontogenese des Gangs betreffende Fragestellungen beantwortet werden können. Sicher wird diese Form der Ganganalyse Anwendung finden sowohl in der Diagnostik als auch in Therapie von Kindern mit neurologischen Erkrankungen.

KAPITEL 9

Denken und Gehen

O. Janke, J. Netz, V. Hömberg

Gehen und Laufen zählen zu den besonders hoch automatisierten motorischen Fähigkeiten des Menschen. Eigentlich braucht man nicht darüber nachzudenken, „wie" man geht, es geschieht unwillkürlich, automatisch. Dabei handelt es sich um einen hoch komplexen Bewegungsablauf, bei dem eine Vielzahl von Muskeln und Gelenken beteiligt sind. Auch Tiefensensibilität, Orientierung im Raum und andere „Sekundärinformationen" sind essentiell, um diesen motorischen Gewaltakt zu koordinieren. Allerdings scheint unser subjektives Gefühl kaum diese Komplexität nachvollziehen zu können.

Um einen etwas genaueren Blick auf den kognitiven Anspruch werfen zu können, bedient man sich seit einigen Jahren des sog. „Dual-Task-Paradigmas". 1954 zum ersten Mal von Bahrick et al. beschrieben, wurde diese Methode in der kognitiven Psychologie zur Aufdeckung versteckter Lernprozesse und Automatisierungsgrade benutzt. Prinzip dieses Paradigmas ist es zwei Aufgaben gleichzeitig durchzuführen. Die Aufgabe, deren kognitive Belastung man messen möchte, bezeichnet man als die „primary task". Die Zweitaufgabe, oder auch „secondary task" genannt, dient als Maß dazu. Da angenommen wird, dass das menschliche Gehirn nur über begrenzte Verarbeitungsressourcen verfügt, muss eine Mehr- bzw. Überbelastung zu Performanceeinbußen führen. Diese würden sich somit in einer Verschlechterung des Ergebnisses der Zweitaufgabe niederschlagen, so die prinzipielle Annahme.

Seit langem ist das Dual-Task-Prinzip Domäne der kognitiven Psychologie. Langsam scheinen sich andere, praxisnähere Anwendungen dieses Paradigmas durchzusetzen. Bei der vorhanden Literatur handelt es sich zum einen um experimentelle Daten, die mit Patienten erhoben wurden, die an verschiedensten Erkrankungen litten. All diese Erkrankungen, so wurde postuliert, reduzieren die kognitiven Resourcen insoweit, dass Dual-Task-Performance überproportional degradiert würde. Die zweite Gruppe Literatur zu diesem Thema beschäftigt sich mit gesunden Probanden, mit denen das Gehen unter verschiedenen Dual-Task-Variationen untersucht wurde.

Eine häufige Beobachtung ist, dass oftmals ältere Menschen beim Gehen innehalten, wenn sie sich mit anderen Menschen unterhalten. Dabei benötigt die gleichzeitige Ausführung dieser beiden Tätigkeiten, so die Annahme, ein höheres Maß an kognitiver Interferenz als bei jungen Menschen. In einer Studie aus Schweden (Lundin-Olsson et al. 1997) wurde diese Beobachtung als Marker für Stürze bei älteren Menschen gewertet. Man untersuchte 58 Personen mit einem Durchschnittsalter von 80,1 Jahren. Man fand heraus, dass die Personen, die das Gehen beenden mussten, wenn sie sprachen, einen signifikant unsichereren Gang hatten. Somit wurde angenommen, dass die Beobachtung „stops walking when talking" als Marker für häufige Stürze bei älteren Menschen zu sehen ist. Eine einfache und billige Methode.

„Talking while walking" ist auch das Prinzip einer weiteren Studie (Camicioli et al. 1997). Die Autoren versuchten dabei, die Beobachtung, dass gerade ältere Menschen und Patienten mit einer Alzheimer Demenz häufiger stürzen, mit dem Dual-Task-Prinzip wissenschaftlich zu untersuchen. Auch sie schreiben diesem Paradigma eine klinische Relevanz, im Sinne einer Vorhersagemöglichkeit bezüglich des Sturzrisikos dieser Patientengruppen zu. Das Ergebnis ihrer Untersuchungen war, dass sich gerade die Ganggeschwindigkeit bei Patienten mit einer Alzheimer Demenz gegenüber älteren Patienten signifikant verringerte. Tendenziell verringerte sich auch die Ganggeschwindigkeit bei der Gruppe der älteren Menschen. Auch konnte gezeigt werden, dass es sich um einen zuverlässigen („test-retest") Dual-Task-Effekt handelt. Insofern wäre das Dual-Task-Paradigma ein einfaches und effektives Instrument zur Risikoabschätzung von Stürzen bei den genannten Patientengruppen.

Ebersbach et al. (1995) konnten in ihrer Studie zeigen, dass erhöhter kognitiver Anspruch durch das Dual-Task-Paradigma Versuchspersonen zwang, ihre „Gehstrategie" zu modifizieren, um ihre Balance aufrecht zu erhalten. Auch hier konnte beobachtet werden, dass das gleichzeitige Ausführen einer Zweitaufgabe („digit-span" und knöpfen) zu einem Performanceverlust führt. Es zeigte sich, dass sich bei genauerer Analyse der Gangparameter die Zeit für die Bipedalphase des Gangzyklus in der Dual-task-Situation erhöhte. Die Autoren sahen dies als Zeichen dafür an, dass gerade die Balance am empfindlichsten auf kognitive Ablenkung reagiert. Unter der Bedingung „fast finger tapping" ergab sich interessanterweise eine verringerte Schrittzeit, als Hinweis für strukturelle Interferenz der beiden Aufgaben „Gehen" und „finger tapping".

Lajoie et al. (1993) verglichen den kognitiven Anspruch statischer und dynamischer Prozesse mit einer Dual-Task-Aufgabe bei 6 gesunden Probanden. Sowohl Sitzen, Gehen als auch Stehen verbrauchen, obwohl hochautomatisiert, kognitive Ressourcen in einem Reaktionszeitparadigma. Je komplexer die motorische Äußerung wurde (Sitzen < Stehen < Gehen), desto schlechter wurde die Zweitaufgabe. So konnte gezeigt werden, dass Sitzen die wenigsten Ressourcen verbraucht, Gehen die meisten. In der Bedingung „Gehen" wurde nochmals unterschieden zwischen der Monopedalphase, welche die meiste kognitive Zuwendung verbrauchte, und der Bipedalphase, die etwas weniger Anspruch beinhaltete. Somit zeigte sich ebenso, dass diejenige Bewegungsphase, welche die höchste Anforderung an die Balance sowie an Regulation von sensorischem Input und supraspinaler Kontrolle stellt (entspricht der Monopedalphase), auch die höchste kognitive Anforderung beinhaltet.

Eine spezielle Anwendung des Dual-Task-Prinzips in der Rehabilitation kommt von Wright u. Kemp (1992). Sie versuchten den kognitiven Anspruch verschiedener Gehhilfen durch das Dual-Task-Prinzip sichtbar zu machen. Dazu benutzten sie als Zweitaufgabe die Bestimmung von Reaktionszeiten.

Ein auditorisches Signal mussten die (gesunden) Probanden durch eine Lautäußerung in ein Kehlkopfmikrofon beantworten. Die „primary task" war das Gehen mit der entsprechenden Gehhilfe. Es konnte festgestellt werden, dass einerseits die Reaktionszeiten auch beim Gehen, ohne Benutzung einer Gehhilfe verlängert waren, zum anderen, dass sich die verschiedenen Gehhilfen in ihrem kognitiven Anspruch unterschieden.

Die bereits angesprochene Tatsache, dass das Gehen, so hoch automatisiert es auch sein mag, trotzdem kognitive Ressourcen verbraucht, haben wir auch in 3 Studien in unserer Klinik nachweisen können.

In einem ersten Experiment haben wir gesunde Probanden insgesamt 4 verschiedene Gangvariationen als „primary task" durchführen lassen:
1. langsames Gehen,
2. normales Gehen,
3. schnelles Gehen,
4. Joggen.

Als Zweitaufgabe wurde der PASAT („Paced Auditory Serial Addition Task") hinzugenommen, bei dem die Probanden immer die zwei letzten Zahlen einer vom Tonband vorgesprochenen Zahlenreihe addieren und das Ergebnis dem Versuchsleiter mitteilen mussten. Zusammengefasst zeigte sich, dass sich die einzelnen Gangvariationen in ihrem PASAT-Ergebnis nicht signifikant unterschieden. Es konnte aber gezeigt werden, dass im Vergleich zwischen „PASAT in Ruhe" und „PASAT und Mittel aller motorischen Aufgaben" mit 0,95 Fehlerpunkten bzw. 1,86 Fehlerpunkten der größte Unterschied besteht (Abb. 9.1).

In einer zweiten Studie haben wir 2 Dual-Task-Bedingungen (Gehen über einen 20 m langen Korridor mit normaler Geschwindigkeit und PASAT sowie auf einer Linie gehen und PASAT sowie die beiden „Gehen-Bedingungen" als „single task") bei gesunden Probanden und Patienten mit einer Hemiparese durchgeführt. Objektiviert wurde das Gangbild durch die CDG. Es konnte gezeigt werden, dass Patienten mit einer Hemiparese eine gegenüber der Kontrollgruppe signifikant reduzierte Gehstrecke und Ganggeschwindigkeit aufwiesen. Weiterhin zeigte sich, dass die Dual-Task-Situation sowohl bei gesunden Probanden als auch bei Patienten eine Verschlechterung der Gangparameter zur Folge hatte. Patienten wiesen allerdings eine gleichartige Verschlechterung in der Bedingung „auf einer Linie gehen" auf, wie unter der

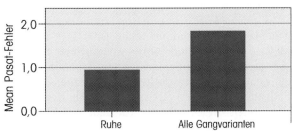

Abb. 9.1. PASAT-Fehlerpunkte

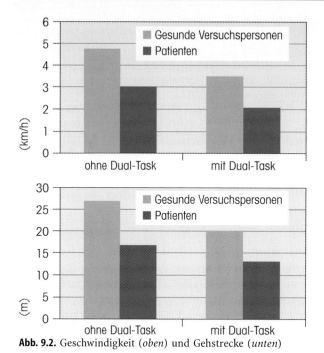
Abb. 9.2. Geschwindigkeit (*oben*) und Gehstrecke (*unten*)

Bedingung „freies Gehen und PASAT". Dies zeigt, dass Patienten selbst auf kleinste kognitive Anforderungen sehr empfindlich reagieren (Abb. 9.2).

In einer weiteren Studie haben wir Patienten unserer Klinik eine Dual-Task-Aufgabe ausführen lassen um zu zeigen, dass eine (krankengymnastische) Therapie eine Verringerung des kognitiven Anspruchs einer neu zu erlernenden motorischen Aufgabe erbringt. Voraussetzung war, dass die Patienten eine Gangstörung besaßen. Grunderkrankung war entweder ein Schlaganfall oder ein Schädel-Hirn-Trauma. Die „primary task" war somit das Gehen selbst, die Zweitaufgabe die Bestimmung von Reaktionszeiten, wobei die Probanden auf ein akustisches Signal den Knopf eines Messgerätes zu drücken hatten. Dies wurde sowohl vor als auch nach einer vierwöchigen Therapie durchgeführt. Ergebnis war, dass sich nach der vierwöchigen Therapie die Reaktionszeiten im Vergleich zum Status vor der Therapie reduzierten, was zeigt, dass durch eine übende Behandlung eine erhöhte Automatisierung erreicht werden konnte.

In einer Fortführung dieser Studie des NTC Düsseldorf konnten wir zeigen, dass eine Therapie unter Dual-Task-Bedingungen zu einem erhöhten Maß an Automatizität führt. Anlass dieser Studie war die Beobachtung, dass sich in der krankengymnastischen Behandlung neurologischer Erkrankungen ein neues Bewegungsmuster zwar erlernen lässt, dieses jedoch im Alltag der Patienten oft wieder verlassen wird. Als Ursache wird vermutet, dass Alltagssituationen oft eine Dual-Task-Bedingung darstellen, da häufig gleichzeitig mehrere kognitive bzw. motorische Operationen vom Patienten bewältigt

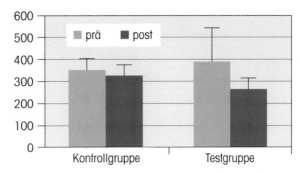

Abb. 9.3. Mittelwerte und Standardabweichungen der Reaktionszeiten vor und nach Therapie

werden müssen und Bewegungsmuster dann zusammenbrechen, wenn sie nur unter vermehrter kognitiver Zuwendung durchführbar sind. Die vorliegende Studie prüft anhand von Gangstörungen, ob im Vergleich zu den üblichen Verfahren ein Lernen unter Dual-Task-Bedingungen zu einem höheren Grad der Automatisierung führt. Dazu wurde die krankengymnastische Behandlung in zwei verschiedenen Formen durchgeführt. Gruppe 1 (Kontrollgruppe) erhielt eine Standardtherapie, Gruppe 2 (Testgruppe) löste gleichzeitig zur Therapie eine Wortzählaufgabe, bei der die Patienten über Kopfhörer eine Reihe von „Nonsensworten" zugespielt bekamen und gelegentlich darin eingestreute, sinnvolle Worte zu zählen und die Anzahl dem Therapeuten mitzuteilen hatten. Der Grad der Automatisierung der in der Krankengymnastik neu erworbenen Bewegungsmuster wurde später mit einer anderen Dual-Task-Aufgabe überprüft: durch Bestimmung der Reaktionszeiten gleichzeitig zur jeweils durchgeführten Gangprobe, vor und nach Therapie. Bei beiden Therapiegruppen war eine Verbesserung der Reaktionszeiten festzustellen: Bei der Kontrollgruppe zeigte sich eine Verbesserung um 28 ms, während die Testgruppe eine um 117 ms kürzere Reaktionszeit aufwies. Das Gangmuster, gemessen an Schrittdauer und geblindetem Scoring der Bewegungsphasen, verbesserte sich in beiden Gruppen, in manchen Scores in der Testgruppe ausgeprägter in der Kontrollgruppe. Die Ergebnisse weisen darauf hin, dass sich unter Dual-Task-Bedingungen ein höherer Grad der Automatisierung in der Therapie erreichen lässt (Abb. 9.3).

KAPITEL 10

Gang nach Schlaganfall – Beispiele zur Anwendung der CDG in der Rehabilitation

W. Nickels, H. Hefter, V. Hömberg

Im Folgenden wird auf die Veränderungen des Gangs bei Läsionen des oberen motorischen Neurons eingegangen. Wohl wissend, dass das Gehen nach einem Schlaganfall durch „mehr als nur Unterschenkelmuskeln" verändert wird, geben die nachfolgenden Abbildungen den Einfluss der auf das Sprunggelenk einwirkenden und somit die Stellung des Fußes beeinflussenden Muskeln wieder. Mit anderen Worten werden ganz charakteristische Merkmale des hemispastischen Gangs durch Beeinflussung dieser Muskeln hervorgerufen.

Charakteristisch im Sinne der klinischen Beobachtung ist die Spitzfußstellung (Dorsalflexion) mit häufig auch gleichzeitig auftretender Innenrotation (Supination). Dies ist die typische Stellung, wie sie auch im Wernicke-Mann-Gang ihren Ausdruck findet. Die an dieser Fußstellung schwerpunktmäßig beteiligten Muskeln sind für die Dorsalflexion die Mm. soleus und gastrocnemius und für die Inversion in erster Linie der M. tibialis posterior, aber auch der M. tibialis anterior.

Diese besondere Stellung des Fußes führt zu dem bekannten kompensatorisch eingesetzten Beckenschiefstand mit Anheben des Beckens auf der paretischen Seite, um damit die indirekte „Beinverlängerung" auszugleichen. Des weiteren wird dann zur Einleitung des eigentlichen Schritts das Bein nach außen zirkumduziert und somit eine sehr unphysiologische Schwungphase des Beins ausgeführt, bevor dann der Fuß wieder in der typischen Weise Bodenkontakt in der Standphase bekommt.

Der spastische Spitzfuß weist somit keinerlei physiologisches Abrollverhalten auf, durch das der Gang eines Gesunden charakterisiert ist.

Zur Darstellung der physiologischen Abrollbewegung mittels CDG vgl. Abb. 5.2 (S. 37). Erkennbar ist dabei ein von beiden Füßen relativ symmetrisch ausgeführtes Abrollen, das aus einer starren Fersenposition startet und über den Mittelfuß mit zunehmender Variabilität der Bewegung in der Querachse (Inversion/Eversion) des Sprunggelenkes bis zum mittleren Vorfuß verläuft.

Im Vergleich dazu zeigt Abb. 10.1 den gleichen Vorgang bei einem Patienten mit einem hemispastischen Gang nach einem rechtshemisphärischen ischämischen Insult. Die charakteristischen Merkmale sind in den Ganglinien des linken Fußes erkennbar. Man sieht, dass die Belastung des linken Fußes überwiegend auf dem äußeren Fußrand stattfindet. Die Belastungsphase des Fußes beginnt im Bereich des hinteren Vorfußes und wird lediglich bis zum

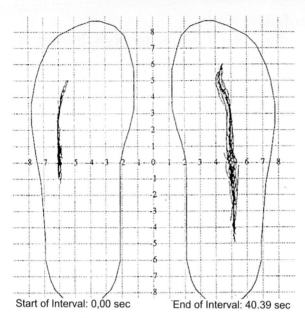

Start of Interval: 0,00 sec   End of Interval: 40.39 sec

Abb. 10.1. Ganglinien bei Patient mit hemispastischem Gang nach rechtshemisphärischem ischämischem Insult

mittleren Vorfuß weitergeführt. Weder ein Fersenkontakt noch eine Bewegung in der Querachse (Inversion/Eversion) des linken Fußes finden statt. Dies ist das typische Belastungsmuster eines spastischen Spitzfußes mit Supination vor einer therapeutischen Maßnahme.

Abbildung 10.2 zeigt ein etwas anderes Abrollverhalten. Auch hier liegt als Ursache ein rechtshemisphärisches Ereignis zugrunde. Wie man ebenfalls deutlich erkennen kann, liegt beim linken Fuß keinerlei Fersenkontakt vor. Die Belastung des Fußes reicht vom Mittelfuß bis zum mittleren Vorfuß. Anders als in Abb. 10.1 ist jedoch hier durchaus eine Beweglichkeit in der Querachse (Inversion/Eversion) des Sprunggelenks zu erkennen. Dies lässt auf eine weniger ausgeprägte Inversionsstellung in geringer Fixierung schließen.

In Abb. 10.3 ist ein weiteres Beispiel für einen hemiparetischen Gang zu sehen. Nach einem linkshemisphärischen Mediainsult entwickelte sich ein Belastungsverhalten des betroffenen Fußes, das durch eine sehr starre Fixierung in Dorsalflexion (Spitzfuß) mit doch guter Beweglichkeit in der Querachse (Inversion/Eversion) des Sprunggelenks gekennzeichnet ist. Das Maximum der Belastung ist auf dem mittleren Vorfuß verteilt, ein Fersenkontakt findet nicht statt.

Beim Vergleich der *numerischen Parameter* weisen Gehgeschwindigkeit, Dauer eines Gangzyklus und Schrittsymmetrie deutliche Unterschiede im Vergleich zu Normalpersonen auf (Tabelle 10.1). Bei reduzierter Ganggeschwindigkeit sind die Gangzyklen deutlich verlängert und die Schrittsymmetrie ist empfindlich gestört: Die Statistik zeigt, dass die Mittelwerte trotz

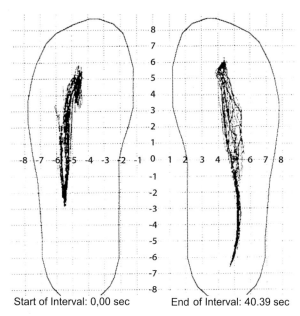

Start of Interval: 0,00 sec   End of Interval: 40.39 sec

Abb. 10.2. Ganglinien bei Zustand nach rechtshemisphärischem A.-cerebri-media-Insult

Tabelle 10.1. Vergleich numerischer Parameter zwischen Normalpersonen und hemiparetischen Patienten

	Normalpersonen NP [n = 12]	Hemiparetische Patienten HP [n = 25]
Gehgeschwindigkeit [m/min]	80,5±13,03	41,44±19,46
Dauer eines Gangzyklus [s]	1,08±0,11	1,62±0,62
Schrittsymmetrie	1,02±0,02	1,36±0,36

der teilweise großen Standardabweichungen hochsignifikant verschieden sind ($p<0,001$ für alle Parameter). Auch die *Dauer der einzelnen Standbeinphasen* zeigt erhebliche Unterschiede zwischen Normalpersonen und hemiparetischen Patienten (Abb. 10.4).

Die Monopedalphase auf der *nichtparetischen Seite* ist gegenüber Normalpersonen signifikant verlängert ($p=0,001$), nicht jedoch die Monopedalphase auf der paretischen Seite. Die Bipedalphasen sind auf beiden Seiten verlängert, stärker während der Vorbereitung der Schwungbeinphase des gesunden Beins ($p=0,001$) als während der Vorbereitung der Schwungbeinphase des paretischen Beins ($p<0,005$).

All die gezeigten Beispiele sind ohne therapeutische Intervention zu verstehen. Nun stellt sich die Frage, wie sich das Belastungs- bzw. das Abrollverhalten z.B. durch physiotherapeutische Intervention verändert.

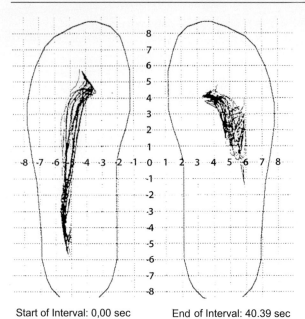

Start of Interval: 0,00 sec   End of Interval: 40.39 sec

Abb. 10.3. Ganglinien bei Zustand nach linkshemisphärischem A.-cerebri-media-Infarkt

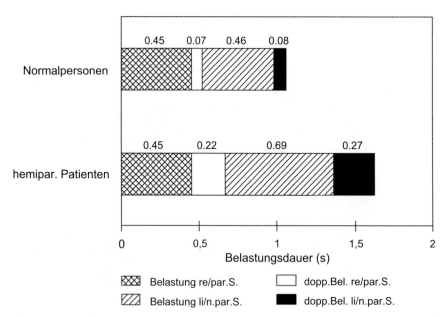

Abb. 10.4. Dauer der einzelnen Standbeinphasen bei Normalpersonen und hemiparetischen Patienten

Vor dem Hintergrund einer antispastischen medikamentösen Behandlung mit zusätzlicher intensiver Physiotherapie lassen sich messbare Veränderungen erzielen. Spezifische tonusreduzierende physiotherapeutische Maßnahmen zielen in der Behandlung des hemispastischen Patienten in erster Linie darauf ab, auf die pathologische Fußstellung (Dorsalflexion/Inversion) einzuwirken, um dadurch maßgeblich den Gang zu beeinflussen. Eine heute vielfach eingesetzte medikamentöse Intervention ist die Injektion von Botulinustoxin A in die an der Spastik besonders beteiligte Muskulatur. Beide Therapieformen gemeinsam eingesetzt stellen heute einen Eckpfeiler in der Behandlung der Spastik dar.

Wie wirkt sich aber nun eine effektive antispastische Behandlung auf die Belastung und das Abrollverhalten des betroffenen Beins/Fußes aus?

In Abb. 10.5 ist am Beispiel eines Patienten mit einer rechtshemisphärischen Läsion der Verlauf der Ganglinien mit zunehmender Therapiedauer aufgezeigt. Bild 1 der Abbildung zeigt den Zustand nach 4-wöchiger Behandlungsdauer. Bild 2 wurde nach 8-wöchiger Behandlungszeit, Bild 3 nach 12-wöchiger, Bild 4 nach 24- und Bild 5 nach 36-wöchiger Behandlungszeit aufgenommen. Der betroffene linke Fuß zeigt ein sehr starres Belastungsmuster mit wenig Beweglichkeit in der Querachse (Inversion/Eversion) und zunächst auch nur wenig Fersenkontakt, der aber im Laufe der Behandlung zunimmt. Ein Einfluss auf die Inversions-/Eversionsebene konnte kaum genommen werden.

Das zweite Beispiel (Abb. 10.6) zeigt den Verlauf der Behandlung bei einem Patienten mit einer linkshemisphärischen Läsion. Die dargestellten Bilder entsprechen den Untersuchungszeiträumen im vorgenannten Beispiel. Am jetzt betroffenen rechten Fuß sieht man zunächst eine relative Spitzfußbildung mit guter Beweglichkeit in der Querachse des Sprunggelenks. Ein Fersenkontakt kommt nicht zustande. Im Verlauf wird aber erkennbar, dass die Belastungs- oder Abrollfläche zwar zunimmt, was sich durch den zunehmenden Fersenkontakt darstellt, was aber zugleich mit einer geringeren Beweglichkeit in der Querachse einher geht. Das heißt, dass die Dorsalflexion zwar abgenommen, die Inversionsstellung und die starre Fixierung in derselben aber eher zugenommen hat.

Ein weiteres Beispiel (Abb. 10.7) lässt erkennen, dass durch die Behandlung in erster Linie zunächst ein Einfluss auf die Inversion bzw. Eversion genommen werden konnte. Bild 3 (12 Wochen Behandlung) zeigt zwar keinerlei Bodenkontakt der Ferse, aber die Belastungsfläche in der Querachse des Sprunggelenks hat deutlich zugenommen. Im weiteren Verlauf geht dies aber teilweise auf Kosten eines etwas deutlicheren Fersenkontakts wieder verloren.

Aus der Ganganalyse mittels Computerdynografie lassen sich aber noch andere, für das Gehen des Hemispastikers wichtige Komponenten ablesen.

Es hat sich gezeigt, dass neben den monopedalen Ganglinien das CDG-Zyklogramm ganz entscheidende Parameter zur Verlaufsbeurteilung des Gangs enthält. Ein Zyklogramm einer Normalperson ist in Abb. 5.3 (S. 38) dargestellt.

122 10 Gang nach Schlaganfall – Beispiele zur Anwendung der CDG in der Rehabilitation

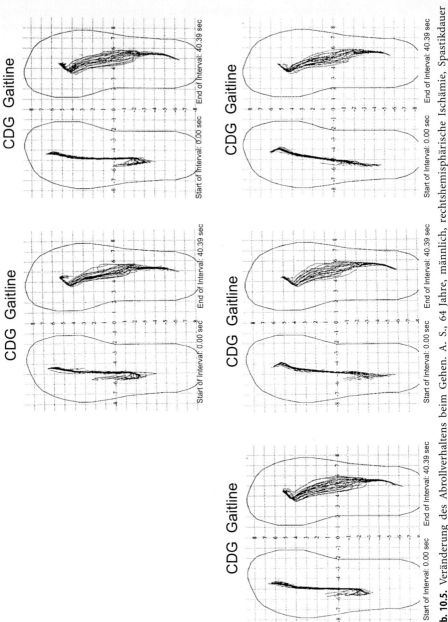

Abb. 10.5. Veränderung des Abrollverhaltens beim Gehen. A. S., 64 Jahre, männlich, rechtshemisphärische Ischämie, Spastikdauer 148 Monate

Gang nach Schlaganfall – Beispiele zur Anwendung der CDG in der Rehabilitation

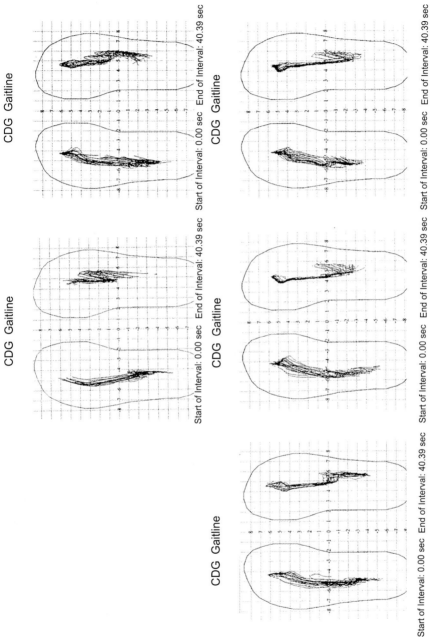

Abb. 10.6. Veränderung des Abrollverhaltens beim Gehen. A. S., 49 Jahre, männlich, linkshemisphärische Ischämie, Spastikdauer 16 Monate

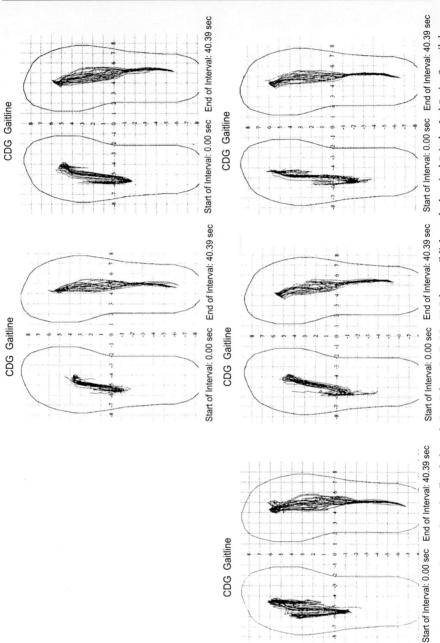

Abb. 10.7. Veränderung des Abrollverhaltens beim Gehen. D.-E. M., 55 Jahre, weiblich, rechtshemisphärische Ischämie, Spastikdauer 52 Monate

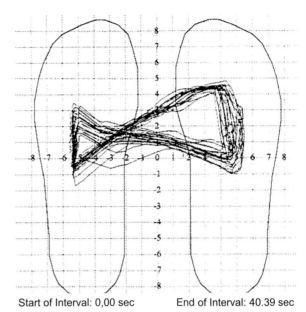

Start of Interval: 0,00 sec   End of Interval: 40.39 sec

Abb. 10.8. Zyklogramm bei Hemispastik links nach rechtshemisphärischer Läsion

Wichtig ist zu wissen, dass bei einem gesunden Menschen mit einem symmetrischen Gang der Schnittpunkt der Diagonalen des Zyklogramms genau in der Mitte zwischen den beiden Füßen liegt. Mit anderen Worten drückt dieser Punkt die Symmetrie des Ganges aus.

Wie sieht diese Symmetrie nun bei einem hemispastischen Gang aus? Die Abb. 10.8 und 10.9 sind Beispiele für eine Verschiebung des Symmetriepunkts jeweils zur betroffenen Seite hin, wie sie für eine Hemispastik typisch ist. Gleichermaßen ist zu sehen, dass die Verteilung der Kraft völlig asymmetrisch abläuft. Auf dem betroffenen Bein wird nur sehr wenig Kraft entfaltet, bzw. Last aufgebracht, was durch die jeweils sehr kurze Belastungszeit des betroffenen Beins erklärt werden kann.

Geht man nun davon aus, dass ein zentrischer (zwischen den Füßen liegender) Symmetriepunkt als optimal im Sinne der Gangphysiologie angesehen werden kann, so sollte das Ziel der Behandlung eines gestörten Gangs darin liegen, die Asymmetrie auszugleichen. Die Frage ist, ob dieses Ziel durch z. B. physiotherapeutische Maßnahmen erreicht werden kann.

In Abb. 10.10 ist die Veränderung des Symmetriepunkts unter einer intensiven physiotherapeutischen Intervention dargestellt. Die Untersuchungszeitpunkte der einzelnen Bilder entsprechen denen aus dem vorher schon dargestellten.

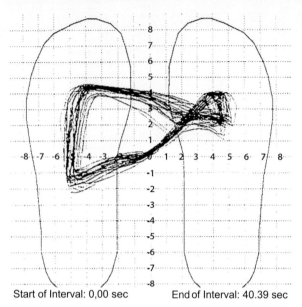

Start of Interval: 0,00 sec   End of Interval: 40.39 sec

Abb. 10.9. Hemispastik rechts nach linkshemisphärischer Läsion

Am Beispiel eines Patienten mit einer rechtshemisphärischen Ischämie, die nur zu einer mäßigen Beeinträchtigung des Gangs führte, ist die Entwicklung des Symmetriepunkts zu sehen. Mit zunehmender Therapiezeit „wandert" der Schnittpunkt der Linien mehr und mehr zur Mitte hin, was gleichermaßen einem physiologischeren Gang entspricht.

Noch ein weiteres Beispiel für die Veränderung des Symmetriepunkts unter physiotherapeutischer Intervention ist in Abb. 10.11 zu sehen. Dargestellt ist das CDG-Zyklogramm eines Patienten mit einer schweren linkshemisphärischen Läsion, die zu einer sehr schweren Beeinträchtigung des Ganges führte.

Gang nach Schlaganfall – Beispiele zur Anwendung der CDG in der Rehabilitation

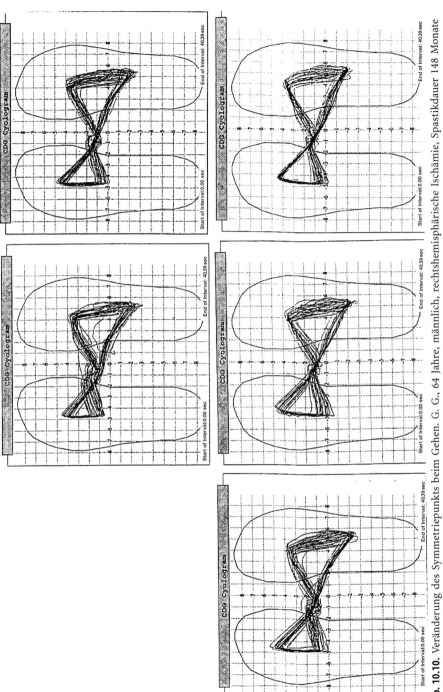

Abb. 10.10. Veränderung des Symmetriepunkts beim Gehen. G. G., 64 Jahre, männlich, rechtshemisphärische Ischämie, Spastikdauer 148 Monate

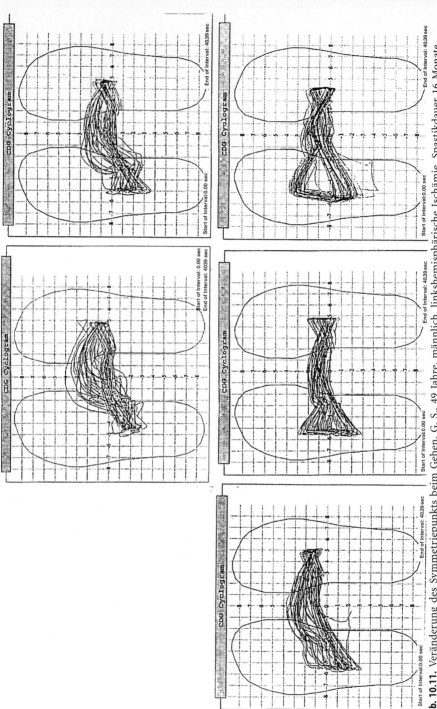

Abb. 10.11. Veränderung des Symmetriepunkts beim Gehen. G. S., 49 Jahre, männlich, linkshemisphärische Ischämie, Spastikdauer 16 Monate

Im Bild 1 ist keinerlei Symmetrie zu erkennen. Der Patient benutzt sein paretisches Bein anfangs lediglich als nur kurzzeitig zu belastende „Stütze", um dann möglichst schnell wieder auf das gesunde Bein zu kommen, das ihm die nötige Sicherheit bietet. Im Verlauf der Behandlung ist aber sehr schön zu erkennen, dass sich, wenn auch nur langsam, eine Symmetrie einstellt. Diese geht zwar noch mit einer sehr ungleichen Verteilung der Kraft auf den Beinen einher, lässt sich aber unzweifelhaft an der Entwicklung eines Symmetriepunkts erkennen (Bild 5).

Die objektiv messbare Entwicklung dieses Symmetriepunkts ist signifikant an die subjektive Verbesserung ihres Gangs geknüpft.

KAPITEL 11

Gangstörungen und Stürze bei älteren Menschen

Es sind durchaus nicht nur ältere Menschen, die Störungen des Gleichgewichts und des Gangs haben, sie stellen jedoch die größte Gruppe von Patienten dar, bei denen Stürze vorkommen und ein klinisches Problem bedeuten. Stürze werden mittlerweile als ein wichtiges gesundheitliches Problem bei älteren Menschen erkannt, weil die Folgen dieser Stürze erhebliches Leiden nach sich ziehen und nicht zuletzt, weil das Gesundheitswesen mit den ökonomischen Konsequenzen umgehen muss. Verletzungen, die sich Patienten durch Stürze zuziehen, sind in jedem Alter eine wichtige Todesursache, besonders jedoch bei Älteren. In der Tat wird die Häufigkeit von Stürzen mit Todesfolge wohl unterschätzt wegen ungenauer Angaben zur Todesursache, insbesondere bei alten Menschen (Fife u. Rappaport 1987). Nationale statistische Erhebungen zu Todesursachen zeigen, dass ungefähr 70–75% der Todesfälle nach Stürzen in Großbritannien und in Nordamerika bei den über 65-Jährigen verzeichnet werden (Eddy 1973; Waller 1974). Etwa 0,15% pro Jahr der über 65-Jährigen sterben als Folge von Unfällen mit Stürzen (Lucht 1971; Lawton 1965). Dabei versterben die meisten Patienten an den Folgen von Brüchen des Oberschenkelhalses (Eddy 1973). Die Sterberate nach Schenkelhalsfrakturen kann bis zu 20% während des Krankenhausaufenthalts betragen (Greatorex 1988) und bleibt für eine beträchtliche Zeit danach höher als diejenige einer gleichaltrigen Gruppe von Patienten ohne Fraktur. Die Sterblichkeit nach Schenkelhalsfrakturen ist höher bei extrakapsulären Frakturen und steigt mit zunehmendem Alter (Keene et al. 1993).

Stürze scheinen also ein Zeichen steigender Gebrechlichkeit und eines erhöhten Sterberisikos zu sein. Eine zunehmende Sturzhäufigkeit vor dem Tod konnte in einer Untersuchung an Krankenhauspatienten gezeigt werden (Gryfe et al. 1977).

Eine der wichtigsten Folgen eines Sturzes für eine ältere Person ist eine Fraktur. Die meisten Frakturen bei älteren Personen sind Folge eines Sturzes aus stehender Position (Melton 1985), wobei die häufigsten Frakturen diejenigen des Oberschenkelhalses, des Handgelenks, des Beckens oder des Oberarmkopfes sind. Es gibt einen exponentiellen Anstieg solcher Frakturen mit zunehmendem Alter, ferner scheinen proximale Femurfrakturen in den letzten Jahrzehnten deutlich zuzunehmen (Lewis 1981; Hedlund et al. 1985). Aus England beleuchten Zahlen aus statistischen Erhebungen bei Krankenhauspatienten das Problem der Knochenbrüche für die ältere Bevölkerung (HMSO 1989). 1985 waren es fast die Hälfte aller Belegungstage der Unfallchirurgie und Orthopädie, die auf über 65-Jährige entfielen, wobei die große Mehrzahl an Sturzfolgen litt. Mehr als 40% der Bettentage wurden für Patienten mit Schenkelhalsfrakturen benötigt. Eine Europäerin hat ein Lebenszeitrisiko, eine Fraktur nach Sturz im Alter zu erleiden, von 30% gegenüber 9% für das Risiko, an Brustkrebs zu erkranken (Lewinnek 1980).

Viele ältere Menschen äußern Angst vor Stürzen. Dabei kann diese Angst auch vorhanden sein, ohne dass tatsächlich Stürze aufgetreten sind (Downton 1990). Angst vor dem Fallen kann erhebliche Auswirkungen auf die Lebensqualität haben. Die Angst kann so ausgeprägt sein, dass sie schließlich zur Gangunfähigkeit führt (Murphy u. Issacs 1982).

Stürze und Furcht vor dem Fallen scheinen ältere Menschen in ihren Aktivitäten erheblich einzuschränken (Vellas et al. 1987) und führen oft dazu, dass Alltagserledigungen durch Pflegekräfte ausgeführt werden müssen. Somit tragen Stürze und Sturzrisiko oft zu erheblichen Beeinträchtigungen der Selbständigkeit bei (Jensen u. Bagger 1982; Gibson 1987).

Epidemiologie von Stürzen

Seit Beginn der 80er Jahre gibt es einige methodisch gute Studien zur Häufigkeit von Stürzen in der mehr oder weniger zufällig ausgewählten Bevölkerung. Dabei entstanden ähnlich Daten zur jährlichen Prävalenz; 28–35% für die über 65-Jährigen (Campbell et al. 1981; Blake et al. 1988; Prudham u. Evans 1981), 35% für die über 70-Jährigen (Campbell et al. 1989) und 32–42% für die über 75-Jährigen (Tinetti et al. 1988; Downton u. Andrews 1985). So genannte „gesunde alte Menschen" haben ein geringeres Sturzrisiko (Gabell et al. 1985), aber jene, die bereits einmal gestürzt sind, fallen mit großer Wahrscheinlichkeit erneut – 60–70% derer, die im Zeitraum eines Jahres stürzen, werden wahrscheinlich im folgenden Jahr erneut stürzen (Nevitt et al. 1989). Es ist schwierig, Schlüsse zu ziehen über die Inzidenz oder Prävalenz von Stürzen bei alten Menschen in Pflegeeinrichtungen, weil die untersuchten Patientengruppen nicht einfach zu vergleichen sind und weil manche Studien explizit nach Stürzen fragen, während sich andere um Unfälle im weiteren Sinne kümmern. Allerdings steht fest, dass Stürze in dieser Gruppe häufig sind und mit hoher Wahrscheinlichkeit häufiger vorkommen als außerhalb solcher Einrichtungen.

Nach einem Sturz kommt es zu Verletzungen bei etwa 50% der Patienten, bei 10% kommt es zu Frakturen (Gryfe et al. 1977; Downton u. Andrews 1991; Campbell 1990). Patienten, die häufiger stürzen, erleiden weniger häufig Frakturen und haben eine niedrigere Rate von Frakturen pro Sturz (Baker u. Harvey 1985).

Manche Autoren sind der Meinung, dass die Beeinträchtigung neuromuskulärer Reaktionen, die normalerweise das Skelett schützen, ein wichtigerer Faktor für das Auftreten von Frakturen sind als die Osteoporose (Cooper et al. 1987). Patienten, die aktiv und mobil sind, scheinen wirksamere posturale Antwortmechanismen zu besitzen und eine geringere Sturzrate zu haben (Gabell et al. 1985). Es ist offensichtlich so, dass körperliche Aktivität gegen eine Fraktur schützt (Wickham et al. 1989) und inaktive Patienten scheinen einem höheren Frakturrisiko zu unterliegen (Boyce u. Vessey 1989). Andererseits wurde argumentiert, dass die verbesserte gesundheitliche Situation der älteren Bevölkerung zu einem zunehmenden Auftreten von Frakturen beiträgt, weil ältere Menschen heutzutage aktiver sind als früher (Finsen 1988). Eine Studie zeigte sogar ein größeres Frakturrisiko trotz niedrigerem Sturzrisiko für körperlich trainierte gegenüber gebrechlichen Alten (Speechley u. Tinetti 1991).

Warum stürzen alte Menschen?

Stürze sind in jedem Alter das Ergebnis einer komplexen Interaktion von zahlreichen und verschiedenartigen Faktoren mit einem gemeinsamen Endpunkt. Es gibt zwei notwendige Gesichtspunkte: die Gelegenheit zu stürzen und die Tendenz oder Neigung zu Stürzen, obwohl keiner von beiden alleine dazu ausreicht.

Bei jungen Menschen ist die Gelegenheit wichtiger, d. h. dass Stürze bei jungen Erwachsenen gewöhnlich assoziiert sind mit leicht zu beschreibenden Umweltrisiken. Bei älteren Menschen scheint jedoch die Sturzneigung zu überwiegen, sodass Stürze bei relativ geringen Störungen des Gleichgewichts passieren. Dies ist vielleicht eine Folge von neurologischen Veränderungen im Alter, von Veränderungen des Gangs und der Haltung, von Medikamenten, von internistischen Erkrankungen oder einer Kombination solcher Faktoren. Mobilität kombiniert mit Unsicherheit soll dabei der größte Risikofaktor für Stürze sein (Studenski et al. 1994). Das heißt, dass mobile, jedoch unsichere Patienten wesentlich mehr gefährdet sind als sichere und mobile oder unsichere immobile Patienten. Ein großes Problem ist zu definieren, warum ein Sturz passiert, sowohl im klinischen Kontext als auch bei der Diskussion theoretischer Aspekte von Stürzen bei alten Menschen. Dies ist deshalb nahezu unmöglich, weil es kaum gelingt, die Beiträge individueller Faktoren aufzuschlüsseln, wobei eine große Zahl von Faktoren in Frage kommt. Klinisch gibt es eine Anzahl potenzieller Ursachen von Stürzen, allerdings interagieren diese Faktoren miteinander und besondere Kombinationen von Faktoren aus verschiedenen Kategorien können das Sturzrisiko in unvorhersehbarer Weise beeinflussen:
- physiologische Veränderungen im Alter (z. B. neurologische Veränderungen oder Veränderungen des Knochen-Bindegewebs-Apparats),
- Gang und Balance verändern sich im Alter,
- spezifische Störungen (z. B. M. Parkinson, Herzrhythmusstörungen, zerebrovaskuläre Ereignisse),
- Medikamente,
- Umwelteinflüsse.

Für eine experimentelle Situation gibt es Schwierigkeiten hinsichtlich der Reproduzierbarkeit, wobei zusätzlich das Verständnis und die Beschreibung der Komplexität von Faktoren, die zur Sicherheit von älteren Menschen in ihrer alltägliche Umgebung beitragen, fehlt. Trotzdem ist es möglich, einige Elemente zu berücksichtigen, die zu einer steigenden Neigung zu stürzen in höherem Alter führen können, allerdings kann die Relevanz solcher Faktoren bei der Untersuchung einzelner Sturzpatienten schwierig zu analysieren sein.

Altern, posturale Kontrolle und Stürze

Bei einer kleinen Basis im Verhältnis zu seiner Größe ist der aufrechte menschliche Körper prinzipiell instabil. Das Aufrechterhalten dieser Position hängt ab von komplexen neuromuskulären Mechanismen. Einfach ausgedrückt handelt es sich dabei um eine Aktivität, bei der muskuläre Korrekturen kontinuierlich ausgeführt werden auf der Basis von propriozeptiven Informationen über die Körperposition unter Einbeziehung einer Vielzahl von Kontroll- und Kompensationsmechanismen. Sensorische Einflüsse in das System kommen von visuellen und vestibulären Afferenzen, propriozeptive Einflüsse von Muskelspindeln, Gelenk- (vor allem aus unteren Extremitäten und der Halswirbelsäule) und Hautrezeptoren. Die zentrale Verarbeitung geschieht in mehreren Systemen des ZNS (Kleinhirn, Hirnstamm, Basalganglien, sensomotorischem und Assoziationskortex). Der efferente Schenkel des Feedbackmechanismus läuft vom Gehirn über das Rückenmark und periphere Nerven zu Extremitäten- und Rumpfmuskeln (Wolfson et al. 1985).

Die Beiträge verschiedener Faktoren aufzuschlüsseln ist, teilweise aufgrund der Redundanz des sensorischen Inputs, schwierig. So kann es bei der Störung eines Elements zur Kompensation durch andere Teile des Systems kommen. Dies mag genauso zur Inkonsistenz experimenteller Ergebnisse bei der Untersuchung von Patienten mit posturaler Instabilität beitragen wie die Tatsache, dass häufig die Untersuchungsbedingungen nicht die Umstände des täglichen Lebens widerspiegeln. Die Komplexität des Systems wird auch demonstriert durch zahlreiche Bedingungen, die posturale Instabilität und Stürze verursachen können.

Obwohl auch einzelne Läsionen zu Störungen der posturalen Kontrolle führen können, resultieren Gleichgewichtsstörungen bei älteren Menschen aus zahlreichen, oft geringfügigen Störungen, die jeweils als einzelne Faktoren kaum zu nennenswerten Einschränkungen der Stand- und Gangsicherheit führen würden (Tabelle 11.1).

Von den drei wesentlichen Einflüssen der posturalen Kontrolle (visuell, vestibulär und Muskel- und Gelenkpropriozeption) ist die Bedeutung des visuellen Systems am besten untersucht worden. Das fast universelle Ergebnis, dass das Ausmaß des Schwankens größer ist bei geschlossenen als bei offenen Augen, zeigt seine kompensatorische Wichtigkeit, obwohl eine geringe Anzahl von Menschen mehr bei offenen Augen als bei geschlossenen Augen schwanken (Brocklehurst et al. 1982).

Der visuelle Input scheint besonders wichtig zu sein bei abnormalen Standsituationen (Lee u. Lishman 1975), d.h. bei reduziertem propriozeptiven Einfluss (Fernie u. Holliday 1978). Es scheint keine Zunahme der visuellen Kompensationsfähigkeit mit zunehmendem Alter zu geben (Fernie et al. 1982). Den-

Tabelle 11.1. Systeme, die zur Aufrechterhaltung der Gleichgewichtskontrolle beitragen

Visuelles System	Sehschärfe, Kontrastschärfe, Hell-Dunkel-Adaption
Somatosensorisches System	Gestörter Lagesinn
Vestibuläres System	Gestörte vestibuläre Integration, sensorischer Konflikt
Muskel-Skelett-System	–
Höhere kortikale Funktionen	Kognitive, affektive oder Verhaltensstörung

noch hängen Frauen möglicherweise mehr vom Gesichtsfeld ab (also mehr vom räumlichen Rahmen, den das Sehen zur Verfügung stellt) als Männer. Dies soll, zusammen mit der Tendenz von Frauen, eine engere Stand- und Gangbasis als Männer zu haben, ein Faktor für die größere Sturzhäufigkeit von älteren Frauen sein. Ältere Sturzpatienten zeigten häufiger Fehler in der visuellen Perzeption von Vertikalen und Horizontalen (Tobis et al. 1981).

Visuelle Schwierigkeiten steigen signifikant mit dem Alter an, haben jedoch nur bei Patienten unter 75 Jahren eine eindeutige Beziehung zu selbst berichteten Gleichgewichtsstörungen (Gerson et al. 1989), was nahelegt, dass eine Gewöhnung an visuelle Einschränkungen mit zunehmendem Alter entsteht. Allerdings zeigten sich in Untersuchungen, bei denen zur Veränderung des Visus einer Selbsteinschätzung eine objektive Untersuchung gegenübergestellt wurde, häufig fehlende Übereinstimmungen (Milne 1979). Ebenfalls scheint keine klare Korrelation zwischen objektiver visueller Beeinträchtigung und Schwanken des Körpers zu bestehen (Brocklehurst et al. 1982). Es gibt allerdings eine Beziehung zwischen visueller Beeinträchtigung und gestörter Balance (Gerson et al. 1989) wie auch zwischen reduzierter Sehschärfe und Stürzen und Frakturen (Lord et al. 1991). Es konnte in einer anderen Untersuchung gezeigt werden, dass eher eine Beeinträchtigung der Kontrastschärfe als eine reduzierte Sehschärfe mit einem erhöhten Sturzrisiko einherging, was nahelegt, dass eine Störung der Fähigkeit, Situationen bei schlechten Kontrastverhältnissen wahrzunehmen, eher zu einem höheren Sturzrisiko führt als eine Einschränkung der Fähigkeit, feine Details zu unterscheiden (Lord et al. 1991). Ersteres führt nämlich häufig zu Problemen, Hindernisse (wie Ecken, Stufen, Bordsteinkanten usw.) zu erkennen und mag teilweise erklären, warum ältere Menschen häufig stolpern.

Dennoch trägt natürlich auch eine Reduktion der Sehschärfe, wie sie im Alter nahezu unausweichlich vorkommt und durch Krankheiten wie Katarakt, Glaukom und Presbyopie bestimmt wird, zu einem erhöhten Sturzrisiko bei. Es ist im Alter fast physiologisch zu nennen, dass die Linsendicke zunimmt, was zu einer reduzierten Transparenz und einer Reduktion der Pupillengröße führt (Leighton 1985). Dadurch kommt es einerseits zu einer Kurzsichtigkeit, aber auch zu einer Störung der Adaptation an Dunkelheit (McFarland u. Fisher 1955).

Obwohl eine Störung des Vestibularorgans im Alter nicht selten eindeutig zu einer erheblichen Behinderung des Gleichgewichts führt, sind vestibuläre Störungen als Ursache von Stürzen bei alten Menschen selten. Natürlich gibt es einen Zusammenhang zwischen subjektiv angegebenem „Schwindel" und der Häufigkeit von Stürzen, doch sind die Ursachen dieses Schwindels vielfältig und apparative und klinische Diagnostik (Standplattformen, Nystagmografen) ergeben äußerst selten rein vestibuläre Störungen. Freilich zeigen Patienten mit zunehmendem Grad von Schwerhörigkeit in Standuntersuchungen größere Auslenkungen der Körperachse, was man als subklinische Beeinträchtigung des vestibulären Systems interpretiert hat (Brocklehurst et al. 1982). Auch konnte man zeigen, dass subjektive Hörstörungen mit subjektiven Gleichgewichtsstörungen positiv korrelieren (Gerson et al. 1989).

Von großer Wichtigkeit ist das propriozeptive System, denn viele ältere Menschen mit Störungen der Sehschärfe und Kontrastschärfe geraten erst bei zusätzlicher Störung der Propriozeption aus dem Gleichgewicht (Lord et al. 1991). Wenn man die Gleichgewichtskontrolle mittels Posturografie misst, ist es oft schwierig, Krankheitseffekte und die Effekte sog. physiologischen Alterns auseinanderzuhalten (Weiner et al. 1984; Imms u. Edholm 1981). Bei alten Menschen zeigen sich definierte strukturelle Veränderungen im zentralen Nervensystem wie Abnahme der Neurone, Zunahme der Neuroglia, Anhäufung von Lipofuscin usw. (Hubbard 1989) sowie im peripheren Nervensystem eine Abnahme der Nervenleitgeschwindigkeit (Stelmach u. Worringham 1985). Allerdings unterliegen diese Veränderungen einer so großen interindividuellen Schwankungsbreite, dass es schwer fällt, sog. Alterseffekte als isolierte Folge des Alterns von Folgen neurologischer Erkrankungen zu trennen (Creasey u. Rapoport 1985).

Das zuverlässigste Ergebnis in der neurologischen Untersuchung alter Menschen ist die Reduktion des Vibrationsempfindens (Potvin et al. 1980). Allerdings ist dieses keine spezifische Modalität, die in einer exakt definierten Bahn verläuft. Wahrscheinlich wird das Vibrationsempfinden über die Hinterstränge und spinothalamischen Bahnen geleitet und auf Thalamusniveau bilateral verschaltet. Seine Beziehung zum Lagesinn ist nicht klar. Man konnte keine Beziehung zwischen Einschränkungen des Lagesinns und des Vibrationsempfindens bei alten Menschen zeigen und eine Verminderung des Vibrationsempfindens scheint keine konsistenten Auswirkungen auf Mobilität, Schwanken im Stand oder die Prävalenz von Stürzen zu haben (Mac Lennan et al. 1980).

Schwierig bleibt es, das Sturzrisiko mittels apparativer Techniken zu evaluieren (Abb. 11.1). Solche Untersuchungen haben bislang nur sehr diskrete Unterschiede in Gruppen von Patienten mit Stürzen vs. Patienten ohne Stürze zeigen können. Jedenfalls gelang es bislang nicht, das Sturzrisiko mittels technischen Untersuchungen vorherzusagen (Fernie et al. 1982). Dabei spielt es eine Rolle, dass zahlreiche Untersuchungen mittels posturografischen Techniken durchgeführt wurde, die Mehrzahl der Stürze jedoch nicht aus dem Stehen, sondern während des Gehens passieren. Ganganalysen waren dagegen in der Vergangenheit meist auf eine definierte Umgebung (die oft kaum der realen Umwelt der Patienten nahe kommen konnte) angewiesen, andererseits technisch hoch aufwendig und allein im Aufbau für die Patienten ein zusätzliches Störelement. Dies zeigt, dass apparative Diagnostik zur Bewertung des Sturzrisikos alter Menschen zum einen den Gang messen, zum anderen eine möglichst klein zu haltende Behinderung des natürlichen Gangs mit sich bringen muss und dabei in der Lage sein sollte, in einer „realen" Umgebung durchführbar zu sein.

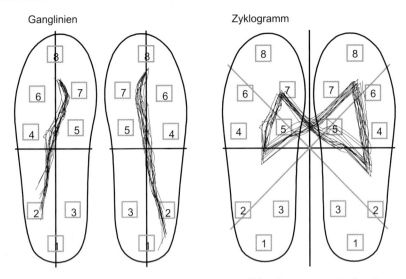

Abb. 11.1. 81-jährige Patientin mit Parkinson-Syndrom. Auffallende Asymmetrie der Ganglinien: Erster Fußkontakt erfolgt links mit dem Mittelfuß. Klinisch häufig Kontakt der Fußspitze mit dem Boden in der Schwungphase links. 2 Tage nach der gezeigten Ganguntersuchung stolperte die Patientin, blieb mit der linken Fußspitze am Boden hängen und stürzte auf die linke Körperseite, wobei sie eine pertrochantere Oberschenkelfraktur und eine subkapitale Oberarmfraktur links erlitt

Veränderungen des Gangs im Alter und ihre Verbindungen zu Stürzen

Zu den häufig zu beobachtenden Veränderungen des Gangs im Alter gehören ein vermindertes Gangtempo, eine kürzere Schrittlänge und ein verkürzter Quotient aus Schwungphase und Schrittphase (Murray et al. 1969; Finley et al. 1969). Ein vermindertes Gangtempo ist deutlicher ausgeprägt bei Patienten, die ihre Wohnung nicht verlassen oder ihre Aktivitäten außerhalb des Hauses eingeschränkt haben (Imms u. Edholm 1981). Ähnliche Veränderungen sieht man bei Patienten, die gestürzt waren oder im Krankenhaus entweder wegen Stürzen oder aus anderen Gründen stationär aufgenommen sind oder auch bei Alzheimer-Demenz-Patienten, die ebenso ein erhöhtes Sturzrisiko haben (Guimaraes u. Isaacs 1980; Visser 1983; Morris et al. 1987).

Es scheint fraglich, ob eine spezifische Gangstörung alter Menschen („idiopathic gait disorder of the elderly"), wie sie postuliert wurde, existiert (Koller et al. 1985; Hogan 1987). So ergeben Untersuchungen von Patienten mit einer so bezeichneten Störung (im Mittel 80-jährig) eine nicht wesentlich erhöhte Instabilität gegenüber Patienten aus einer gleichaltrigen Gruppe ohne Gangstörung. Zahlreiche Beispiele von über 85-jährigen Patienten aus dem von uns untersuchten Kollektiv dokumentieren physiologische Gangbilder (Abb. 11.2).

Verschiedene Elemente des Gangs wie Breite der Gangbasis und Doppelunterstützungszeit sind in besonderem Maß mit dem Gleichgewicht assozi-

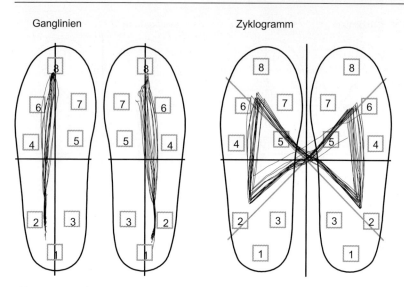

Abb. 11.2. Ganglinien und Zyklogramm einer 87-jährigen Patientin. Klinisch und messtechnisch unauffälliges, physiologisches Gangbild

Tabelle 11.2. Klinische Tests zur Untersuchung von Gang und Gleichgewicht (in ansteigender Komplexität angeordnet)

Name des Tests	Ausführung
„Get-up-and-go-Test"	Aufstehen von einem Stuhl, Gehen einer kurzen Strecke, Umdrehen, Zurückgehen zum Stuhl und Wiederhinsetzen. Dabei kann die Zeit gestoppt werden (Mathias et al. 1986; Podsiadlo und Richardson 1991)
Funktionelle Reichweite	Messung der maximal möglichen Reichweite in Vorwärtsrichtung bei noch sicherem Stand (Duncan et al. 1992; Weiner et al. 1992)
Mobility-skills-Protokoll	Freies Sitzen, freies Gehen, freies Treppensteigen (Studenski et al. 1994)
Praktische Gleichgewichtsuntersuchung	Protokoll zur Untersuchung des Sitzens, Stehens, von Hals- und Rückenbewegungen, Reichweite, Bücken und Einbeinstand (Tinetti 1986)
Gangstörungsskala	Komplexe Untersuchung, die sich mit multiplen Aspekten des Gehens wie Extremitäten- und Rumpfbewegungen, Gangvariabilität, Startzeiten usw. beschäftigt (Wolfson et al. 1990)

iert. Sie zeigen sowohl bei jungen als auch bei alten Menschen eine größere Variabilität als Elemente, die den Gangrhythmus bestimmen wie Schritt- und Standzeit. Dies zeigt, dass in allen Altersstufen eine größere Flexibilität im System zur Aufrechterhaltung des Gleichgewichts besteht als dies beim Gangrhythmus der Fall ist (Gabell u. Nayak 1984).

Messbare Gangparameter, übliche Aktivitätslevel und Mobilität in einem allgemeineren Sinn (wie die Fähigkeit, von einem Stuhl aufzustehen, Treppenstufen zu bewältigen usw.) hängen miteinander zusammen (Bendall et al.

1989) und Patienten, die weniger mobil und aktiv sind, weisen mehr „altersübliche" Gangbildveränderungen auf als solche, die aktiv bleiben (Ring et al. 1988). Da Immobilität wichtige Auswirkungen auf Muskelfunktion und sogar vasomotorische Stabilität hat (Creditor 1993), ist es wahrscheinlich, dass eine Verminderung der Aktivität zu sekundären Gang- und Gleichgewichtsstörungen zumindest bei einigen Patienten führt. Es gibt Hinweise, dass Training Elemente der Gleichgewichtskontrolle verbessern kann, obwohl kontrollierte Studien dazu bislang rar sind (Crilly 1989).

Einfache Tests zu Gang und Mobilität haben gewissen Nutzen in der Untersuchung älterer Patienten mit Stürzen und könnten eine Rolle spielen beim Erkennen von Patienten mit erhöhtem Sturzrisiko (Tabelle 11.2).

KAPITEL 12

Atlas

Paretische Gangstörungen

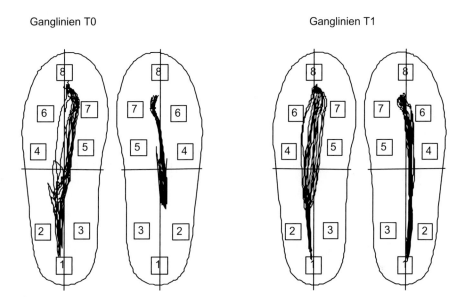

Abb. 12.1. Patientin P. F., 39 J., Hemiparese rechts, 7 Tage (T0) und 4 Wochen (T1) nach akuter Ischämie der A. cerebri media links mit sensomotorischer Hemiparese rechts. Gangbild klinisch (T0): freies Stehen gut möglich, freies Gehen noch etwas unsicher. Stabilisation des rechten Kniegelenks in der Standbeinphase unzureichend. Rechter Fuß berührt den Boden in der Schwungphase. Gangtypische Armbewegung rechts vermindert. Hinken links mit verkürzter Standphase und verminderter Abrollbewegung links. Gangbild klinisch (T1): deutliche Verbesserung der Gangsicherheit und Harmonisierung des Bewegungsablaufs. Residuelle Parese rechts, deutlich erhöhte Ganglinienvariabilität links kompensatorisch. Die CDG zeigt zum Zeitpunkt T0 eine erheblich reduzierte Abrollstrecke rechts mit erstem Fußkontakt und Belastungsantwort im Bereich des Mittelfußes. Die Ganglinienvariabilität ist rechts reduziert. Die Boden-Reaktions-Kräfte zeigen eine deutliche „heelstrike transient" rechts (vgl. Abb. 6.13 und 6.14, S. 84, 86). Im Verlauf (T1) deutliche Verbesserung des Bildes, jetzt noch verminderte Variabilität der Ganglinien rechts

Abb. 12.1 (*Fortsetzung*)

Zyklogramm T0

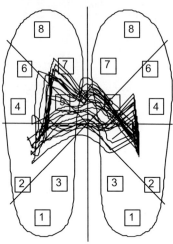

Zyklogramm T1

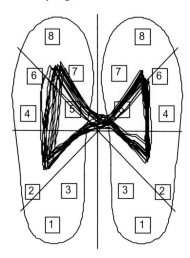

Boden-Reaktions-Kräfte T0

BRK T1

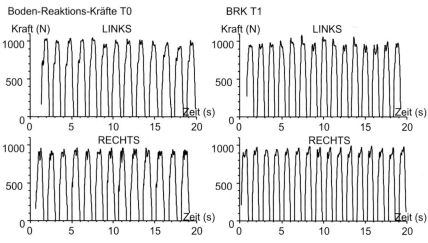

Abb. 12.1 (*Fortsetzung*)

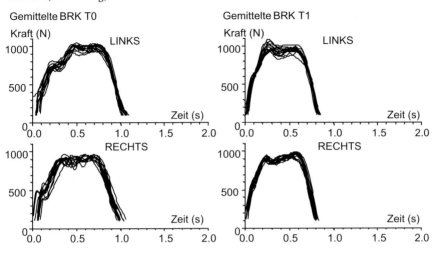

Item	Wert li T0	Wert re T0	Wert li T1	Wert re T1	Normwerte
Kadenz [Schritte/min]	82		95		90–110
Mittl. Schrittlänge [cm]	55		35		45–70
Ganggeschw. [km/h]	2,7		2,0		2,8–4,5
Abrolllänge ges.	0,85	0,53	0,87	0,80	0,80
Abrollzeit ges.	0,99	0,95	0,81	0,78	0,67
SD Zeit ges.	0,05	0,05	0,02	0,03	0,027
Variabilität X ges.	9,5	3,2	8,6	4,4	5,8
Variabilität Y ges.	6,1	4,4	4,1	4,0	3,4
Quot. front./ges.	0,50	0,49	0,55	0,51	0,512
Abrolllänge MP	0,41	0,25	0,52	0,44	0,58
Variabilität X MP	2,7	1,0	2,8	0,9	1,6
Variabilität Y MP	7,4	5,6	6,0	5,2	4,2
Zeit BP	0,24	0,29	0,18	0,19	0,13
Quotient BP-Zeit	0,24	0,31	0,22	0,24	0,188
Variabilität Y BP	3,9	5,7	2,3	1,8	2,5

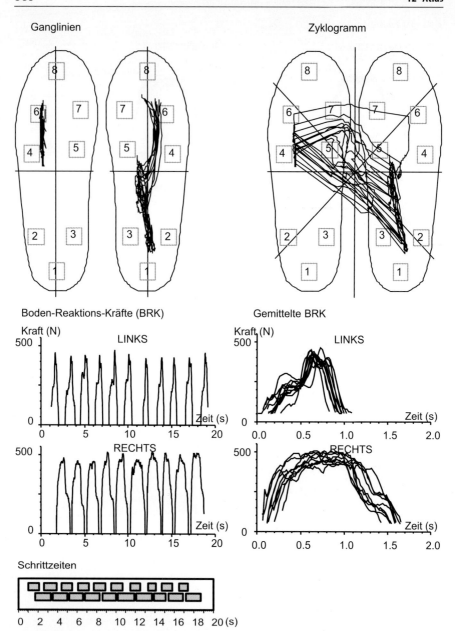

Abb. 12.2. Pat. H.L., 57 Jahre, männlich. Z.n. rechtshemisphärischem Mediainfarkt mit linksseitiger Hemiparese 3 Jahre vor Untersuchungsdatum. Spastische Parese des linken Beins, spastische Plegie des Arms. MER linksbetont, Pyramidenbahnzeichen links positiv. Spitzfußstellung links. Klinisches Bild entspricht Wernicke-Mann-Gangmuster. In der CDG erheblich reduzierte Abrollstrecke links mit Fußkontakt nur auf dem Vorfuß (klinisch Spitzfußstellung). Erhebliches Hinken mit Schrittzeitasymmetrie (Schrittzeiten rechts größer als links) und deutlich reduzierter Gesamtbelastung auf der paretischen Seite. Auffallend variable Position des ersten Fußkontakts beidseitig, dadurch bedingt hohe Variabilität der Ganglinien im Zyklogramm

Item	Wert li.	Wert re.	Normwerte
Kadenz [Schritte/Minute]		60	90–110
Mittlere Schrittlänge [cm]		40	45–70
Ganggeschwindigkeit [km/h]		1,44	2,8–4,5
Abrolllänge ges.	0,18	0,69	0,80
Abrollzeit ges.	0,82	1,43	0,67
SD Zeit ges.	0,14	0,14	0,027
Variabilität X ges.	2,1	7,9	5,8
Variabilität Y ges.	5,6	8,3	3,4
Quot. front./ges.	1,00	0,36	0,512
Länge MP	0,07	0,28	0,58
Variabilität X MP	0,5	2,3	1,6
Variabilität Y MP	5,7	9,3	4,2
Zeit BP	0,19	0,43	0,13
Quotient BP-Zeit	0,23	0,30	0,188
Variabilität Y BP	5,9	8,1	2,5

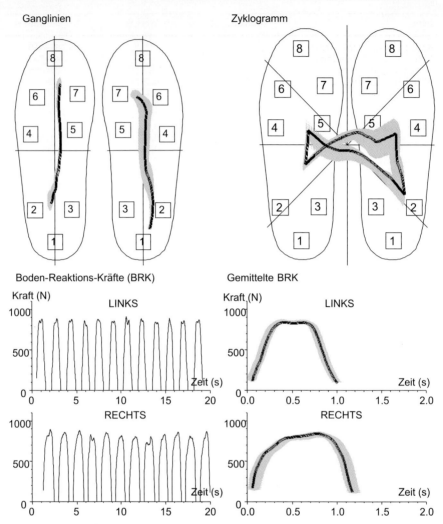

Abb. 12.3. Pat. D.K., 55 Jahre. Z.n. Hirnstammischämie mit Beinparese rechts 7 Jahre vor Untersuchung. Akute Hemiparese links bei rechtshemisphärischer Ischämie im paraventrikulären Marklager. Untersuchung erfolgt mit Hilfe eines Deltarades. Der Patient geht in Oberkörpervorhalte mit Lateralflexion der Wirbelsäule (links konvex) und Beckenflexion. Das linke Bein wird mit Mühe und in verstärkter Außenrotation bewegt. Die CDG zeigt hier eine deutlich reduzierte Variabilität der Ganglinien auf der paretischen linken Seite mit erstem Fußkontakt im Bereich des Mittelfußes. Auffallend ist das erhebliche Hinken links bei fehlender Modulation der Boden-Reaktions-Kräfte beidseits

Item	Wert li.	Wert re.	Normwerte
Kadenz [Schritte/Minute]	72		90–110
Mittlere Schrittlänge [cm]	40		45–70
Ganggeschwindigkeit [km/h]	1,8		2,8–4,5
Abrolllänge ges.	0,65	0,73	0,80
Abrollzeit ges.	0,95	1,11	0,67
SD Zeit ges.	0,05	0,08	0,027
Variabilität X ges.	2,1	8,9	5,8
Variabilität Y ges.	4,1	5,8	3,4
Quot. front./ges.	0,50	0,46	0,512
Länge MP	0,18	0,35	0,58
Variabilität X MP	0,4	2,3	1,6
Variabilität Y MP	4,5	8,2	4,2
Zeit BP	0,27	0,22	0,13
Quotient BP-Zeit	0,28	0,20	0,188
Variabilität Y BP	3,6	3,8	2,5

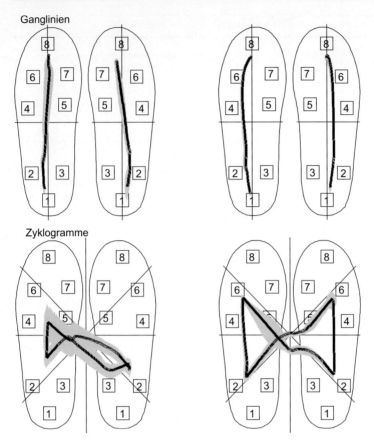

Abb. 12.4. Pat. B.G., 75 Jahre. *Links* Untersuchung 10 Tage nach emboligenen linkshemisphärischen Ischämien im Versorgungsgebiet der Aa. cerebri media und anterior, *rechts* Untersuchung 18 Tage nach Schlaganfall. Beinbetonte Hemiparese rechts mit guter Rückbildungstendenz. Es zeigt sich in der CDG initial eine erhebliche Gangunsicherheit mit deutlich verkürzten Monopedalphasen auf der paretischen Seite. Das Körpergewicht wird auf der paretischen Seite stark verzögert übernommen. Im Verlauf normalisiert sich dieser Befund fast vollständig

Abb. 12.4 (*Fortsetzung*)

Boden-Reaktions-Kräfte (BRK)

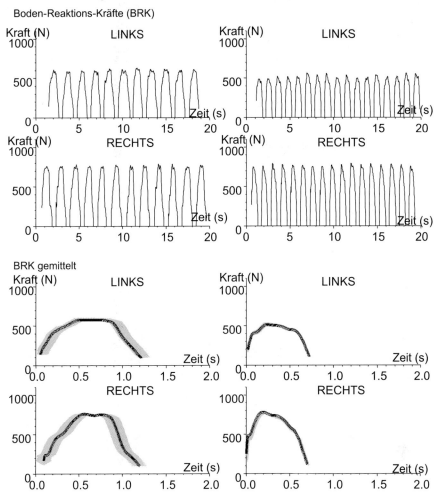

Item	Wert li T0	Wert re T0	Wert li T1	Wert re T1	Normwerte
Kadenz [Schritte/min]	66		102		90–110
Mittl. Schrittlänge [cm]	33		48		45–70
Ganggeschw. [km/h]	1,3		2,9		2,8–4,5
Abrolllänge ges.	0,87	0,80	0,89	0,85	0,80
Abrollzeit ges.	1,17	1,11	0,71	0,70	0,67
SD Zeit ges.	0,08	0,09	0,02	0,02	0,027
Variabilität X ges.	7,0	4,0	4,3	2,4	5,8
Variabilität Y ges.	6,9	5,6	3,2	3,5	3,4
Quot. front./ges.	0,48	0,43	0,49	0,52	0,512
Abrolllänge MP	0,28	0,10	0,52	0,51	0,58
Variabilität X MP	1,8	0,8	1,2	0,5	1,6
Variabilität Y MP	9,4	4,4	4,9	4,6	4,2
Zeit BP	0,35	0,34	0,15	0,17	0,13
Quotient BP-Zeit	0,30	0,31	0,21	0,24	0,188
Variabilität Y BP	5,8	5,2	2,8	2,3	2,5

Ganglinien im Verlauf

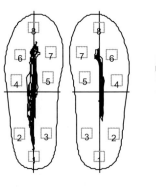
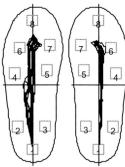
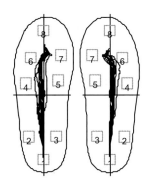

Zyklogramme im Verlauf

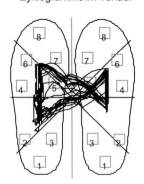
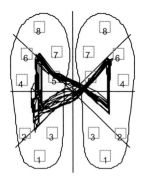
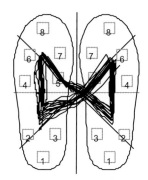

Abb. 12.5. (*Legende s. Seite 151*)

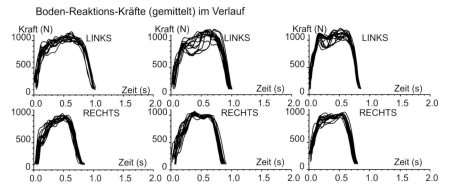

Abb. 12.5. 49-jähriger Patient, 8 Tage (T0), 16 Tage (T1) und 5 Wochen (T2) nach Hirnstamminfarkt links mit Hemiparese und Hemiataxie rechts. Bei der Erstuntersuchung (*links*) sind freies Stehen und Gehen möglich, dabei wird deutlich mehr Gewicht auf das linke Bein verlagert. Standbeinphase rechts deutlich kürzer als links, Schrittlänge rechts kleiner als links. Gangtypische Armbewegung links gering ausgeprägt; der rechte Arm wird mit Elevation und Abduktion der Schulter, Ellenbogenextension und locker geöffneter Hand gehalten. Im Verlauf nach 16 Tagen (*Mitte*) Zunahme der Gangsicherheit und der Rechts-Links-Symmetrie. Schrittlänge bleibt rechts noch geringer als links. Gangtypische Armbewegung ist links regelrecht, rechts Mitbewegung des Armes durch Rumpfbewegung. Blindgang ist gut möglich, Seiltänzergang ist möglich, jedoch noch unsicher. Nach weiteren 3 Wochen und nach intensiver ambulanter Physiotherapie (7 Behandlungstage, *rechts*) noch leicht unrhythmischer, hinkender Gang. Gangtypische Armbewegung links regelrecht; der rechte Arm wird in ca. 20° Schultergelenkabduktion gehalten, dabei regelrechte Mitbewegung des Armes in Flexionsrichtung. Blindgang ist möglich, leicht unsicher mit Abweichungen von der Geraden nach rechts. Seiltänzergang ist gut möglich, Seiltänzerblindgang ist leicht unsicher. In der CDG auffallend kurze Abrollstrecke rechts initial (T0) mit erstem Fußkontakt im Bereich des Mittelfußes und Schrittzeitasymmetrie bei Hinken rechts. Im Verlauf fast symmetrische Schrittzeiten. Beim Wechsel der Lastübernahme auf das jeweils kontralaterale Bein erhöhte Ganglinienvariabilität

Item	Wert li T0	Wert re T0	Wert li T1	Wert re T1	Wert li T2	Wert re T2	Normwerte
Kadenz [Schritte/min]	89		85		84		90–110
Mittlere Schrittlänge [cm]	40		60		51		45–70
Ganggeschw. [km/h]	2,1		3,1		2,6		2,8–4,5
Abrolllänge ges.	0,73	0,42	0,83	0,77	0,80	0,78	0,80
Abrollzeit ges.	0,98	0,79	0,94	0,82	0,83	0,75	0,67
SD Zeit ges.	0,03	0,04	0,04	0,05	0,02	0,03	0,027
Variabilität X ges.	6,0	2,9	7,7	3,9	6,4	6,7	5,8
Variabilität Y ges.	5,5	3,9	6,3	3,5	4,8	3,2	3,4
Quot. Front./ges.	0,47	0,60	0,47	0,51	0,51	0,53	0,512
Länge MP	0,43	0,27	0,51	0,39	0,49	0,45	0,58
Variabilität X MP	1,6	0,6	2,1	0,8	2,0	1,4	1,6
Variabilität Y MP	6,1	4,2	8,9	4,7	7,4	3,3	4,2
Zeit BP	0,22	0,25	0,20	0,21	0,16	0,17	0,13
Quotient BP-Zeit	0,22	0,32	0,21	0,26	0,19	0,23	0,188
Variabilität Y BP	3,9	5,1	2,7	3,7	3,0	3,5	2,5

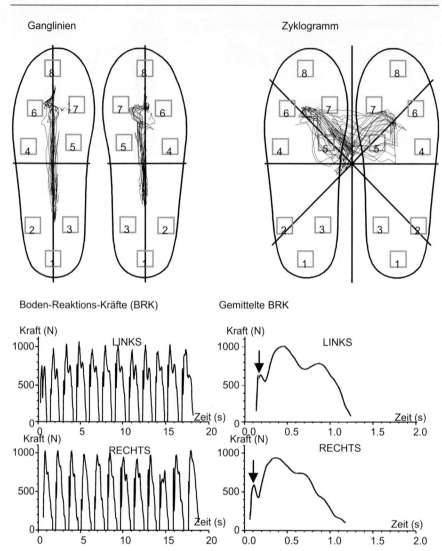

Abb. 12.6. Pat. J.G., 56 Jahre. V.a. spastische Spinalparalyse. Klinisch schwere Paraspastik mit beidseitig fehlender Fersenbelastung während der Standphasen. Erster Fußkontakt beidseits auf dem Mittelfuß. Gemittelte Boden-Reaktions-Kräfte zeigen beidseits zu Beginn der Standphase einen für die spastische Störung charakteristischen Peak (*Pfeile*)

Item	Wert li.	Wert re.	Normwerte
Kadenz [Schritte/min]		78	90–110
Mittlere Schrittlänge [cm]		46	45–70
Ganggeschwindigkeit [km/h]		2,2	2,8–4,5
Abrolllänge ges.	0,57	0,43	0,80
Abrollzeit ges.	1,10	1,12	0,67
SD Zeit ges.	0,14	0,06	0,027
Variabilität X ges.	9,8	7,6	5,8
Variabilität Y ges.	4,9	4,2	3,4
Quot. front./ges.	0,66	0,74	0,512
Länge MP	0,09	0,19	0,58
Variabilität X MP	2,8	2,0	1,6
Variabilität Y MP	1,5	2,7	4,2
Zeit BP	0,29	0,42	0,13
Quotient BP-Zeit	0,26	0,38	0,188
Variabilität Y BP	6,1	6,5	2,5

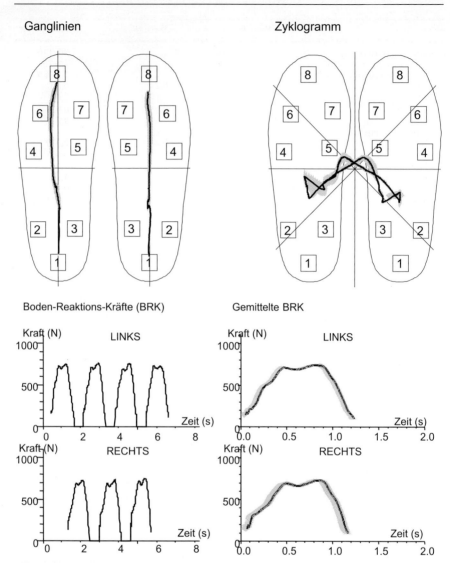

Abb. 12.7. 24-jähriger Patient. Klinikeinweisung mit Verdacht auf spinale Muskeldystrophie. Freies Stehen und Gehen ist möglich, jedoch sehr unsicher. Kurze Gehstrecke ist bedingt durch schnelle Erschöpfung. Dargestellt sind 7 Schritte in ca. 7 Sekunden Registrierdauer. Untere BWS, LWS, Becken, Hüft- und Kniegelenke werden stark hyperextensorisch belastet. Deutlich ausgeprägte Abduktorenschwäche. Armbewegung als Unterstützung der Fortbewegung. Schwerste proximal betont paraparetische Gangstörung bei beidseitiger Abduktorenschwäche. Kein Hinweis auf spastische Tonuserhöhung beim Gehen. Fehlende Abrollstrecken beidseits monopedal

Item	Wert li.	Wert re.	Normwerte
Kadenz [Schritte/min]	70		90–110
Mittlere Schrittlänge [cm]	60		45–70
Ganggeschwindigkeit [km/h]	2,5		2,8–4,5
Abrolllänge ges.	0,91	0,87	0,80
Abrollzeit ges.	1,27	1,16	0,67
SD Zeit ges.	0,04	0,09	0,027
Variabilität X ges.	4,1	3,2	5,8
Variabilität Y ges.	2,4	3,0	3,4
Quot. front./ges.	0,42	0,40	0,512
Länge MP	0,17	0,14	0,58
Variabilität X MP	1,2	0,9	1,6
Variabilität Y MP	1,6	2,0	4,2
Zeit BP	0,33	0,31	0,13
Quotient BP-Zeit	0,26	0,27	0,188
Variabilität Y BP	2,5	1,1	2,5

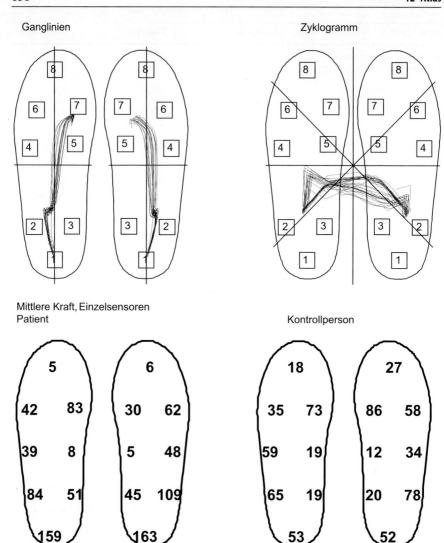

Abb. 12.8. Beidseitige Fußsenkerparesen bei schwerer axonaler PNP. Der Patient trägt die Hauptlast beidseits auf den Fersen (*unten links*, im Vergleich *rechts unten* Kraftwerte eines Kontrollpatienten). Ganglinien zeigen ein Sistieren der Abrollbewegung während der monopedalen Belastung (vgl. Zyklogramm). Sobald die Unterstützung des kontralateralen Beins hinzukommt, wird der ipsilaterale Vorfuß in der Vor-Schwung-Phase mitbelastet. Beide Fersen verlassen aufgrund der eingeschränkten Kraft in beiden Mm. triceps surae zu keiner Zeit der Standphase den Boden

Item	Wert li.	Wert re.	Normwerte
Kadenz [Schritte/min]	103		90–110
Mittlere Schrittlänge [cm]	67		45–70
Ganggeschwindigkeit [km/h]	4,1		2,8–4,5
Abrolllänge ges.	0,73	0,71	0,80
Abrollzeit ges.	0,71	0,71	0,67
SD Zeit ges.	0,03	0,02	0,027
Variabilität X ges.	3,9	4,0	5,8
Variabilität Y ges.	1,8	1,3	3,4
Quot. front./ges.	0,40	0,43	0,512
Länge MP	0,21	0,12	0,58
Variabilität X MP	1,0	0,8	1,6
Variabilität Y MP	1,8	1,2	4,2
Zeit BP	0,14	0,16	0,13
Quotient BP-Zeit	0,20	0,22	0,188
Variabilität Y BP	1,4	1,4	2,5

Ataktische Gangstörungen

Ganglinien

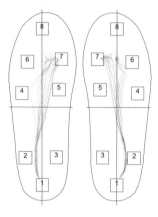 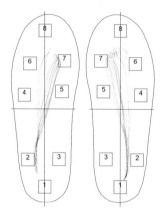

Zyklogramme

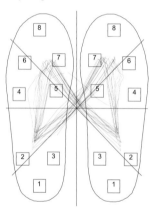 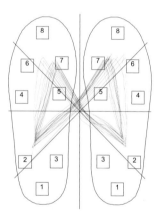

Abb. 12.9. Patienten N.B. (*links*) und B.B. (*rechts*), 26 Jahre, männlich bzw. 24 Jahre, weiblich, V.a. Heredoataxie. Es handelt sich um ein Geschwisterpaar türkischer Abstammung. Beide Patienten zeigen klinisch eine deutliche Gang- und Standataxie. Die CDG zeigt bei N.B. (*links*) eine erhöhte Variabilität der Ganglinien, leicht rechtsbetont. Auffallende Betonung der Fersenbelastung, d. h. wenig modulierter erster Fußkontakt mit Belastungsantwort beidseits. Die CDG ergibt bei B.B. (*rechts*) ein sehr ähnliches Zyklogramm und Ganglinien, dabei jedoch eine weitgehend physiologische Dynamik der Boden-Reaktions-Kräfte

Ataktische Gangstörungen

Abb. 12.9 (*Fortsetzung*)

Boden-Reaktions-Kräfte (BRK)

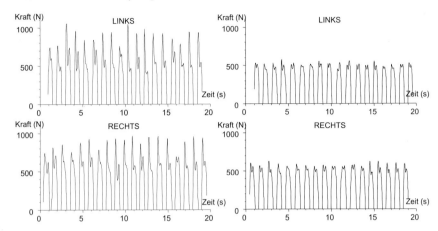

Gemittelte BRK

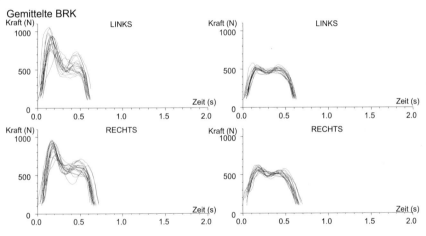

Item	Patient N.B. Wert li	Patient N.B. Wert re	Patient B.B. Wert li	Patient B.B. Wert re	Normwerte
Kadenz [Schritte/min]	108		102		90–110
Mittl. Schrittlänge [cm]	56		47		45–70
Ganggeschw. [km/h]	3,6		2,9		2,8–4,5
Abrolllänge ges.	0,75	0,72	0,73	0,81	0,80
Abrollzeit ges.	0,56	0,62	0,57	0,61	0,67
SD Zeit ges.	0,04	0,05	0,03	0,04	0,027
Variabilität X ges.	9,4	11,6	8,6	11,2	5,8
Variabilität Y ges.	5,7	5,0	4,1	3,2	3,4
Quot. front./ges.	0,54	0,57	0,53	0,53	0,512
Länge MP	0,51	0,53	0,52	0,57	0,58
Variabilität X MP	2,6	3,0	2,3	3,1	1,6
Variabilität Y MP	7,6	4,6	6,1	3,2	4,2
Zeit BP	0,11	0,11	0,11	0,09	0,13
Quotient BP-Zeit	0,20	0,18	0,19	0,15	0,188
Variabilität Y BP	6,3	4,3	3,3	3,1	2,5

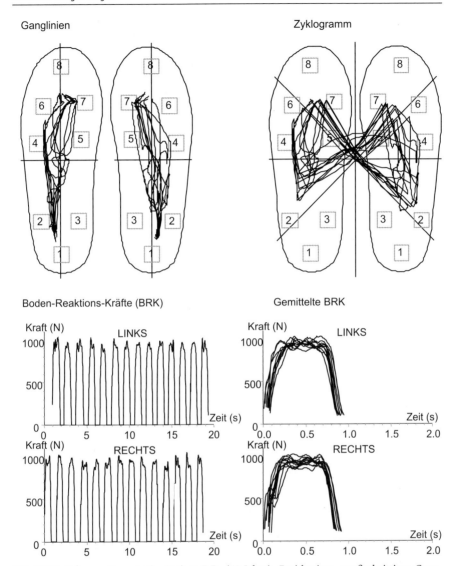

Abb. 12.10. Schwere Gangataxie. Patient P.R. (62 Jahre). Breitbasiges, großschrittiges Gangbild, klinisch schwere ataktische Gangstörung. In der CDG Lokomotion völlig unregelmäßig, Schrittzeiten hochvariabel. Ausgeprägte Erhöhung der Ganglinienvariabilität, vorwiegend in mediolateraler Richtung, insbesondere in den Monopedalphasen

Item	Wert li.	Wert re.	Normwerte
Kadenz [Schritte/min]		84	90–110
Mittlere Schrittlänge [cm]		67	45–70
Ganggeschwindigkeit [km/h]		3,4	2,8–4,5
Abrolllänge ges.	0,74	0,73	0,80
Abrollzeit ges.	0,85	0,81	0,67
SD Zeit ges.	0,05	0,06	0,027
Variabilität X ges.	15,8	17,1	5,8
Variabilität Y ges.	7,3	7,7	3,4
Quot. front./ges.	0,57	0,49	0,512
Länge MP	0,57	0,55	0,58
Variabilität X MP	4,7	5,7	1,6
Variabilität Y MP	9,8	10,6	4,2
Zeit BP	0,17	0,16	0,13
Quotient BP-Zeit	0,20	0,20	0,188
Variabilität Y BP	5,9	4,7	2,5

Ataktische Gangstörungen 163

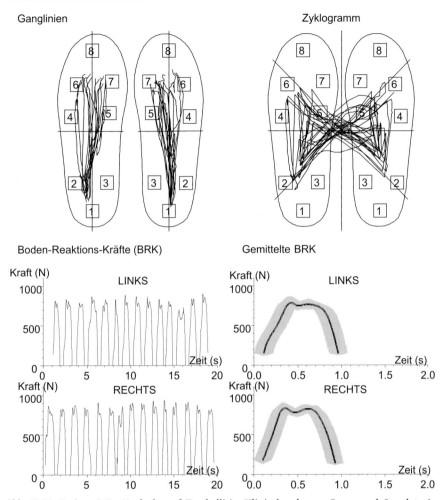

Abb. 12.11. Patient R.F.: Verdacht auf Zerebellitis. Klinisch schwere Gang- und Standataxie mit leichter Linksbetonung. Auffallend stark erhöhte Ganglinienvariabilität beidseits bei nur mäßig reduzierter Kadenz. Die pathologische Schrittzeitvariabilität zeigt sich in der Darstellung der Boden-Reaktions-Kräfte. Völlig irreguläre Lokomotion wird außerdem deutlich in hochvariablen Abrollstrecken im Zyklogramm

Item	Wert li.	Wert re.	Normwerte
Kadenz [Schritte/min]		84	90–110
Mittlere Schrittlänge [cm]		25	45–70
Ganggeschwindigkeit [km/h]		1,26	2,8–4,5
Abrolllänge ges.	0,72	0,73	0,80
Abrollzeit ges.	0,85	0,83	0,67
SD Zeit ges.	0,11	0,10	0,027
Variabilität X ges.	18,1	16,6	5,8
Variabilität Y ges.	9,9	10,1	3,4
Quot. front./ges.	0,43	0,48	0,512
Länge MP	0,39	0,32	0,58
Variabilität X MP	4,6	4,0	1,6
Variabilität Y MP	12,1	13,5	4,2
Zeit BP	0,20	0,24	0,13
Quotient BP-Zeit	0,24	0,29	0,188
Variabilität Y BP	7,5	9,0	2,5

Rekonstruktion Zyklogramm
Kontrollpatient

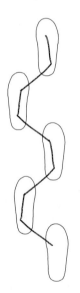

Patient R.F.
(Zerebellitis)

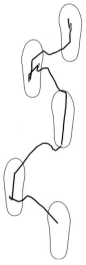

Abb. 12.12. Aufschlüsselung des Zyklogramms des Patienten ergibt den Verlauf der Verschiebung des Körperschwerpunkts (exakt: des „centre of pressure") während des Gehens wieder (links Kontrollperson, rechts Patient R.F., vgl. Abb. 12.11). Vor allem der Wechsel auf den jeweils kontralateralen Fuß ist irregulär und spiegelt die Rumpfataxie wider

Abb. 12.13. Boden-Reaktions-Kräfte des Patienten mit schwerer zerebellärer Funktionsstörung bei Zerebellitis (R.F., vgl. Abb. 12.11 und 12.12) zeigen einen Körpertremor mit einer Tremorfrequenz von ca. 5–6 Hz

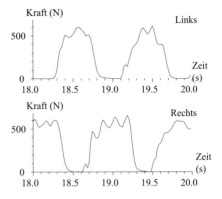

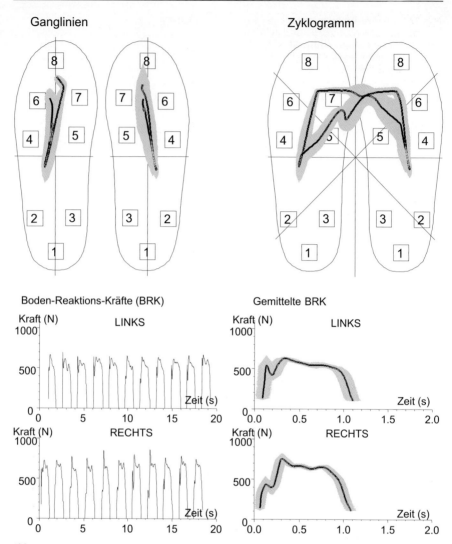

Abb. 12.14. Patientin R.Z., 63 Jahre. Paraneoplastische zerebelläre Degeneration (subakute Kleinhirndegeneration) bei Mammakarzinom. Schwere Stand- und Gangataxie mit erheblicher rumpfataktischer Komponente. Klinisch außerdem niederfrequenter hochamplitudiger Körpertremor. CDG zeigt, dass der erste Fußkontakt mit dem Mittel- oder Vorfuß beidseits erfolgt. Während des Gehens deutliche Tonuserhöhung der Muskulatur beider unteren Extremitäten. In den Boden-Reaktions-Kräften zeigen sich deutliche „heelstrike transients"

Ataktische Gangstörungen

Item	Wert li.	Wert re.	Normwerte
Kadenz [Schritte/min]	70		90–110
Mittlere Schrittlänge [cm]	30		45–70
Ganggeschwindigkeit [km/h]	1,3		2,8–4,5
Abrolllänge ges.	0,48	0,45	0,80
Abrollzeit ges.	1,02	1,02	0,67
SD Zeit ges.	0,09	0,06	0,027
Variabilität X ges.	7,9	8,5	5,8
Variabilität Y ges.	7,9	7,1	3,4
Quot. front./ges.	0,85	0,83	0,512
Länge MP	0,55	0,71	0,58
Variabilität X MP	1,8	2,0	1,6
Variabilität Y MP	8,5	6,1	4,2
Zeit BP	0,17	0,19	0,13
Quotient BP-Zeit	0,17	0,19	0,188
Variabilität Y BP	4,8	4,5	2,5

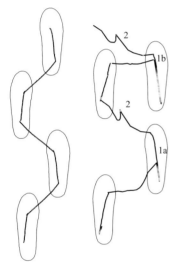

Abb. 12.15. Aufschlüsselung des Zyklogramms der Patientin (R. Z., vgl. Abb. 12.14) ergibt den Verlauf der Schwerpunktverschiebung während des Gehens wieder (links Kontrollpatient, rechts Patientin). Erster Fußkontakt rechts entweder auf dem Mittelfuß (1 a) oder dem Vorfuß (1 b). Der Wechsel auf den linken Fuß ist im Ablauf unterbrochen durch den niederfrequenten Rumpftremor (2)

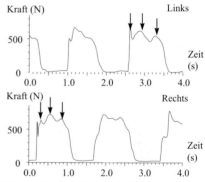

Abb. 12.16. Darstellung des Rumpftremors (3–4 Hz) bei subakuter paraneoplastischer Kleinhirndegeneration

Gangstörungen bei Basalganglien-Erkrankungen

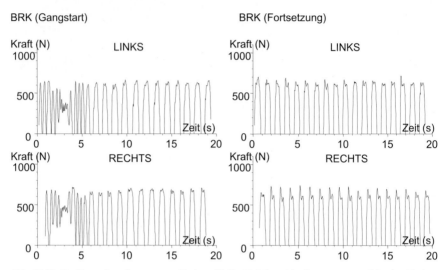

Abb. 12.17. Isolierte Starthemmung, Patient H.F., 78 Jahre. Es dauert ca. 5 s bis der Patient ein reguläres Gangmuster zeigt. In den ersten Sekunden ist er nicht in der Lage, sich von der Startposition wegzubewegen (links). Danach setzt eine völlig reguläre Lokomotion ein (rechts)

Item	Wert li T0	Wert re T0	Wert li T1	Wert re T1	Normwerte
Kadenz [Schritte/min]	108		108		90–110
Mittl. Schrittlänge [cm]	22		33		45–70
Ganggeschw. [km/h]	1,43		2,1		2,8–4,5
Abrolllänge ges.	0,46	0,52	0,74	0,77	0,80
Abrollzeit ges.	0,64	0,68	0,58	0,62	0,67
SD Zeit ges.	0,33	0,57	0,03	0,03	0,027
Variabilität X ges.	5,9	5,2	3,0	2,4	5,8
Variabilität Y ges.	9,6	11,6	3,4	2,7	3,4
Quot. front./ges.	0,43	0,55	0,54	0,57	0,512
Länge MP	0,42	0,48	0,57	0,60	0,58
Variabilität X MP	3,0	3,1	0,8	0,7	1,6
Variabilität Y MP	8,5	10,8	4,6	3,2	4,2
Zeit BP	0,13	0,15	0,10	0,09	0,13
Quotient BP-Zeit	0,20	0,22	0,17	0,15	0,188
Variabilität Y BP	7,8	6,6	3,9	2,4	2,5

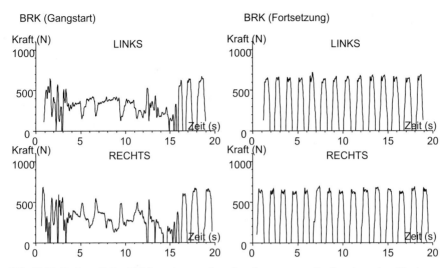

Abb. 12.18. Patient G. K., 71 Jahre. Ausgeprägte Starthemmung mit alternierenden Flexions- und Extensionsbewegungen in beiden Kniegelenken, wobei die Füße den Boden nicht verlassen (*links*). Sobald der Start erfolgt ist, lässt sich ein weitgehend unauffälliges Gangbild dokumentieren (*rechts*)

Tabelle zeigt Werte der Messung nach Ganginitiierung.

Item	Wert li.	Wert re.	Normwerte
Kadenz [Schritte/min]	84		90–110
Mittlere Schrittlänge [cm]	25		45–70
Ganggeschwindigkeit [km/h]	1,26		2,8–4,5
Abrolllänge ges.	0,77	0,68	0,80
Abrollzeit ges.	0,76	0,75	0,67
SD Zeit ges.	0,06	0,07	0,027
Variabilität X ges.	3,4	3,8	5,8
Variabilität Y ges.	3,0	5,6	3,4
Quot. front./ges.	0,53	0,55	0,512
Länge MP	0,57	0,54	0,58
Variabilität X MP	0,6	1,1	1,6
Variabilität Y MP	5,5	6,8	4,2
BP-Zeit	0,16	0,13	0,13
Quotient BP-Zeit	0,21	0,18	0,188
Variabilität Y BP	2,7	3,5	2,5

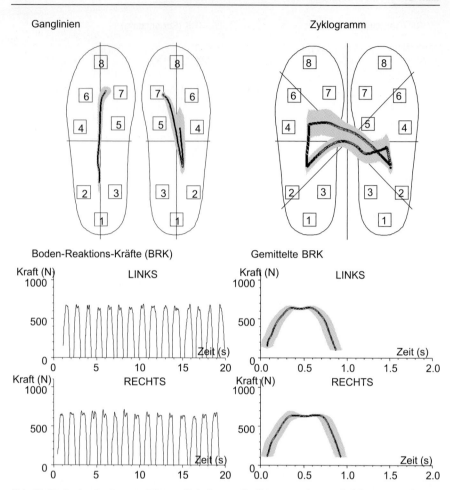

Abb. 12.19. Patientin E. J., 73 Jahre. Klinisch Hemiballismus rechts nach lakunärer Ischämie im Bereich der Basalganglien links. CDG zeigt beidseits (rechtsbetont) verkürzte Abrollstrecken. Rechtsseitig durch ausfahrende Schreitbewegung erster Fußkontakt mit dem Mittel-Vorfuß. Mittlere Schrittlänge 32 cm

Item	Wert li.	Wert re.	Normwerte
Kadenz [Schritte/min]		94	90–110
Mittlere Schrittlänge [cm]		32	45–70
Ganggeschwindigkeit [km/h]		1,8	2,8–4,5
Abrolllänge ges.	0,59	0,47	0,80
Abrollzeit ges.	0,79	0,85	0,67
SD Zeit ges.	0,08	0,08	0,027
Variabilität X ges.	4,6	5,7	5,8
Variabilität Y ges.	6,4	4,8	3,4
Quot. Front./ges.	0,54	0,56	0,512
Länge MP	0,28	0,21	0,58
Variabilität X MP	0,8	1,3	1,6
Variabilität Y MP	7,6	5,2	4,2
Zeit BP	0,20	0,20	0,13
Quotient BP-Zeit	0,25	0,24	0,188
Variabilität Y BP	4,8	4,7	2,5

12 Atlas

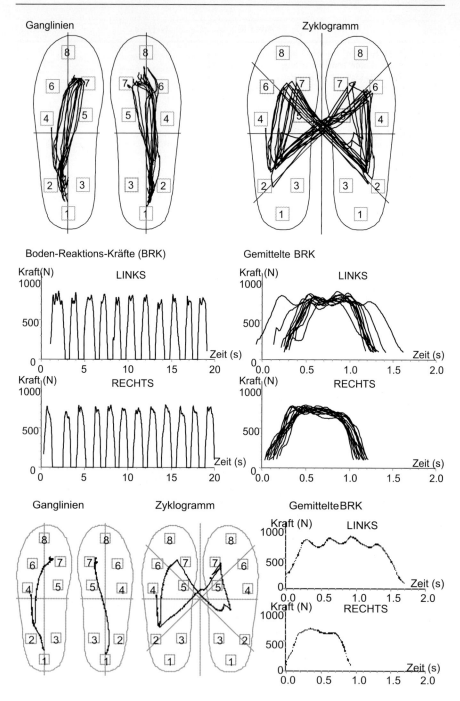

Item	Wert li.	Wert re.	Normwerte
Kadenz [Schritte/min]	71		90–110
Mittlere Schrittlänge [cm]	50		45–70
Ganggeschwindigkeit [km/h]	2,1		2,8–4,5
Abrolllänge ges.	0,69	0,77	0,80
Abrollzeit ges.	1,08	1,04	0,67
SD Zeit ges.	0,24	0,10	0,027
Variabilität X ges.	13,2	15,3	5,8
Variabilität Y ges.	7,1	6,9	3,4
Quot. front./ges.	0,49	0,54	0,512
Länge MP	0,55	0,51	0,58
Variabilität X MP	4,0	4,5	1,6
Variabilität Y MP	9,2	12,2	4,2
Zeit BP	0,25	0,22	0,13
Quotient BP-Zeit	0,23	0,21	0,188
Variabilität Y BP	4,7	3,8	2,5

◄ **Abb. 12.20.** Patientin H.L., 57 Jahre. Chorea Huntington genetisch gesichert. Klinisch breitbasiges, verlangsamtes Gangbild bei erheblicher Gangunsicherheit. Reduzierte Kadenz bei normaler Schrittlänge. Erhöhte Ganglinienvariabilität beidseits. Im Zyklogramm erhöhte Monopedalvariabilität in a.-p.-Richtung. Bipedalzeiten erhöht. Lokomotion unrhythmisch, was sich im hochvariablen Ablauf der Boden-Reaktions-Kräfte zeigt. Erster Schritt links mit mehrgipfligem Verlauf der Boden-Reaktions-Kräfte (*Darstellung unten*)

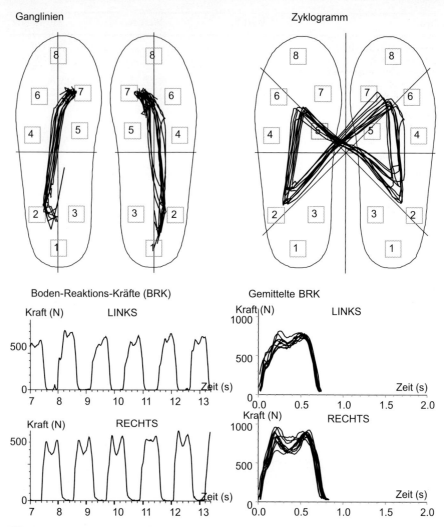

Abb. 12.21. Patient W.K., 62 Jahre. Chorea Huntington genetisch gesichert. Auffallend ist in der CDG als Zeichen der irregulären und unrhythmischen Lokomotion die hohe Variabilität der Schritte, deutlich in den Boden-Reaktions-Kräften

Item	Wert li.	Wert re.	Normwerte
Kadenz [Schritte/min]		96	90–110
Mittlere Schrittlänge [cm]		47	45–70
Ganggeschwindigkeit [km/h]		2,7	2,8–4,5
Abrolllänge ges.	0,63	0,71	0,80
Abrollzeit ges.	0,65	0,71	0,67
SD Zeit ges.	0,02	0,02	0,027
Variabilität X ges.	6,9	9,9	5,8
Variabilität Y ges.	3,7	5,9	3,4
Quot. front./ges.	0,56	0,56	0,512
Länge MP	0,51	0,52	0,58
Variabilität X MP	1,7	2,6	1,6
Variabilität Y MP	5,3	8,2	4,2
Zeit BP	0,14	0,13	0,13
Quotient BP-Zeit	0,22	0,18	0,188
Variabilität Y BP	2,9	2,8	2,5

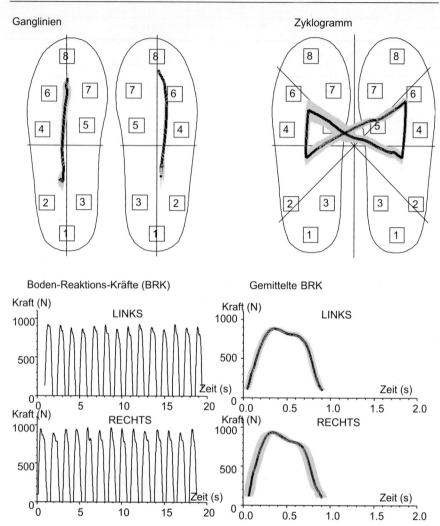

Abb. 12.22. Patient K. T., 75 Jahre. M. Parkinson seit 6 Jahren. Klinisch klassische hypokinetische Gangstörung mit geringer Schrittlänge und fehlender Abrollbewegung beidseitig. Geringe Fersenbelastung und fehlende gangtypische Armbewegung. Abrollstrecken und Monopedalstrecken beidseits deutlich verkürzt, Körperschwerpunkt nach vorn verlagert, nur sehr geringe Modulation der Boden-Reaktions-Kräfte

Item	Wert li.	Wert re.	Normwerte
Kadenz [Schritte/min]		80	90–110
Mittlere Schrittlänge [cm]		34	45–70
Ganggeschwindigkeit [km/h]		1,6	2,8–4,5
Abrolllänge ges.	0,59	0,60	0,80
Abrollzeit ges.	0,87	0,94	0,67
SD Zeit ges.	0,04	0,07	0,027
Variabilität X ges.	4,5	3,5	5,8
Variabilität Y ges.	4,7	3,9	3,4
Quot. front./ges.	0,58	0,6	0,512
Länge MP	0,27	0,33	0,58
Variabilität X MP	1,2	0,9	1,6
Variabilität Y MP	6,2	4,9	4,2
Zeit BP	0,22	0,24	0,13
Quotient BP-Zeit	0,25	0,26	0,188
Variabilität Y BP	3,3	2,9	2,5

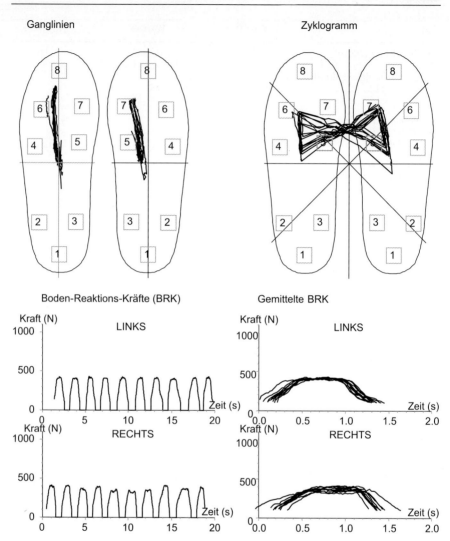

Abb. 12.23. Schwere hypokinetische Gangstörung bei M. Parkinson. Krankheitsdauer 11 Jahre. Deutlich reduzierte Kadenz, kleinschrittiges Gangmuster mit deutlicher Propulsionsneigung. In der CDG erster Fußkontakt auf den Mittelfüßen, sehr kurze Abrollstrecken beidseitig mit geringer Modulation der Boden-Reaktions-Kräfte

Item	Wert li.	Wert re.	Normwerte
Kadenz [Schritte/min]		60	90–110
Mittlere Schrittlänge [cm]		25	45–70
Ganggeschwindigkeit [km/h]		0,9	2,8–4,5
Abrolllänge ges.	0,42	0,29	0,80
Abrollzeit ges.	1,20	1,21	0,67
SD Zeit ges.	0,13	0,20	0,027
Variabilität X ges.	4,2	7,2	5,8
Variabilität Y ges.	3,8	5,5	3,4
Quot. front./ges.	0,93	0,96	0,512
Länge MP	0,22	0,26	0,58
Variabilität X MP	1,2	1,9	1,6
Variabilität Y MP	5,1	6,0	4,2
Zeit BP	0,35	0,24	0,13
Quotient BP-Zeit	0,29	0,20	0,188
Variabilität Y BP	5,0	2,1	2,5

Diffus-komplexe Gangstörungen

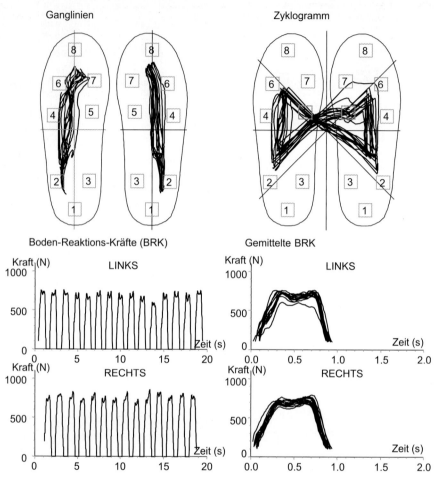

Abb. 12.24. Patientin E.M., 67 Jahre. „Cautious gait": Kleinschrittiges Gangbild (Schrittlänge 43 cm), Arme zur Kontrolle des Gleichgewichts abduziert, verbreiterte Gangbasis. Leicht reduzierte monopedale Abrollstrecke, erhöhte Bipedalzeit. Leicht erhöhte Variabilität der Belastung in den Standphasen beidseitig

Diffus-komplexe Gangstörungen 181

Item	Wert li.	Wert re.	Normwerte
Kadenz [Schritte/min]		86	90–110
Mittlere Schrittlänge [cm]		43	45–70
Ganggeschwindigkeit [km/h]		2,2	2,8–4,5
Abrolllänge ges.	0,70	0,78	0,80
Abrollzeit ges.	0,81	0,84	0,67
SD Zeit ges.	0,04	0,03	0,027
Variabilität X ges.	10,9	8,8	5,8
Variabilität Y ges.	5,4	5,4	3,4
Quot. front./ges.	0,57	0,52	0,512
Länge MP	0,43	0,43	0,58
Variabilität X MP	2,9	2,6	1,6
Variabilität Y MP	6,1	7,0	4,2
Zeit BP	0,19	0,20	0,13
Quotient BP-Zeit	0,23	0,24	0,188
Variabilität Y BP	3,2	5,4	2,5

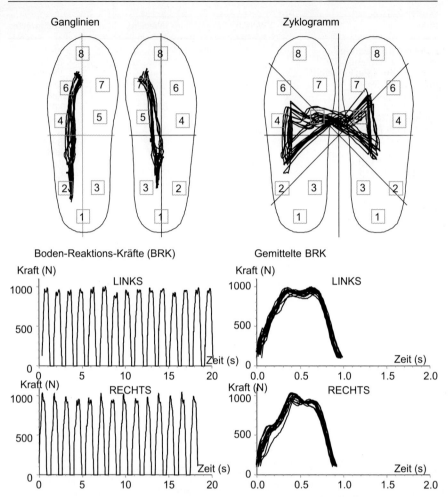

Abb. 12.25. Patient M.E., 72 Jahre. Diffus-komplexe Gangstörung bei subkortikaler vaskulärer Enzephalopathie (SVE). Anamnestisch progrediente Gangunsicherheit, rezidivierende Stürze. Klinisch geringe Schritthöhe bei geringer Kniegelenkbewegung in den Schwungbeinphasen. CDG zeigt ersten Fußkontakt rechts in Richtung Mittelfuß verschoben, dort verzögerte Lastübernahme. Erhöhte Ganglinienvariabilität im Zyklogramm als Hinweis auf Störung der Posturalkontrolle

Diffus-komplexe Gangstörungen 183

Item	Wert li.	Wert re.	Normwerte
Kadenz [Schritte/min]		85	90–110
Mittlere Schrittlänge [cm]		61	45–70
Ganggeschwindigkeit [km/h]		3,1	2,8–4,5
Abrolllänge ges.	0,74	0,64	0,80
Abrollzeit ges.	0,93	0,88	0,67
SD Zeit ges.	0,04	0,03	0,027
Variabilität X ges.	6,4	7,3	5,8
Variabilität Y ges.	4,5	3,4	3,4
Quot. front./ges.	0,52	0,55	0,512
Länge MP	0,29	0,32	0,58
Variabilität X MP	1,9	1,9	1,6
Variabilität Y MP	6,0	4,7	4,2
Zeit BP	0,27	0,24	0,13
Quotient BP-Zeit	0,29	0,27	0,188
Variabilität Y BP	3,5	3,5	2,5

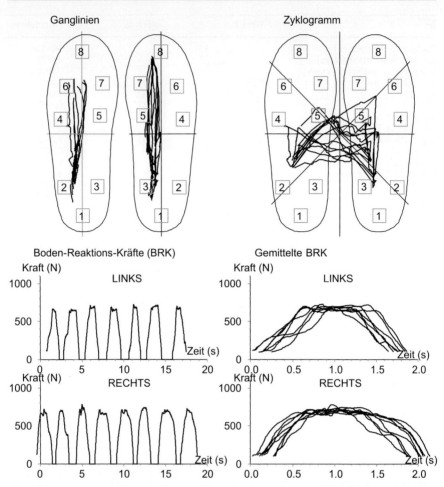

Abb. 12.26. Pat. E.S., 77 Jahre. Schwere diffus-komplexe Gangstörung, klinisch im Sinne des frontalem Dysequilibrium bei ausgeprägter SVE. Erheblich reduzierte Kadenz. Belastung links ist nur bis zum Mittelfuß nachvollziehbar, erhöhte Variabilität der Ganglinien. Hinken mit Schrittzeitasymmetrie (Schritte links kürzer als rechts). Irreguläres Zyklogramm spiegelt Störung der Posturalkontrolle wider

Item	Wert li.	Wert re.	Normwerte
Kadenz [Schritte/min]		42	90–110
Mittlere Schrittlänge [cm]		30	45–70
Ganggeschwindigkeit [km/h]		0,8	2,8–4,5
Abrolllänge ges.	0,53	0,69	0,80
Abrollzeit ges.	1,65	1,83	0,67
SD Zeit ges.	0,15	0,21	0,027
Variabilität X ges.	8,9	8,3	5,8
Variabilität Y ges.	9,6	9,8	3,4
Quot. front./ges.	0,36	0,47	0,512
Länge MP	0,17	0,35	0,58
Variabilität X MP	2,2	2,6	1,6
Variabilität Y MP	9,3	10,1	4,2
Zeit BP	0,48	0,55	0,13
Quotient BP-Zeit	0,29	0,30	0,188
Variabilität Y BP	9,4	7,6	2,5

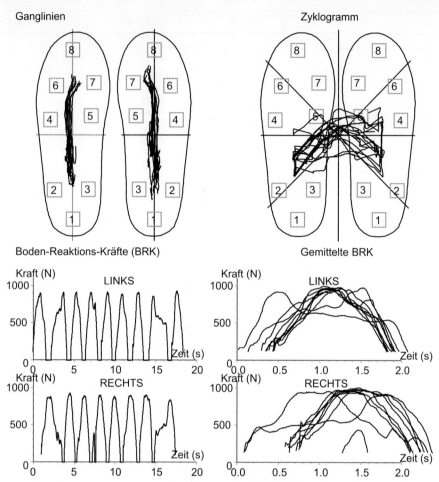

Abb. 12.27. Pat. A.K., 85 Jahre. Subkortikales Dysequilibrium. Die Symptomatik ist geprägt durch rezidivierende Stürze, meist nach hinten. Ausgeprägt kleinschrittiges (Schrittlänge 26 cm), unrhythmisches Gangbild. Gehen ist nur mit Unterstützung beidseits möglich. Freies Stehen und Gehen ist nicht möglich. Beim Gehen werden die Kniegelenke in der Standbeinphase nicht extendiert. CDG zeigt *links* den ersten Fußkontakt im Bereich des Mittelfußes bei beidseitig verkürzter Abrollstrecke. Schwere Störung der Lokomotion mit unrhythmischer Schrittfolge

Diffus-komplexe Gangstörungen

Item	Wert li.	Wert re.	Normwerte
Kadenz [Schritte/min]		53	90–110
Mittlere Schrittlänge [cm]		26	45–70
Ganggeschwindigkeit [km/h]		0,8	2,8–4,5
Abrolllänge ges.	0,54	0,63	0,80
Abrollzeit ges.	1,58	1,56	0,67
SD Zeit ges.	0,34	0,69	0,027
Variabilität X ges.	4,6	7,0	5,8
Variabilität Y ges.	6,9	8,2	3,4
Quot. front./ges.	0,43	0,50	0,512
Länge MP	0,15	0,20	0,58
Variabilität X MP	2,3	1,7	1,6
Variabilität Y MP	6,3	7,7	4,2
Zeit BP	0,65	0,61	0,13
Quotient BP-Zeit	0,41	0,36	0,188
Variabilität Y BP	7,2	5,8	2,5

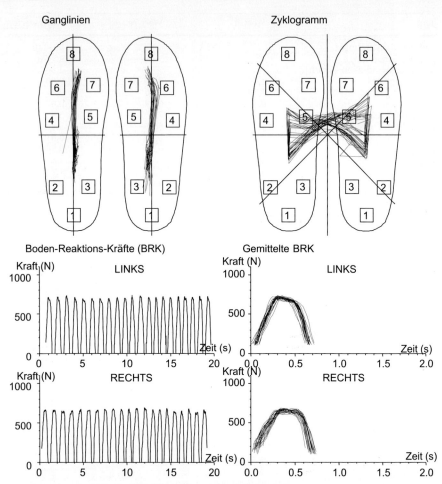

Abb. 12.28. Patient S.M., 46 Jahre. CDG bei CADASIL (erbliche Form einer Leukenzephalopathie). Klinisch auffallend kleinschrittiges Gangbild (Schrittlänge 14 cm), sehr geringer Abstand Boden – Füße, fehlende Armmitbewegung, gebeugte Körperhaltung (Flexion in Hüfte und Knie). CDG zeigt erhöhte Kadenz bei fehlender physiologischer Abrollbewegung, erster Fußkontakt beidseits nach frontal verlagert, leicht erhöhte Variabilität der Schrittzeiten

Diffus-komplexe Gangstörungen

Item	Wert li.	Wert re.	Normwerte
Kadenz [Schritte/min]	126		90–110
Mittlere Schrittlänge [cm]	14		45–70
Ganggeschwindigkeit [km/h]	1,1		2,8–4,5
Abrolllänge ges.	0,53	0,57	0,80
Abrollzeit ges.	0,61	0,63	0,67
SD Zeit ges.	0,05	0,06	0,027
Variabilität X ges.	2,7	4,2	5,8
Variabilität Y ges.	4,0	5,4	3,4
Quot. front./ges.	0,53	0,54	0,512
Länge MP	0,22	0,23	0,58
Variabilität X MP	0,4	0,8	1,6
Variabilität Y MP	4,2	6,4	4,2
Zeit BP	0,21	0,20	0,13
Quotient BP-Zeit	0,34	0,32	0,188
Variabilität Y BP	3,2	3,8	2,5

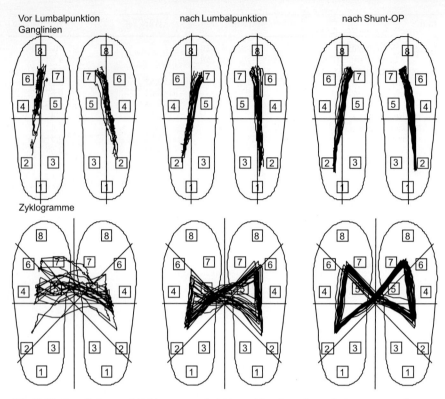

Abb. 12.29. Ganglinien und Zyklogramme bei Normaldruck-Hydrozephalus. Untersuchungen vor und nach Lumbalpunktion von 40 ml Liquor und 4 Wochen nach Anlage eines ventrikuloperitonealen Shunts. Die CDG zeigt initial eine schwere Störung der Posturalkontrolle mit völlig irregulärem Zyklogramm und deutlich verkürzten Abrollstrecken beidseits, linksbetont. Im Verlauf deutliche Zunahme der Gangsicherheit nach Shunt-Anlage (rechts)

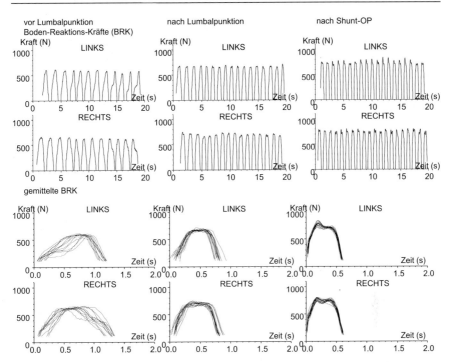

Abb. 12.30. Boden-Reaktions-Kräfte bei Normaldruck-Hydrozephalus. Untersuchungen vor (T0) und nach Lumbalpunktion von 40 ml Liquor (T1) und 4 Wochen nach Anlage eines ventrikuloperitonealen Shunts (T2). Boden-Reaktions-Kräfte zeigen initial eine fehlende Modulation mit verzögerter Lastübernahme mit dem linken Bein. Dabei ergeben sich verlängerte Schrittzeiten mit erhöhter Schrittzeitvariabilität. Im Verlauf, vor allem nach Anlage eines Shunts (T2), physiologische Kadenz mit regelrechter Modulation der Boden-Reaktions-Kräfte

Item	Wert li T0	Wert re T0	Wert li T1	Wert re T1	Wert li T2	Wert re T2	Normwerte
Kadenz [Schritte/min]	66		96		114		90–110
Mittlere Schrittlänge [cm]	14		19		47		45–70
Ganggeschwindigkeit [km/h]	0,6		1,1		3,2		2,8–4,5
Abrolllänge ges.	0,32	0,49	0,54	0,65	0,74	0,71	0,80
Abrollzeit ges.	1,06	1,16	0,70	0,75	0,57	0,59	0,67
SD Zeit ges.	0,10	0,12	0,10	0,07	0,02	0,02	0,027
Variabilität X ges.	6,4	6,8	4,9	6,3	5,6	6,1	5,8
Variabilität Y ges.	11,5	6,5	5,1	5,6	2,2	2,3	3,4
Quot. Front./ges.	0,88	0,67	0,57	0,58	0,55	0,61	0,512
Länge MP	0,03	0,12	0,25	0,38	0,47	0,44	0,58
Variabilität X MP	1,7	1,8	0,9	1,6	1,5	1,7	1,6
Variabilität Y MP	13,6	6,0	6,8	7,2	3,0	2,7	4,2
Zeit BP	0,28	0,46	0,19	0,20	0,13	0,12	0,13
Quotient BP-Zeit	0,26	0,40	0,27	0,27	0,23	0,20	0,188
Variabilität Y BP	7,3	7,6	4,6	3,0	2,9	2,1	2,5

Diffus-komplexe Gangstörungen

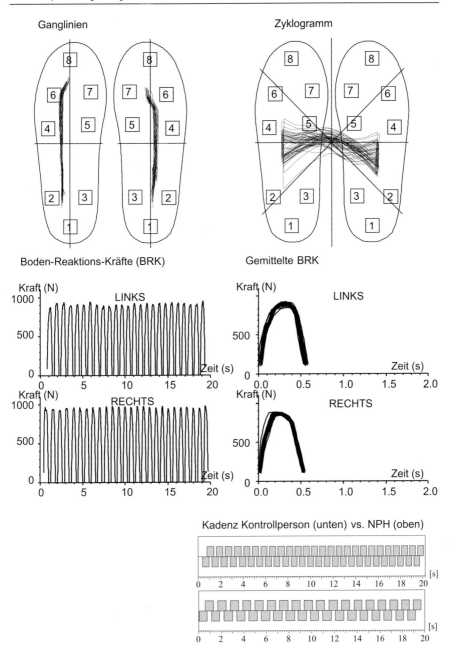

Abb. 12.31. Patient H.R., 76 Jahre, Normaldruck-Hydrozephalus, präoperativ. Deutlich erhöhte Kadenz (160/min) bei stark reduzierter Schrittlänge (9 cm!). Gangbild klinisch unsicher, Körper in Flexionsionshaltung (Becken, Hüfte, Knie). Gangtypische Armbewegung nicht vorhanden. Abrollbewegung fehlt beidseits. CDG zeigt rechtsbetont verkürzte Abrollstrecken, eine deutlich erhöhte Variabilität der Ganglinien im Zyklogramm, sowie eine fehlende Modulation der Boden-Reaktions-Kräfte, mit bedingt durch die hohe Kadenz

Item	Wert li.	Wert re.	Normwerte
Kadenz [Schritte/min]	160		90–110
Mittlere Schrittlänge [cm]	9		45–70
Ganggeschwindigkeit [km/h]	0,9		2,8–4,5
Abrolllänge ges.	0,68	0,58	0,80
Abrollzeit ges.	0,53	0,51	0,67
SD Zeit ges.	0,03	0,02	0,027
Variabilität X ges.	1,9	2,5	5,8
Variabilität Y ges.	4,0	3,3	3,4
Quot. front./ges.	0,54	0,52	0,512
Länge MP	0,15	0,14	0,58
Variabilität X MP	0,4	0,5	1,6
Variabilität Y MP	4,5	3,7	4,2
Zeit BP	0,15	0,17	0,13
Quotient BP-Zeit	0,28	0,33	0,188
Variabilität Y BP	3,0	3,7	2,5

Posturaler Tremor

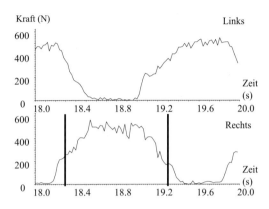

Abb. 12.32. Patient L. F., 84 Jahre. Klinisch schwerer posturaler Tremor. Darstellung des Tremors mit einer Frequenz von 14 Hz: Im Messzeitraum von 18,2–19,2 Sekunden sind in der Registrierung der Boden-Reaktions-Kräfte rechts während der Lastübernahme in der Standphase 14 Peaks zu erkennen

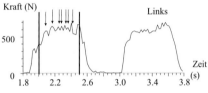
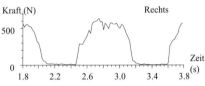

Abb. 12.33. Patientin H. K., 57 Jahre. Darstellung eines posturalen Tremors mit einer Frequenz von 14 Hz. Die Markierung umfasst den Zeitraum von 0,5 Sekunden (1,9–2,4 s), innerhalb dieser Markierung sind 7 Peaks im Verlauf der Boden-Reaktions-Kräfte während der Standphase zu erkennen

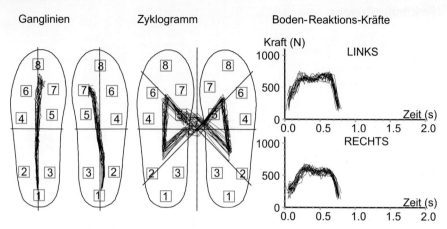

Abb. 12.34. Darstellung der Ganglinien, des Zyklogramms und der gemittelten Boden-Reaktions-Kräfte bei derselben Patientin (H.K.). Zu erkennen ist die deutlich „verzitterte" Registrierung des Gangs

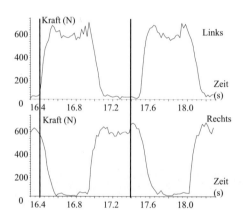

Abb. 12.35. Darstellung eines posturalen Tremors (Patientin M.R., 80 Jahre) mit einer Frequenz von 13 Hz. Die Markierung umfasst den Zeitraum von 1 Sekunde (16,4–17,4 s), innerhalb dieser Markierung sind 13 Peaks im Verlauf der Boden-Reaktions-Kräfte zu erkennen

Funktionelle Gangstörungen

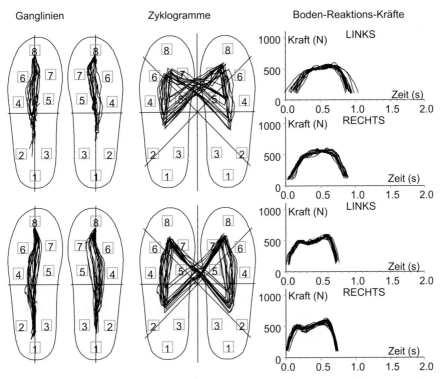

Abb. 12.36. Funktionelle Gangstörung. Darstellung von Ganglinien und Zyklogrammen: Patientin (52 Jahre) zeigt klinisch ein parkinsonoides Gangmuster: Der Gang ist kleinschrittig, Hüfte und Knie sind beim Gehen flektiert, der Oberkörper ist nach ventral verlagert (Darstellung der CDG-Aufnahme *oben*). Durch die bloße Aufforderung „zügig" zu gehen fallen fast alle pathologischen Merkmale weg, die Patientin richtet sich auf, die Schritte werden größer, es zeigen sich gangtypische Armbewegungen (Darstellung der CDG-Aufnahme *unten*)

Zu **Abb. 12.36**

Item	Wert li „nativ"	Wert re „nativ"	Wert li Klatschen+ Kommando	Wert re Klatschen+ Kommando	Normwerte
Kadenz [Schritte/min]	121		96		90–110
Mittlere Schrittlänge [cm]	30		50		45–70
Ganggeschwindigkeit [km/h]	2,2		2,9		2,8–4,5
Abrolllänge ges.	0,46	0,46	0,47	0,54	0,80
Abrollzeit ges.	0,58	0,59	0,60	0,58	0,67
SD Zeit ges.	0,04	0,04	0,03	0,03	0,027
Variabilität X ges.	6,2	7,0	9,8	7,0	5,8
Variabilität Y ges.	4,5	4,9	4,6	4,9	3,4
Quot. front./ges.	0,60	0,63	0,78	0,72	0,512
Länge MP	0,16	0,25	0,48	0,53	0,58
Variabilität X MP	1,5	1,7	2,5	1,8	1,6
Variabilität Y MP	4,8	5,2	5,1	5,3	4,2
Zeit BP	0,17	0,19	0,06	0,06	0,13
Quotient BP-Zeit	0,30	0,32	0,10	0,10	0,188
Variabilität Y BP	3,8	5,0	4,0	3,3	2,5

Zu **Abb. 12.37**

Item	Wert li „nativ"	Wert re „nativ"	Wert li, „zügig gehen"	Wert re, „zügig gehen"	Normwerte
Kadenz [Schritte/min]	84		96		90–110
Mittlere Schrittlänge [cm]	40		55		45–70
Ganggeschwindigkeit [km/h]	2,0		3,2		2,8–4,5
Abrolllänge ges.	0,51	0,50	0,82	0,76	0,80
Abrollzeit ges.	0,81	0,80	0,68	0,70	0,67
SD Zeit ges.	0,11	0,05	0,11	0,09	0,027
Variabilität X ges.	8,5	8,5	7,4	9,1	5,8
Variabilität Y ges.	6,2	6,2	4,7	4,5	3,4
Quot. front./ges.	0,74	0,82	0,55	0,62	0,512
Länge MP	0,37	0,38	0,53	0,56	0,58
Variabilität X MP	2,5	2,8	2,3	2,9	1,6
Variabilität Y MP	6,7	7,0	4,8	5,7	4,2
Zeit BP	0,18	0,17	0,12	0,13	0,13
Quotient BP-Zeit	0,22	0,21	0,18	0,19	0,188
Variabilität Y BP	4,9	5,0	3,6	4,6	2,5

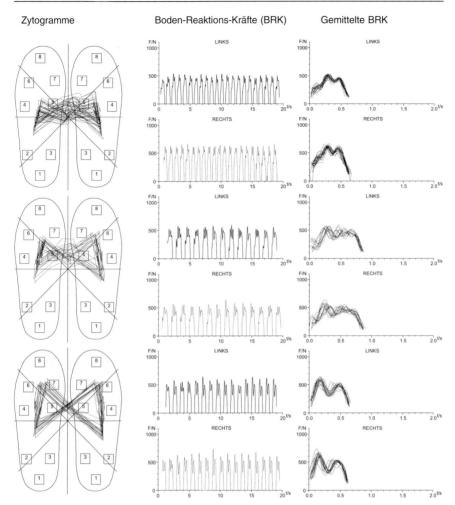

Abb. 12.37. Funktionelle Gangstörung. Darstellung von Zyklogrammen, Boden-Reaktions-Kräften (BRK) und gemittelten BRK: Die 35-jährige Patientin zeigt klinisch eine schwere Störung in der Kontrolle der Lokomotion und der Posturalkontrolle (*oben*). Durch Ablenkung (in die Hände klatschen beim Gehen, *Mitte*, bzw. selbst vorgegebenes rhythmisches Kommando „rechts, links", *unten*) kommt ein nahezu physiologisches Muster zustande

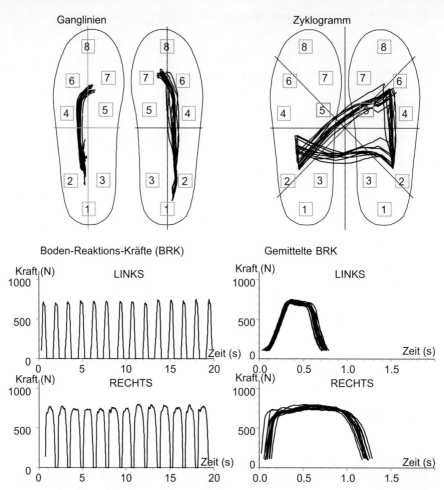

Abb. 12.38. Funktionelle Gangstörung: Patientin (39 Jahre) mit mehrere Wochen zurückliegender transienter Sensibilitätsstörung und Parese der linken Körperseite. Klinische Kraftprüfung, Muskeltonus, Reflexstatus ohne pathologischen Befund. Gangbild ist gekennzeichnet durch „Hängenbleiben" des „paretischen" Fußes am Boden in der Schwungphase, linke Fußsohle verlässt den Boden kaum. Extremes Hinken. Bei Ablenkungsversuchen unterbricht die Patientin das Gehen und bleibt stehen

Item	Wert li.	Wert re.	Normwerte
Kadenz [Schritte/min]		78	90–110
Mittlere Schrittlänge [cm]		41	45–70
Ganggeschwindigkeit [km/h]		1,9	2,8–4,5
Abrolllänge ges.	0,46	0,77	0,80
Abrollzeit ges.	0,68	1,15	0,67
SD Zeit ges.	0,05	0,06	0,027
Variabilität X ges.	3,0	6,6	5,8
Variabilität Y ges.	4,0	4,6	3,4
Quot. front./ges.	0,54	0,55	0,512
Länge MP	0,10	0,45	0,58
Variabilität X MP	0,7	1,8	1,6
Variabilität Y MP	4,0	6,3	4,2
Zeit BP	0,17	0,24	0,13
Quotient BP-Zeit	0,25	0,21	0,188
Variabilität Y BP	2,9	2,4	2,5

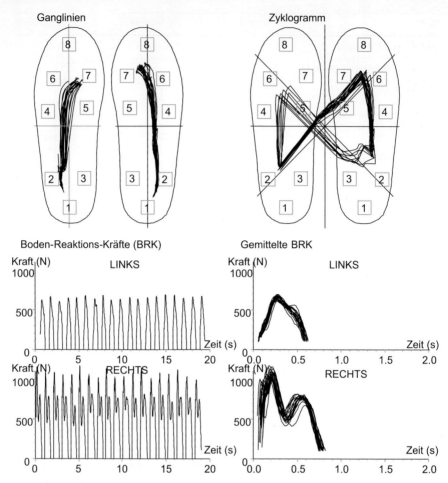

Abb. 12.39. Funktionelle Gangstörung. Bei dem Patienten (54 Jahre) liegt ein skurriles Gangbild vor, wobei auf der linken Seite eine tänzelnde Bewegung durchgeführt wird mit sehr variablem, meist nur kurzem Bodenkontakt häufig lediglich mit der Ferse. Dabei wird kaum Last übernommen. Auf der rechten Seite wird nahezu das gesamte Körpergewicht balanciert

Item	Wert li.	Wert re.	Normwerte
Kadenz [Schritte/min]		113	90–110
Mittlere Schrittlänge [cm]		54	45–70
Ganggeschwindigkeit [km/h]		3,7	2,8–4,5
Abrolllänge ges.	0,60	0,78	0,80
Abrollzeit ges.	0,52	0,70	0,67
SD Zeit ges.	0,04	0,04	0,027
Variabilität X ges.	5,3	5,1	5,8
Variabilität Y ges.	3,6	5,7	3,4
Quot. front./ges.	0,51	0,56	0,512
Länge MP	0,38	0,58	0,58
Variabilität X MP	1,2	1,2	1,6
Variabilität Y MP	5,2	7,5	4,2
Zeit BP	0,09	0,15	0,13
Quotient BP-Zeit	0,17	0,21	0,188
Variabilität Y BP	4,3	2,5	2,5

Gangstörungen anderer Ursache

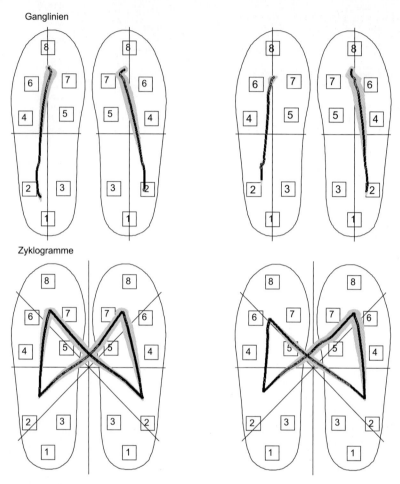

Abb. 12.40. Patientin R.T., 50 Jahre. Spinaler Prozeß auf Höhe C7/T1, V.a. Läsion im Rahmen einer Multiplen Sklerose. Auffallend ist eine sich bei Belastung demaskierende Gangstörung mit Hinken links und Asymmetrie der Ganglinien. Bewegungsablauf ist unruhig und unharmonisch. Armpendel ist sehr aktiv, unterstützt die Fortbewegung. Kniegelenke führen nur geringe Flexions-/Extensionsbewegung aus. Fuß-Boden-Abstand beidseitig zu jeder Phase des Schrittzyklus sehr gering. Nahezu keine Dorsalextensions-/Plantarflexionsbewegung in den Fußgelenken. Die CDG zeigt ein physiologische Bild vor Belastung (*links*). Nach Belastung (*rechts*) fällt eine reduzierte Ganglinienvariabilität links auf bei deutlich reduzierter Abrollstrecke und asymmetrischem Ablauf der Boden-Reaktions-Kräfte als Hinweis auf paretische Störung links

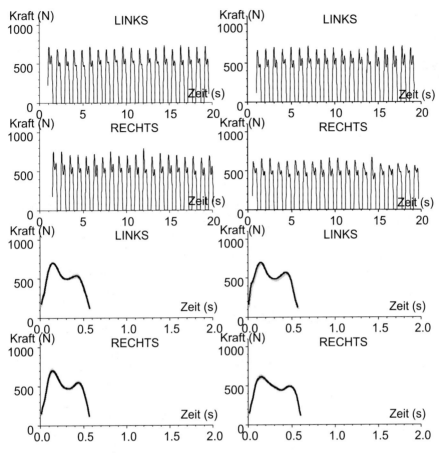

Abb. 12.40 (*Fortsetzung*)

Zu *Abb. 12.40*

Item	Wert li, vor Belastung	Wert re, vor Belastung	Wert li, nach Belastung	Wert re, nach Belastung	Normwerte
Kadenz [Schritte/min]	127		121		90–110
Mittlere Schrittlänge [cm]	71		62		45–70
Ganggeschwindigkeit [km/h]	5,4		4,5		2,8–4,5
Abrolllänge ges.	0,71	0,72	0,61	0,72	0,80
Abrollzeit ges.	0,54	0,53	0,56	0,59	0,67
SD Zeit ges.	0,02	0,01	0,01	0,01	0,027
Variabilität X ges.	8,1	7,6	3,9	10,0	5,8
Variabilität Y ges.	1,7	2,2	1,8	3,0	3,4
Quot. front./ges.	0,62	0,62	0,54	0,62	0,512
Länge MP	0,56	0,58	0,44	0,53	0,58
Variabilität X MP	2,0	2,2	0,8	2,7	1,6
Variabilität Y MP	2,2	2,3	2,2	3,8	4,2
Zeit BP	0,08	0,08	0,11	0,09	0,13
Quotient BP-Zeit	0,15	0,15	0,20	0,15	0,188
Variabilität Y BP	2,1	1,9	1,6	1,5	2,5

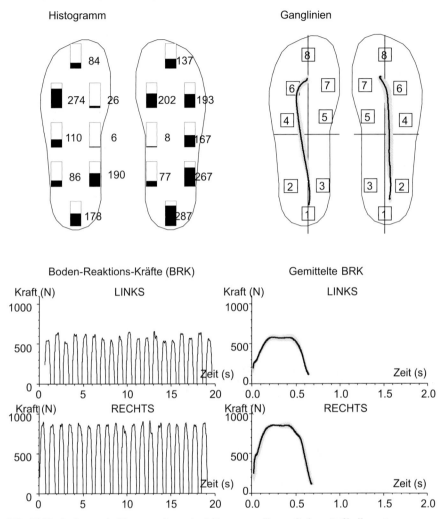

Abb. 12.41. Patient mit Verucca plantaris („Dornwarze") am linken Fußballen. Aussparung der Belastung am linken Fußballen (Histogramm), deutlich geringere und variablere Kraftentwicklung in der Standphase links gegenüber rechts

Zu *Abb. 12.41*

Item	Wert li.	Wert re.	Normwerte
Kadenz [Schritte/min]	108		90–110
Mittlere Schrittlänge [cm]	48		45–70
Ganggeschwindigkeit [km/h]	3,1		2,8–4,5
Abrolllänge ges.	0,80	0,78	0,80
Abrollzeit ges.	0,63	0,66	0,67
SD Zeit ges.	0,02	0,03	0,027
Variabilität X ges.	5,1	7,5	5,8
Variabilität Y ges.	4,0	4,9	3,4
Quot. front./ges.	0,52	0,52	0,512
Länge MP	0,45	0,48	0,58
Variabilität X MP	1,6	2,1	1,6
Variabilität Y MP	6,0	6,9	4,2
Zeit BP	0,14	0,16	0,13
Quotient BP-Zeit	0,22	0,24	0,188
Variabilität Y BP	2,6	2,1	2,5

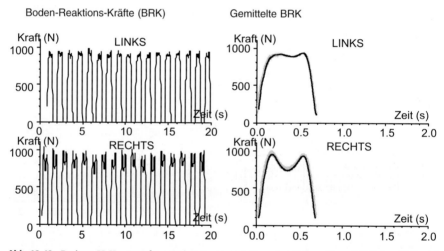

Abb. 12.42. Patient H.K., 66 Jahre. Bei Z.n. Amputation der Zehen 2 und 3 links fehlt auf der linken Seite die physiologische Verlaufsform der Boden-Reaktions-Kräfte, der Mittelfuß übernimmt die Last am Ende der Standphase links, ein zusätzliches „Abdrücken" des Körpers mit dem linken Vorfuß in der Vor-Schwung-Phase fehlt

Item	Wert li.	Wert re.	Normwerte
Kadenz [Schritte/min]	104		90–110
Mittlere Schrittlänge [cm]	75		45–70
Ganggeschwindigkeit [km/h]	4,68		2,8–4,5
Abrolllänge ges.	0,77	0,79	0,80
Abrollzeit ges.	0,68	0,67	0,67
SD Zeit ges.	0,01	0,02	0,027
Variabilität X ges.	6,6	6,4	5,8
Variabilität Y ges.	3,2	2,8	3,4
Quot. front./ges.	0,52	0,45	0,512
Länge MP	0,55	0,48	0,58
Variabilität X MP	2,0	1,8	1,6
Variabilität Y MP	4,5	3,6	4,2
Zeit BP	0,11	0,13	0,13
Quotient BP-Zeit	0,16	0,19	0,188
Variabilität Y BP	1,6	1,5	2,5

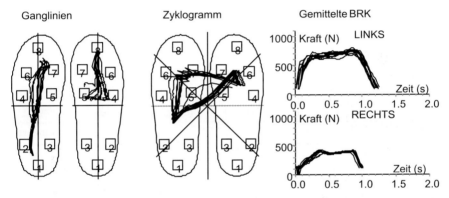

Abb. 12.43. Patientin mit Oberschenkelprothese rechts. Erster Fußkontakt rechts mit dem Mittel-Vorfuß, fehlender Fersenkontakt. Deutlich verzögerte Belastungsantwort rechts. Verkürzte Standphase führt zu deutlichem Hinken rechts

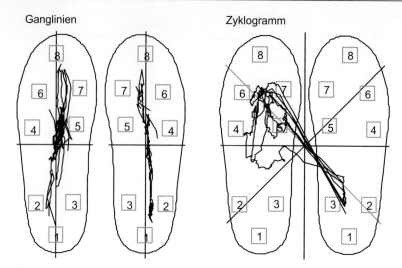

Abb. 12.44. Patient mit Oberschenkelprothese rechts (vgl. Abb. 12.43). Darstellung der Ganglinien und des Zyklogrammes für fünf Gangzyklen. Hier erfolgt der erste Fußkontakt rechts mit der Ferse, dem Patienten ist es lediglich möglich, eine sehr geringe Strecke ohne Unterstützung zu gehen. Die Bipedalphase ist links deutlich kürzer als rechts, der Patient hinkt rechts deutlich

Item	Wert li.	Wert re.	Normwerte
Kadenz [Schritte/min]	30		90–110
Mittlere Schrittlänge [cm]	64		45–70
Ganggeschwindigkeit [km/h]	1,1		2,8–4,5
Abrolllänge ges.	0,49	0,63	0,80
Abrollzeit ges.	3,27	2,22	0,67
SD Zeit ges.	1,20	0,85	0,027
Variabilität X ges.	9,6	5,8	5,8
Variabilität Y ges.	12,3	8,6	3,4
Quot. front./ges.	0,81	0,33	0,512
Länge MP	0,42	0,21	0,58
Variabilität X MP	1,4	0,9	1,6
Variabilität Y MP	9,3	4,7	4,2
Zeit BP	0,38	1,56	0,13
Quotient BP-Zeit	0,11	0,70	0,188
Variabilität Y BP	5,0	13,9	2,5

Anhang

KAPITEL 13

Tabellen, Formeln, Scores

Die nachfolgenden Tabellen 13.1. und 13.2. beziehen sich auf Tabelle 6.4. und 6.5. im Kapitel 6.

Tabelle 13.1. Patienten – Ataxie

Name	Alter	MRT	Diagnose
E. D.	31	Demyelinisierende Läsionen in Crura cerebri, Mesenzephalon und „white matter"	? E. D.
H. S.	59	Links dorsolateraler Medulla-obl.-Infarkt	Laterales Medulla obl. Syndrom
O. E.	55	Zerebelläre Atrophie	Grand-mal-Epilepsie
K. R.	70	–	Chronische Meningoenzephalitis, vorwiegend zerebelläre Manifestation
E. S.	63	Zerebelläre Atrophie	Gangunsicherheit; zerebelläre Atrophie
E. B.	61	Bilateraler paramedianer Hirnstamm-Infarkt, pontomesenzephaler Übergang	Hirnstamminfarkt, bilaterale A.-vertebralis-Verschlüsse
H. S.	46	PICA-Infarkt links	Links zerebellärer Infarkt
S. E.	68	Ohne path. Befund	Pontomesenzephale Enzephalitis
H. W.	65	PICA-Infarkt links	Zerebellärer Infarkt links
M. J.	64	Links zerebellärer Infarkt	Dissektion A. vertebralis links
H. W.	65	Zerebellärer Infarkt (Vermis)	Zerebellärer Infarkt
E. K.	68	Zerebelläre Atrophie	Grand-mal-Epilepsie >30 Jahre
A. H.	29	Ohne path. Befund	Hirnstamm-Enzephalitis
K. G.	78	–	Subakute paraneoplastische Kleinhirndegeneration
A. J.	51	PICA-Infarkt rechts	Rechts zerebellärer Infarkt
K. D.	80	PICA-Infarkt links	Links zerebellärer Infarkt
H. F.	73	PICA-Infarkt links	Dissektion A. vertebralis links
E. T.	59	Zerebelläre Atrophie	? SCA
T. S.	59	Z.n. Entfernung Akustikusneurinom links	Gangunsicherheit
P. Z.	65	Zerebelläre Atrophie, KH-Wurm-Atrophie	OPCA
W. A.	57	Pontozerebelläre Atrophie	OPCA
G. H.	53	Zerebelläre Atrophie	Zerebelläre Atrophie
B. S.	42	Lakunärer Infarkt links zerebellär	Hemiparese-Hemiataxie-Syndrom
K. G.	62	Bilaterale Hirnstamminfarkte	Dissektion A. vertebralis rechts
A. H.	78	Zerebelläre Atrophie	Zerebelläre Atrophie
M. K.	42	Ohne path. Befund	Wernicke-Enzephalopathie
K. M.	89	Zerebellärer lakunärer Infarkt links	Lakunärer zerebellärer Infarkt
R. K.	79	Pontozerebelläre Atrophie	OPCA
H. R.	71	Ohne path. Befund	Hirnstamm-Enzephalitis
K. W.	73	Tumor linker KH-Brücken-Winkel	KH-Brücken-Winkel-Tumor links
H. H.	50	Z.n. Entfernung Akustikus-Neurinom rechts, rechts zerebelläres Hämatom	Zerebelläres Syndrom bei Z.n. KH-Chirurgie

Tabelle 13.1 (*Fortsetzung*)

Name	Alter	MRT	Diagnose
E.K.	64	–	Wernicke-Enzephalopathie
C.K.	69	Links zerebelläre Blutung	Links zerebelläre Blutung
L.S.	81	Rechts zerebellärer Hemisphären-Infarkt	Rechts zerebellärer Infarkt
R.S.	69	Zerebelläre Atrophie	OPCA
A.N.	69	PICA-Infarkt links	Links zerebellärer Infarkt
G.B.	69	Rechts zerebellärer Infarkt	Zerebellärer Infarkt rechts
N.A.	15	Ohne path. Befund	SCA
L.K.	54	Links pontine lakunäre Ischämie	Okklusion A. vertebralis links, Ponsinfarkt
Y.K.	59	Zerebelläre Atrophie	? SCA
F.H.	34	Zerebelläre Atrophie	OPCA
J.S.	55	Zerebelläre Atrophie	OPCA
G.B.	67	Ohne path. Befund	transiente Hirnstammischämien
K.R.	59	Zerebelläre Atrophie	Zerebelläre Atrophie
E.B.	65	Zerebelläre Atrophie	Grand-mal-Epilepsie >50 J.
F.K.	53	Rechts zerebellärer lakunärer Infarkt	Rechts zerebellärer lakunärer Infarkt
H.V.	59	Lakunärer Ponsinfarkt	Partielles Wallenberg-Syndrom
S.K.	69	rechts lateraler Medulla-Infarkt	Wallenberg-Syndrom
H.G.	66	Ohne path. Befund	Reversible ischämische Hirnstammsymptomatik bei dilatativer Arteriopathie
E.M.	49	Zerebelläre Atrophie	Toxisch bedingte zerebelläre Atrophie
H.S.	44	PICA-Infarkt links	Zerebellärer Infarkt links
G.T.	67	Zerebelläre Atrophie	? SCA
E.E.	46	PICA-Infarkt links	Z.n. A. vertebralis-Dissektion links
H.L.	76	Zerebelläre Atrophie	Gangunsicherheit
W.B.	73	Ohne path. Befund	? Paraneoplastische KH-Degeneration
A.S.	57	Bilaterale zerebelläre Infarkte	Z.n. A. vertebralis-Dissektion links
A.H.	60	Ohne path. Befund	Zerebellitis
R.F.	50	Ohne path. Befund	Zerebellitis
H.B.	67	Ohne path. Befund	Wernicke-Enzephalopathie
S.B.	30	Zerebelläre Atrophie	Grand-mal-Epilepsie
M.B.	67	Zerebelläre Atrophie	? SCA
I.H.	53	Zerebelläre Atrophie	Grand-mal-Epilepsie
W.M.	36	Links zerebelläre Hypoplasie	Ataxie-Syndrom
G.L.	55	Zerebelläre Atrophie	Grand-mal-Epilepsie
W.S.	68	–	Gangunsicherheit
V.R.	50	Links zerebellärer Tumor	Links zerebelläre Metastase
M.S.	32	Rechts zerebellärer Infarkt	Rechts zerebellärer Infarkt
A.W.	53	PICA-Infarkt links	Zerebellärer Infarkt links
H.W.	51	Dorsolateraler Medulla-Infarkt links	Wallenberg-Syndrom links
W.K.	80	Ohne path. Befund	Hirnstamm-TIAs
I.W.	57	Rechts zerebelläre Blutung	Rechts zerebelläre Blutung
G.R.	77	Zerebelläre Atrophie	OPCA
D.R.	56	Demyelinisierende Läsionen linker Kleinhirnschenkel	Enzephalomyelitis disseminata (E.D.)
C.B.	22	Demyelinisierende Läsionen inkl. Hirnstamm	E.D.
H.S.	28	Demyelinisierende Läsionen inkl. Hirnstamm	E.D.
R.Z.	41	Demyelinisierende Läsionen inkl. Hirnstamm	E.D.
D.R.	27	Demyelinisierende Läsionen inkl. Hirnstamm	E.D.
J.B.	27	Demyelinisierende Läsionen inkl. Hirnstamm	E.D.
R.S.	34	Demyelinisierende Läsionen inkl. Hirnstamm	E.D.

Tabelle 13.1 (*Fortsetzung*)

Name	Alter	MRT	Diagnose
H. F.	30	Demyelinisierende Läsionen inkl. Hirnstamm	E.D.
R. H.	27	Demyelinisierende Läsionen inkl. Hirnstamm	E.D.

SCA spinozerebelläre Atrophie; *OPCA* olivopontozerebelläre Atrophie; – nicht durchgeführt; *AICA* Arteria cerebelli anterior inferior; *PICA* Arteria cerebelli posterior inferior

Tabelle 13.2. Patienten – Parkinson-Syndrom

Name	Alter	Dx	Rigor	Tremor	Hypoki-nesie	Pulsions-phäno-mene	Krank-heitsdauer [Jahre]	Med.
K.F.	66	P.S.	+	(+)	++	+	4	1(375), 4
H.P.	71	P.S.	+	+	+	+	7	1(375), 3
M.G.	84	P.D.	+	+	+	–	d.n.	1(312), 2
A.H.	82	P.S.	–	(+)	++	+	0,5	1(125), 2, 4
A.S.	77	P.S.	–	+	+	–	0,5	1(250)
H.W.	72	P.S.	–	+	+	+	2	5
R.W.	61	P.D.	+	+	+	–	0,5	1(312)
L.D.	73	P.D.	+	+	+	–	18	1(437), 2
R.K.	70	P.D.	–	–	++	+	12	1(1000), 2
K.L.	55	P.D.	+	+	+	–	d.n.	1(312), 4, 5
F.K.	76	P.D.	(+)	+	+	–	d.n.	1(625), 2
V.P.	49	P.D.	+	+	+	+	11	1(300), 2, 3
G.Z.	66	P.S.+	–	–	+	–	3	1(100)
G.F.	69	P.D.	+	+	+	+	2	1 (375), 2
A.K.	62	P.D.	(+)	–	+	+	3	1 (475), 2
O.M.	75	P.D.	+	–	+	+	1	1(500),2
R.M.	62	P.D.	+	–	+	–	10	1(750), 2, 3, 6
J.K.	75	P.D.	+	–	+	+	4	1(700), 2
H.K.	70	P.D.	+	+	+	–	1	1 (125)
T.T.	70	P.D.	+	+	+	+	5	1(500), 2, 3
A.S.	70	P.S.	+	+	+	–	11	1(300),2
F.S.	64	P.S.	+	–	+	–	1	2, 3
H.H.	79	P.S.	+	–	+	+	d.n.	1 (187), 2
W.O	86	P.D.	+	+	+	–	1	1 (100)
H.E.	76	P.D.	–	+	+	+	d.n.	–
J.W.	66	P.D.	+	–	+	–	8	1 (750), 2, 3
H.S.	74	P.D.	+	+	+	–	5	1(187), 2
E.M.	80	P.D.	+	–	+	+	10	1 (500), 2, Pramipexol
M.O	69	P.S.+	+	+	+	+	d.n.	1 (350), 2, 6
H.G.	79	P.S.	+	–	+	+	3	1 (575)
M.K.	55	P.D.	+	–	+	+	2	1 (300), 2, 6
R.F.	68	P.D.	+	+	+	–	2	1 (400), 2
H.D.	60	P.D.	+	+	+	+	12	1 (550)
A.H.	68	P.S.	+	–	+	+	0,3	1 (312), 2
M.M.	66	P.D.	+	+	–	–	13	1 (600), 2
M.F.	74	P.S.	+	+	+	+	4	1 (287), 2
G.L.	52	P.D.	+	+	+	+	5	1 (750), 2, 3
M.Z.	77	P.D.	+	+	+	+	2	1 (200), 2
W.D.	77	P.S.	+	+	+	+	4	1 (312), 2
F.T.	55	P.S.	+	–	+	–	d.n.	1 (187)
M.F.	79	P.S.+	+	+	+	+	5	1 (500)
C.H.	76	P.D.	+	–	+	+	1	1 (250)
F.L.	80	P.D.	+	+	+	+	5	1 (1125), 2
H.R.	76	P.S.+	+	–	+	+	4	1 (375), 3
G.N.	70	P.S.+	+	+	+	+	4	1 (625), 2, 6
I.S.	66	P.D.	+	+	+	+	4	1 (875)
H.S.	62	P.D.	+	+	+	+	3	1 (750), 3
G.W.	84	P.D.	+	+	+	+	2	1 (375)
L.B.	81	P.D.	+	+	+	+	1	1 (412), 2
A.L.	87	P.S.	+	–	+	+	1	1 (375)
A.E.	74	P.S.	+	–	+	+	4	1 (500), 2

P.S. = Parkinson-Syndrom; *P.D.* = M. Parkinson; *d.n.* = De-novo-Diagnose; Medikation: *1* L-dopa (Dosis in Milligramm); *2* Selegilin; *3* Bromocriptin; *4* Amantadin-HCL; *5* Biperiden; *6* Trihexyphenidyl-HCL.

Berechnung der Ganglinien und Zyklogramme

Legende:
rd_i Originaldaten aus Messung (i=0...16000–1)
mw_i Meßwert berechnet aus Originaldaten (i=0...16000–1)
xl_t x-Koordinate der linken Ganglinie zum Zeitpunkt t (t=0...999)
yl_t y-Koordinate der linken Ganglinie zum Zeitpunkt t (t=0...999)
xr_t x-Koordinate der rechten Ganglinie zum Zeitpunkt t (t=0...999)
yr_t y-Koordinate der rechten Ganglinie zum Zeitpunkt t (t=0...999)
xb_t x-Koordinate des Zyklogramms zum Zeitpunkt t (t=0...999)
yb_t y-Koordinate des Zyklogramms zum Zeitpunkt t (t=0...999)
xs_k x-Koordinate des Sensors k der rechten Ganglinie (k=1–8)
ys_k y-Koordinate des Sensors k der rechten Ganglinie (k=1–8)

Formel 1: Berechnung der Koordinaten der Ganglinien

Die

$$xl_t = \frac{\sum_{k=0}^{7}(-\chi s_{k+1} \cdot mw_{t \cdot 16+k})}{\sum_{k=0}^{7} mw_{t \cdot 16+k}} \quad yl_t = \frac{\sum_{k=0}^{7}(ys_{k+1} \cdot mw_{t \cdot 16+k})}{\sum_{k=0}^{7} mw_{t \cdot 16+k}}$$

wenn

$$\sum_{k=0}^{7} mw_{t \cdot 16+k} \geq Schwellenwert$$

$$xl_1 = 0$$

$$yl_t = 0$$

$$xr_t = \frac{\sum_{k=0}^{7}(-\chi s_{k+1} \cdot mw_{t \cdot 16+k})}{\sum_{k=0}^{7} mw_{t \cdot 16+k}}$$

$$yr_t = \frac{\sum_{k=0}^{7}(-ys_{k+1} \cdot mw_{t \cdot 16+k})}{\sum_{k=0}^{7} mw_{t \cdot 16+k}}$$

wenn

$$\sum_{k=0}^{7} mw_{t \cdot 16+k} \geq Schwellenwert$$

$$xl_t = 0 \qquad yl_t = 0$$

Formel 2: Berechnung der Koordinaten des Zyklogramms

$$xb_t = \frac{\left[(xl_t - \mathit{offset\_shoe}) \cdot \sum_{k=0}^{7} mw_{t \cdot 16+k}\right] + \left[(xr_t + \mathit{offset\_shoe}) \cdot \sum_{k=0}^{7} mw_{t \cdot 16+k}\right]}{\left[\sum_{k=0}^{7} mw_{t \cdot 16+k}\right] + \left[\sum_{k=0}^{7} mw_{t \cdot 16+8+k}\right]}$$

$$yb_t = \frac{\left[yl_t \cdot \sum_{k=0}^{7} mw_{t \cdot 16+k}\right] + \left[yr_t \cdot \sum_{k=0}^{7} mw_{t \cdot 16+8+k}\right]}{\left[\sum_{k=0}^{7} mw_{t \cdot 16+k}\right] + \left[\sum_{k=0}^{7} mw_{t \cdot 16+8+k}\right]}$$

wenn $\left[\sum_{k=0}^{7} mw_{t \cdot 16+k}\right] + \left[\sum_{k=0}^{7} mw_{t \cdot 16+8+k}\right] > 0$

$$xb_t = 0$$

$$yb_t = 0$$

KAPITEL 14

Glossar zur Ganganalyse

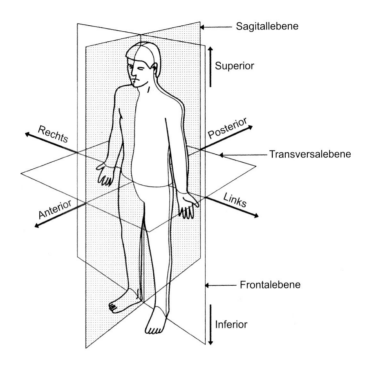

Abduktion. Bewegung einer Extremität von der Mittellinie weg, in der Frontalebene.

Adduktion. Bewegung einer Extremität hin zur Mittellinie, in der Frontalebene.

Anatomische Position. Wird benutzt für anatomische Beschreibungen: Person steht aufrecht, Füße nebeneinander, die Arme seitlich, gerade gestreckt, und die Handflächen nach vorne gerichtet.

Ankylose. Zerstörung eines Gelenks, entweder durch chirurgischen Eingriff oder Krankheit, resultiert in völligem Verlust der Beweglichkeit.

Anterior. In der anatomischen Position nach vorn gerichtet.

Ataxie. Verlust/Störung der Koordination aufgrund Erkrankung des ZNS/PNS.

Athetose. Störung des ZNS, die zu schraubenförmigen unkoordinierten Bewegungen, z. T. mit abnormer Extremitäten-Stellung führt.

Atrophie. Verlust von Muskelmasse.

Belastungsantwort. Zeitraum während der Standphase des Gangzyklus zwischen erstem Fußkontakt und Verlassen des Bodens des kontralateralen Fußes.

Beugekontraktur. Deformität, bei der durch Kontraktion von Bindegewebe in einem Gelenk keine vollständige Streckung erreicht werden kann.

Biofeedback. Rückkopplung einer Muskelanspannung oder Gelenkposition über ein akustisches oder optisches Signal, so daß eine sofortige Korrektur durch die ausführende Person möglich wird.

Bipedalzeit (siehe Doppelunterstützungszeit). Phase im Gangzyklus, während der beide Füße den Boden berühren, ein Fuß in Belastungsantwort und der andere in der Vor-Schwungphase.

Boden-Reaktions-Kraft. Die aufwärts gerichtete Kraft, die der Boden auf den Fuß ausübt, als Antwort auf die abwärts gerichtete Kraft, die der Fuß auf den Boden ausübt.

Coxa vara. Abnorme Gelenkstellung des oberen Femurs, verursacht eine zu stark horizontale Ausrichtung des Femurhalses.

Distal. Entfernt vom Rumpf, bezieht sich auf die Extremitäten.

Doppelunterstützungszeit (siehe Bipedalzeit). Phase im Gangzyklus, während der beide Füße den Boden berühren, ein Fuß in Belastungsantwort und der andere in der Vor-Schwungphase.

Dorsal. Die rückwärtige Fläche, z. B. an Hand oder Fuß.

Dorsalflexion. Bewegung zur rückwärtigen Seite hin.

Einzelunterstützungsphase (siehe Monopedalphase). Zeitraum während des Gangzyklus, während dessen nur ein Fuß mit dem Boden in Kontakt ist synchron zur kontralateralen Schwungphase.

Elektrogoniometer. Gerät, das über einem Gelenk befestigt wird und ein kontinuierliches Signal aussendet, das den Gelenkwinkel beschreibt.

Elektromyogramm (EMG). Aufzeichnung der elektrischen Muskelaktivität.

Ende der Schwungphase. Zeitraum während der Schwungphase des Gangzyklus, beginnend mit dem Zeitpunkt, zu welchem das Schienbein exakt vertikal steht und endend mit dem folgenden ersten Fußkontakt mit dem Boden.

Ende der Standphase. Zeitraum während der Standphase des Gangzyklus zwischen Anheben der ipsilateralen Ferse und dem kontralateralen ersten Fußkontakt.

Erster Fußkontakt. Teil des Gangzyklus, bei dem es zum ersten Kontakt zwischen Fuß und Boden kommt, beim Gesunden durch die Ferse ausgeführt. Kennzeichnet den Übergang von Schwung- zu Standphase.

Eversion. Auswärtsdrehung bezogen auf die Längsachse des Fußes, Anheben des Fußaußenrandes.

Extension. Streckung eines Gelenkes.

Flexion. Beugung eines Gelenkes.

Frontalebene. Ebene parallel zur Stirnfläche (frons = Stirn), z.B. durch die Körpermitte. Teilt den Körper in vorn und hinten liegende Anteile.

Gang. Die Art oder der Stil zu gehen.

Gangbasis. Der Seit-zu-Seit-Abstand beider Füße beim Gehen.

Gangdeterminanten. Sechs Strategien, die zu einer Minimierung des Energieverbrauchs beim normalen Gehen gebraucht werden.

Gangzyklus. Bewegungsablauf und Zeit zwischen zwei aufeinanderfolgenden, identischen Bein- und Fußpositionen.

Hallux. Großzehe (Digitus I).

Hallux valgus. Deformität der Großzehe mit Abweichung zum Fußaußenrand (Valgusstellung im Metatarsophalangealgelenk).

Heelstrike (engl.). Beim ersten Fußkontakt zwischen der Ferse und dem Boden auftretende Kraft.

Hemiparese. Unvollständige Lähmung einer Körperhälfte.

Hemiplegie. Vollständige Lähmung einer Körperhälfte.

Inferior. Untenliegend. Gegenteil: Superior.

Initiale Schwungphase. Zeitraum während der Schwungphase des Gangzyklus, beginnend mit dem Verlassen des Bodens durch das Schwungbein und endend mit dem Moment des Vorbeischwingens des Schwungbeins am Standbein.

Inversion. Einwärtsdrehung des Fußes entlang seiner Längsachse. Anheben des Fußinnenrandes.

Kadenz. Anzahl von Schritten in einer bestimmten Zeit, üblicherweise in 1/Minute.

Kaudal. „Zum Schwanz gerichtet", in der anatomischen Position nach unten gerichtet.

Klonus. Ruckartige Muskelkontraktion, Ausdruck gesteigerter Muskeleigenreflexe bei Pyramidenbahnläsionen.

Kongenitale Hüftgelenkluxation. Angeborene Störung, bei welcher der Hüftkopf nicht korrekt in der Hüftpfanne verankert ist.

Kontraktur. Verringerung des Bewegungsumfangs eines Gelenks, verursacht durch Einengung durch unelastisches Bindegewebe.

Lateral. Von der Mittellinie des Körpers nach außen gerichtet.

Medial. Zur Körpermittellinie gerichtet.

Medianebene. Die Sagittalebene durch die Mittellinie des Körpers, den Körper in eine linke und rechte Hälfte teilend.

Metatarsalgie. Schmerz im Bereich der Metatarsalköpfe.

Mittelfuß. Die fünf Tarsalknochen: Os naviculare, Os cuboideum, Ossa cuneiformia mediale, intermedium und laterale.

Mittlere Schwungphase. Zeitraum während der Schwungphase des Gangzyklus, beginnend mit dem Moment des Vorbeischwingens des Schwungbeins am Standbein und endend mit dem Zeitpunkt, an welchem das Schienbein exakt vertikal steht.

Mittlere Standphase. Zeitraum während der Standphase des Gangzyklus beginnend mit dem Verlassen des Bodens des kontralateralen Fußes und endend mit dem Anheben der ipsilateralen Ferse.

Moment, Kraftmoment. Produkt aus Kraft und Radius an einem Hebel.

Monopedalphase (siehe Einzelunterstützungsphase). Zeitraum während des Gangzyklus, während dessen nur ein Fuß mit dem Boden in Kontakt ist synchron zur kontralateralen Schwungphase.

Paralyse. Verlust der Fähigkeit, einen Muskel willkürlich zu kontrahieren.

Paraplegie. Lähmung beider Beine.

Parese. Teilweise Lähmung.

Plantarflexion. Bewegung des Fußes in Richtung Fußsohle.

Plegie. Vollständige Lähmung.

Posterior. Hinten liegend.

Pronation. Unterarm: Einwärtsdrehung, Fuß: Kombination aus Eversion, Dorsalflexion und Vorfußabduktion.

Propriozeption. Unbewußte Rückmeldung über die Gelenkposition und Kraft in Bändern und Sehnen.

Proximal. Nahe am Rumpf liegend.

Rückfuß. Talus und Calcaneus.

Sagittalebene. Parallelebene senkrecht zur Stirnebene (sagitta = Pfeil), Ebene, die den Körper wie ein Pfeil von vorne nach hinten durchdringt.

Schrittlänge. Die Strecke, die sich ein Fuß vor den anderen bewegt im Verlauf eines Gangzyklus.

Spastik. Unwillkürlicher abnorm erhöhter Muskelwiderstand gegen Dehnung.

Standphase. Der Teil des Gangzyklus einer Seite, während dessen sich der Fuß auf dem Boden befindet.

Standzeit. Dauer der Standphase, beginnend mit dem erstem Fußkontakt und endend mit dem Verlassen des Bodens durch den Fuß.

Stride length (engl.). Doppelschrittlänge.

Superior. Oben liegend. Gegenteil: Inferior.

Supination. Unterarm: Auswärtsdrehung. Fuß: Inversion, Plantarflexion und Vorfußadduktion

Tetraparese. Teilweise Lähmung beider Arme und Beine.

Tetraplegie. Komplette Lähmung beider Arme und Beine.

Tonus. Passiver Widerstand bei Gelenkbewegung, vor allem durch die Muskulatur bewirkt.

Transversalebene. Teil den Körper in obere und untere Teile.

Valgus. Gelenkstellung, bei der das distale Segment von der Mittellinie nach außen abweicht.

Varus. Gelenkstellung, bei der das distale Segment von der Mittellinie nach innen abweicht.

Ventral. Die vorn gelegene Fläche.

Vorfuß. Die fünf Metatarsalknochen und Zehen.

Vor-Schwungphase. Zeitraum während der Standphase des Gangzyklus beginnend mit dem kontralateralen ersten Fußkontakt und endend mit dem Verlassen des Bodens durch den ipsilateralen Fuß.

Zentrum des Drucks (Center of pressure). Der Punkt unterhalb des Fußes, durch den die Boden-Reaktions-Kraft wirkt.

Zentrum der Schwerkraft (Center of gravity). Bei mechanischen Berechnungen der Punkt innerhalb eines Objekts, an dem angenommen werden kann, dass dort die Masse des Objekts konzentriert ist.

Zerebelläre Ataxie. Ataxie durch Erkrankung des Kleinhirns.

Zerebralparalyse (infantile). Neurologische Erkrankung mit Spastik und Koordinationsstörung, verursacht durch perinatale Hirnschädigung.

Zykluszeit. Die für einen vollständigen Gangzyklus benötigte Zeit.

KAPITEL 15

Literatur

Achiron A, Ziv I, Goren M, Goldberg H, Zoldan Y, Sroka H, Melamed E (1993) Primary progressive freezing gait. Mov Disord 8:293–297
Adams RD, Fischer CM, Hakim S, Ojemann RG, Sweet WH (1965) Symptomatic occult hydrocephalus with „normal" cerebrospinal fluid pressure. N Engl J Med 273:117–126
Alexander NB (1994) Postural control in older adults. J Am Geriatr Soc 42:93–108
Altenburger H (1973) Elektrodiagnostik. In: Bumke O, Förster O (Eds) Handbuch der Neurologie, Allg. Neurologie III. Berlin, Springer 968–1019
Ambani LM, Van Woert MH (1973) Start hesitation: a side effect of long-term L-dopa therapy. J Engl Med 288:1113–1115
Aminoff MJ (1972) Acanthocytosis and neurological disease. Brain 95:749–760
Anderson NE, Rosenblum MK, Graus F et al (1988) Autoantibodies in paraneoplastic syndromes associated with small-cell lung cancer. Neurology 38:1391–1398
Andriacchi TP, Ogle JA, Galante JO (1977) Walking speed as a basis for normal and abnormal gait measurements. J Biomech 10:261–268
Ashby P (1989) Discussion I. In: Emre M, Benecke R (Eds) Spasticity. The current status of research and treatment. Carnfoth: Parthenon Publishing Group 68–69
Assaiante C, Thomachot B, Aurenty R (1993) Hip stabilization and lateral balance control in toddlers during the first four months of autonomous walking. Neuroreport 4:875–878
Atchison PR, Thompson PD, Frackowiak RSJ, Marsden CD (1993) The syndrome of gait ignition failure: A report of six cases. Mov Disord 8:285–292
Auburger G, Diaz GO, Capote RF, Sanchez SG, Perez MP, del Cueto ME, Meneses MG, Farrall M, Williamson R, Chamberlain S et al (1990) Autosomal dominant ataxia: genetic evidence for locus heterogeneity from a Cuban founder-effect population. Am J Hum Genet 46:1163–1177
Babikian V, Ropper AH (1987) Binswanger's disease: a review. Stroke 18:2–12
Bäzner H, Oster M, Daffertshofer M, Hennerici M (2000). Assessment of gait in subcortical vascular encephalopathy through computerized analysis – a cross-sectional and longitudinal study. J Neurol, in press
Bäzner H, Oster M, Hennerici M (1996). Quantitative gait analysis in 215 patients with cerebellar ataxia, Parkinson's disease and Subcortical Vascular Encephalopathy with Computerdynography (CDG). Mov Disord 11 Suppl. 1:96
Baker SP, Harvey AH (1985) Fall injuries in the elderly. Clinics in Geriatrical Medicine 1:501–508
Baloh RW, Yue Q, Socotch TM, Jacobson KM (1995) White matter lesions and disequilibrium in older people. I. Case-control comparison. Arch Neurol 52:970–974
Barbeau A (1976) Six years of high level L-dopa therapy in severely akinetic parkinsonian patients. Arch Neurol 33:333–338
Bathien N, Rondot P, Toma S (1980) Inhibition and synchronisation of tremor induced by a muscle twitch. J Neurol Neurosurg Psychiatry 43:713–718
Belal S, Cancel G, Stevanin G, Hentati F, Khati C, Ben Hamida C, Auburger G, Agid Y, Ben Hamida M, Brice A (1994) Clinical and genetic analysis of a Tunisian family with autosomal dominant cerebellar ataxia type 1 linked to the SCA2 locus. Neurology 44:1423–1426
Bendall MJ, Bassey EJ, Rearson MB (1989) Factors affecting walking speed of elderly people. Age & Ageing 18:327–332
Bennett DA, Wilson RS, Gilley DW, Fox JH (1990) Clinical diagnosis of Binswanger's disease. J Neurol Neurosurg Psychiatry 53:961–965

Benomar A, Krols L, Stevanin G, Cancel G, LeGuern E, David G, Ouhabi H, Martin JJ, Durr A, Zaim A et al (1995) The gene for autosomal dominant cerebellar ataxia with pigmentary macular dystrophy maps to chromosome 3p12–p21.1. Nat Genet 10:84–88

Benomar A, Le Guern E, Durr A, Ouhabi H, Stevanin G, Yahyaoui M, Chkili T, Agid Y, Brice A (1994) Autosomal-dominant cerebellar ataxia with retinal degeneration (ADCA type II) is genetically different from ADCA type I. Ann Neurol 5:439–444

Berger W, Horstmann G, Dietz V (1988) Spastic paresis: Impaired spinal reflexes and intact motor programs. J Neurol Neurosurg Psychiatry 51:568–571

Berger W, Quintern J, Dietz V (1985) Stance and gait perturbations in children: developmental aspects of compensatory mechanisms. Electroencephalogr Clin Neurophysiol 61:385–395

Berger W, Horstmann G, Dietz V (1984a) Tension development and muscle activation in the leg during gait in spastic hemiparesis: independence of muscle hypertonia and exaggerated stretch reflexes. J Neurol Neurosurg Psychiatry 47:1029–1033

Berger W, Altenmueller E, Dietz V (1984b) Normal and impaired development of children's gait. Hum Neurobiol 3:163–170

Blake AJ, Morgan K, Bendall MJ et al (1988) Falls by elderly people at home: prevalence and associated factors. Age & Ageing 17:365–372

Blanchet PJ, Konitsiotis S, Chase TN (1998) Amantadine reduces levodopa-induced dyskinesias in parkinsonian monkeys. Mov Disord 13:798–802

Blin O, Ferrandez AM, Serratrice G (1990) Quantitative analysis of gait in Parkinson patients: increased variability of stride length. J Neurol Sci 98: 91–97

Bohannon RW (1987) Gait performance of hemiparetic stroke patients: selected variables. Arch Phys Med Rehabil 68:777–781

Boroojerdi B, Ferbert A, Foltys H, Kosinski CM, Noth J, Schwarz M (1999) Evidence for a non-orthostatic origin of orthostatic tremor. J Neurol Neurosurg Psychiatry 66: 284–288

Boyce WJ, Vessey MP (1988) Habitual physical inertia and other factors in relation to risk of fracture of the proximal femur. Age & Ageing 17:319–327

Bradley WG Jr, Whittemore AR, Watanabe AS, Davis SJ, Teresi LM, Homyak M (1991) Association of deep white matter infarction with chronic communicating hydrocephalus: implications regarding the possible origin of normal-pressure hydrocephalus. Am J Neuroradiol 12:31–39

Brandt I (1983) Griffith-Entwicklungsskalen zur Beurteilung in den ersten beiden Lebensjahren. Beltz Verlag, Weinheim

Britton TC, Thompson PD, van der Kamp W, Rothwell JC, Day BL, Findley LJ, Marsden CD (1992) Primary orthostatic tremor: further observations in six cases. J Neurol 239:209–217

Brocklehurst JC, Robertson D, James-Groom P (1982) Clinical correlates of sway in old age – sensory modalities. Age & Ageing 11:1–10

Brocklehurst JC, Carty MH, Leeming JT, Robinson JM (1978) Medical screening of old people accepted for residential care. Lancet 2:141–143

Brown P, Steiger MJ (1996) Basal ganglia gait disorders. In Bronstein AM, Brandt T, Woollacott M (Eds) Clinical disorders of balance, posture and gait. London, Sydney, Auckland, Arnold 156–167

Brown P, Thompson PD, Rothwell JC et al (1991) Axial myoclonus of propriospinal origin. Brain 114:197–214

Browne DL, Gancher ST, Nutt JG, Brunt ER, Smith EA, Kramer P, Litt M (1994) Episodic ataxia/myokymia syndrome is associated with point mutations in the human potassium channel gene, KCNA1. Nat Genet 8:136–140

Bruns L (1892) Über Störungen des Gleichgewichts bei Stirnhirntumoren. Dtsch Med Wschr 18:138–140

Burke D, Ashby P (1972) Are spinal „presynaptic" inhibitory mechanisms suppressed in spasticity? J Neurol Sci 15:321–326

Burnett CN, Johnson EW (1971a) Development of gait in childhood. Part I: Method. Developmental Medicine and Child Neurology 13:196–206

Burnett, CN, Johnson EW (1971b) Development of gait in childhood. Part II. Developmental Medicine and Child Neurology 13:207–215

Bussel B, Roby-Brami A, Azouvi P et al (1988) Myoclonus in a patient with spinal cord transection: possible involvement of a spinal stepping generator. Brain 111:1235–1245

Camicioli R, Howieson D, Lehman S, Kaye J (1997) Talking while walking: The effect of a dual task in aging and Alzheimer's disease. Neurology 48:955–958

Campbell AJ, Borrie MJ, Spears GF et al (1990) Circumstances and consequences of falls experienced by a community population 70 years and over during a prospective study. Age & Ageing 19:136-141

Campbell AJ, Borrie MJ, Spears GF (1989) Risk factors for falls in a community-based prospective study of people 70 years and older. J Gerontol 44:M 112-117

Campbell AJ, Reinken J, Allan BC, Martinez GS (1981) Falls in old age: a study of frequency and related clinical factors. Age & Ageing 10:264-270

Campuzano V, Montermini L, Moltò MD, Pianese L, Cossee M, Cavalcanti F, Monros E, Rodius F, Duclos F, Monticelli A, et al (1996) Friedreich's ataxia: Autosomal recessive disease caused by an intronic GAA triplet repeat expansion. Science 271:1423-1427

Caplan LR (1995) Binswanger's disease-revisited. Neurology 45:626-633

Caplan LR, Schoene WC (1978) Clinical features of subcortical arteriosclerotic encephalopathy (Binswanger disease) Neurology 28:1206-1215

Casmiro M, d'Alessandro R, Cacciatore FM, Daidone R, Calbucci F, Lugaresi E (1989) Risk factors for the syndrome of ventricular enlargement with gait apraxia (idiopathic normal pressure hydrocephalus): a case-control study. J Neurol Neurosurg Psychiatry 52:847-852

Chamberlain S, Shaw J, Rowland A, Wallis J, South S, Nakamura Y, von Gabain A, Farrall M, Williamson R (1988) Mapping of mutation causing Friedreich's ataxia to human chromosome 9. Nature 334:248-250

Chang DM, Yu YL, Ng HK, Leung SY, Fong KY (1992) Vascular pseudoparkinsonism. Acta Neurol Scand 86:588-592

Chen HS, Pellegrini JW, Aggarwal SK, Lei SZ, Warach S, Jensen FE, Lipton SA (1992) Open-channel block of N-methyl-D-aspartate (NMDA) responses by memantine: therapeutic advantage against NMDA receptor-mediated neurotoxicity. J Neurosci 12:4427-4436

Chodera JD (1974) Analysis of gait from footprints. Physiotherapy 60:179-181

Cody FWJ, Richardson HC, MacDermott N, Ferguson IT (1987) Stretch and vibration reflexes of wrist flexor muscles in spasticity. Brain 110:433-450

Conrad B, Benecke R, Carnehl J, Höhne J, Meinck HM (1983) Pathophysiological aspects of human locomotion. Adv Neurol 39:717-726

Cook T, Cozzens B (1976) Human solutions for locomotion. III. The initiation of gait. In: Herman RM, Grillner S, Stein PSG, Stuart DG (Eds) Neural control of locomotion. New York-London, Plenum Press 65-76

Cooper C, Barker DJ, Morris J, Briggs RS (1987) Osteoporosis, falls and age in fracture of the proximal femur. BMJ 295:13-15

Craik RK, Dutterer LA, Riggle CL (1992) A comparison of walking patterns between young and older men. In: Woollacott M, Horak F (Eds) Posture and gait: Control mechanisms. Eugene, University of Oregon Books Vol II:243-246 (1240)

Craik RL, Herman R, Finley FR (1976) Human solutions for locomotion. II. Interlimb coordination. In: Herman RM, Grillner S, Stein PSG, Stuart DG (Eds) Neural control of locomotion. New York-London, Plenum Press 51-64

Creasey H, Rapoport SI (1985) The aging human brain. Ann Neurol 17:2-10

Creditor MC (1993) Hazards of hospitalization of the elderly. Ann Int Med 118:219-223

Crilly RG, Willems DA, Trenholm KJ et al (1989) Effect of exercise on postural sway in the elderly. Gerontology 35:137-143

Critchley M (1949) On senile disorders of gait, including the so-called „senile paraplegia". Geriatrics 3:364-370

Critchley M (1929) Arteriosclerotic parkinsonism 52:23-83

Crossman AR, Sambrook MA, Jackson A (1984) Experimental hemichorea/hemiballismus in the monkey: studies on the intracerebral site of action in a drug-induced dyskinesia. Brain 107:579-596

Cummings JL (1994). Vascular subcortical dementias: clinical aspects. Dementia 5:177-180

Curran T, Lang AE (1994) Parkinsonian syndromes associated with hydrocephalus: Case reports, a review of the literature, and pathophysiological hypotheses. Mov Disord 9:508-520

Delwaide PJ, Pepin JL, Maertens de Noordhout A (1993) The audiospinal reaction in parkinsonian patients reflects functional changes in reticular nuclei. Ann Neurol 33:63-69

Delwaide PJ, Pepin JI, Maertens de Noordhout A (1991) Short-latency autogenic inhibition in patients with parkinsonian rigidity. Ann Neurol 30:83-89

Delwaide PJ, Delmotte P (1989) Comparison of normal senile gait with parkinsonian gait. In: Calne DB, Gripa D, Comi G, Horowski R, Trabucchi M (Eds) Parkinsonism and aging. New York, Raven Press 229-237

Delwaide PJ (1973) Human monosynaptic reflexes and presynaptic inhibition. An interpretation of spastic hyperreflexia. In: Desmedt J (Ed) New developments in electromyography and clinical neurophysiology, Vol. 3. Basel, Karger 508-522

Denny-Brown D (1960) Diseases of the basal ganglia: their relation to disorders of movement. Lancet ii:1099-1105

Denny-Brown D (1958) The nature of apraxia. J Nerv Ment Dis 126:9-31

Deuschl G, Lücking CH, Quintern J (1987) Orthostatischer Tremor: Klinik, Pathophysiologie und Therapie. Z EEG EMG 18:13-19

Dichgans J, Diener HC (1985) Postural ataxia in late atrophy of the cerebellar anterior lobe and its differential diagnosis. In: Igarashi M, Black FO (Eds) Vestibular and visual control of posture and locomotor equilibrium. Basel: Karger 282-89

Dichgans J, Mauritz KH, Allum JHJ, Brandt T (1976) Postural sway in normals and ataxic patients. Aggressologie 17c:15-24

Dick JPR, Rothwell JC, Berardelli A, Thompson PD, Gioux M, Benecke R, Day BL, Marsden CD (1986) Associated postural adjustments in Parkinson's disease. J Neurol Neurosurg Psychiatry 49:1378-1385

Diehl RR, Schneider U, Konietzko M, Hennerici M (1992) Quantitative analysis of gait in neurological gait disorders. In: Woollacott M, Horak F (Eds) Posture and gait: Control mechanisms. Eugene, University of Oregon Books Vol II:47-50

Diehl RR, Hennerici M (1990) Quantitative analysis of gait patterns in neurological disorders. In: Brandt T et al (Eds) Disorders of posture and gait. Stuttgart, Thieme 354-357

Diener HC, Dichgans J (1996) Cerebellar and spinocerebellar gait disorders. In: Bronstein AM, Brandt T, Woollacott M (Eds) Clinical disorders of balance, posture and gait. London, Sydney, Auckland, Arnold 147-155

Diener HC, Dichgans J, Guschlbauer B, Bacher M, Rapp H, Klockgether T (1992) The coordination of posture and voluntary movement in patients with cerebellar dysfunction. Mov Disord 7:14-22

Diener HC, Mueller A, Thron A, Poremba M, Dichgans J, Rapp H (1986) Correlation of clinical signs with CT findings in patients with cerebellar disease. J Neurol 233:5-12

Diener HC, Dichgans J, Guschlbauer B, Mau H (1984) The significance of proprioception on postural stabilization as assessed by ischemia. Brain Res 296:103-109

Diener HC, Dichgans J, Bacher M, Guschlbauer B (1984) Improvement of ataxia in late cortical cerebellar atrophy through alcohol abstinence. J Neurol 231:258-262

Diener HC, Dichgans J, Bacher M, Hulser J, Liebich H (1983) Mechanisms of postural ataxia after intake of alcohol. Z Rechtsmed 90(3):159-65

Dieterich M, Brandt T (1993) Thalamic infarctions: Differential effects on vestibular function in the roll plane (35 patients). Neurology 43:1732-1740

Dieterich M, Brandt T (1992) Which thalamic infarctions cause postural imbalance? In: Woollacott M, Horak F (Eds) Posture and gait: Control mechanisms. Eugene, University of Oregon Books Vol II:51-54

Dietz V (1996) Spastic gait disorder. In: Bronstein AM, Brandt T, Woollacott M (Eds) Clinical disorders of balance, posture and gait. London, Sydney, Auckland, Arnold 168-176

Dietz V, Colombo G, Jensen L, Baumgartner L (1995) Locomotor capacity of spinal cord in paraplegic patients. Ann Neurol 37:574-582

Dietz V (1992) Human neuronal control of automatic functional movements: interaction between central programs and afferent input. Physiol Rev 72:33-69

Dietz V (1987) Role of peripheral afferents and spinal reflexes in normal and impaired human gait. Rev Neurol 143:241-254

Dietz V, Quintern J, Sillem M (1987) Stumbling reactions in man: significance of proprioceptive and pre-programmed mechanisms. J Physiol 386:149-163

Dietz V, Ketelsen UP, Berger W, Quintern J (1986) Motor unit involvement in spastic paresis. Relationship between leg muscle activation and histochemistry. J Neurol Sci 75:89-103

Dietz V, Quintern J, Berger W, Schenck E (1985) Cerebral potentials and leg muscle e.m.g. responses associated with stance perturbation Exp Brain Res 57:348-354

Dietz V, Berger W (1984) Interlimb coordination of posture in patients with spastic paresis. Impaired function of spinal reflexes. Brain 107:965-978

Dietz V, Quintern J, Berger W (1981) Electrophysiological studies of gait in spasticity and rigidity. Evidence that altered mechanical properties of muscle contribute to hypertonia. Brain 104:431-449

Dietz V, Schmidtbleicher D, Noth J (1979) Neuronal mechanisms of human locomotion. J Neurophysiol 42:1212–1222

Dietz V, Noth J (1978) Spinal stretch reflexes of triceps surae in active and passive movements. J Physiol (London) 284:180–181

Downton JH (1996) Falls in the elderly: a clinical view. In: Bronstein AM, Brandt T, Woollacott M (Eds) Clinical disorders of balance, posture and gait. London, Sydney, Auckland, Arnold 326–341

Downton JH, Andrews K (1991) Prevalence, characteristics and factors associated with falls among the elderly living at home. Aging (Milano) 3(3):219–228

Downton JH, Andrews K (1990) Postural disturbance and psychological symptoms amongst elderly people living at home. Int J Geriatr Psychiatry 5:93–98

Duncan PW, Studenski S, Chandler J, Prescott B (1992) Functional reach: predictive validity in a sample of elderly male veterans, J Gerontol 47:M93–98

Duvoisin RC (1984) An apology and an introduction to the olivopontocerebellar atrophy. In: Duvoisin RC, Plaitakis A (Eds) The olivopontocerebellar atrophies. New York, Raven Press: 5–12

Duysens J, Van de Crommert HWAA (1998). Neural control of locomotion; Part 1: the central pattern generator from cats to humans. Gait and Posture 7:131–141

Earnest MP, Fahn S, Karp JH, Rowland LP (1974) Normal pressure hydrocephalus and hypertensive cerebrovascular disease. Arch Neurol 31:262–266

Ebersbach G, Dimitrijevic MR, Poewe W (1995) Influence on concurrent task on gait: a dual-task approach. Perceptual and Motor Skills 81: 107–113

Eckert A, Förstl, H, Zerfass R, Oster M, Müller WE, Hennerici M (1998) Changes of intracellular calcium regulation in Alzheimer's disease and vascular dementia. J Neurol Transm Suppl 54:201–210

Eddy TP (1973) Deaths from falls and fractures. Comparison of mortality in Scotland and United States with that in England and Wales. Br J Prev Soc Med 27:247–254

Edström L (1970) Selective changes in the size of red and white muscle fibres in upper motor lesions and Parkinsonism. J Neurol Sci 11:537–550

Eidelberg E, Walden JG, Nguyen P (1981) Locomotor control in Macaque monkeys. Brain 104:647–663

Elble RJ (1996) Central mechanisms of tremor. J Clin Neurophysiol 13:133–144

Elble RJ, Cousins R, Leffler K, Hughes L (1996) Gait initiation by patients with lower-half parkinsonism. Brain 119:1705–1716

Elble RJ (1995) Control of posture and locomotion. Seminar American Academy of Neurology, Seattle

Elble RJ, Moody C, Leffler K, Sinha R (1994) The initiation of normal walking. Mov Disord 9:139–143

Elble RJ, Hughes L, Higgins C (1992) The syndrome of senile gait. J Neurol 239:71–75

Elble RJ, Sienko-Thomas S, Higgins C, Colliver J (1991) Stride-dependent changes in gait of older people. J Neurol 238:1–5

Enevoldson TP, Sanders MD, Harding AE (1994) Autosomal dominant cerebellar ataxia with pigmentary macular dystrophy. A clinical and genetic study of eight families. Brain 117:445–460

Estanol BV (1982) Gait apraxia in communicating hydrocephalus. J Neurol Neurosurg Psychiatry 44:305–308

Factor SA, Molho ES, Brown DL (1998). Acute delirium after withdrawal of amantadine in Parkinson's disease. Neurology 50:1456–1458

Felson DT, Anderson JJ, Hannan MT et al (1989) Impaired vision and hip fracture. The Framingham study. J Am Ger Soc 37:495–500

Fernie GR, Gryfe CI, Holliday PJ, Llewellyn A (1982) The relationship of postural sway in standing to the incidence of falls in geriatric subjects. Age & Ageing 11:11–16

Fernie GR, Holliday PJ (1978) Postural sway in amputees and normal subjects. J Bone Joint Surg 60 A:895–898

Ferrandez AM, Pailhous J, Serratrice G (1989) A methodologic approach to studying the effects of age and disease on the spatiotemporal properties of ambulation. In: Munsat T (Ed). Quantification of neurologic deficit. Boston-London-Singapore-Sydney-Toronto-Wellington, Butterworths 119–127

Ferrandez AM, Pailhous J, Serratrice G (1988) Locomotion in the elderly. In: Amblard B, Berthoz A, Clarac F (Eds) Posture and gait: development, adaption and modulation. Amsterdam-New York-Oxford, Elsevier Science Publ 115–124

Fife D, Rappaport E (1987) What role do injuries play in the deaths of old people? Accid Anal Prev 19
Fink JK, Wu CT, Jones SM, Sharp GB, Lange BM, Lesicki A, Reinglass T, Varvil T, Otterud B, Leppert M (1995) Autosomal dominant familial spastic paraplegia: tight linkage to chromosome 15q. Am J Hum Genet 56:188-192
Finley FR, Cody KA, Finizie RA (1969) Locomotion patterns in elderly women. Arch Phys Med Rehab 50:140-146
Finsen V (1988) Improvements in general health among the elderly: a factor in the rising incidence of hip fractures? J Epid Comm Health 42:200-203
Fisher CM (1989) Binswanger's encephalopathy: a review. J Neurol 236:65-79
Fisher CM (1982) Hydrocephalus as a cause of disturbances of gait in the elderly. Neurology 32:1358-1363
Fisher CM (1977) The clinical picture in occult hydrocephalus. Clin Neurosurg 24:270-284
Fisher CM (1965) Lacunes: small, deep cerebral infarcts. Neurology 15:774-784
Fitzgerald PM, Jancovic J (1991) Orthostatic tremor: an association with essential tremor. Mov Disord 1991:60-64
Flanigan K, Gardner K, Alderson K, Galster B, Otterud B, Leppert MF, Kaplan C, Ptacek LJ (1996) Autosomal dominant spinocerebellar ataxia with sensory axonal neuropathy (SCA4): clinical description and genetic localization to chromosome 16q22.1. Am J Hum Genet 59:392-399
Folstein MF, Folstein SE, McHugh PR (1975) „Mini-mental state". A practical method for grading the cognitive state of patients for the clinician. J Psychiatry Res 2:189-198
Förstl H, Howard R, Levy R (1991) Binswanger's clinical and neuropathological criteria for „Binswanger's disease". J Neurol Neurosurg Psychiatry 54:1122-1123
Forssberg H (1992). Evolution of plantigrade gait: Is there a neuronal correlate? Dev Med Child Neurol. 34:920-925
Forssberg H (1985) Ontogeny of human locomotor control I. Infant stepping, supported locomotion and transition to independent locomotion. Exp Brain Res 57:480-493
Forssberg H, Johnels B, Steg G (1984) Is parkinsonian gait caused by a regression to an immature walking pattern? Adv Neurol 40:375-379
Freund HJ (1992) The apraxias. In: Asbury AK, McKhann GM, Mc Donald WI: Diseases of the Nervous System. Clinical Neurobiology, Vol. II. Wiley, Chichester 751-767
Freund HJ (1987) Abnormalities of motor behaviour after cortical lesions in humans. In: Plum F: Handbook of Physiology, Section 1, Vol. V/2. American Physiology Society, Bethesda 763-810
Freund HJ, Hummelsheim H (1985) Lesions of premotor cortex in man. Brain 108:697-733
Friedreich N (1863) Über degenerative Atrophie der spinalen Hinterstränge. Virchows Archiv für Pathologische Anatomie und Physiologie 27:1-26
Furneaux HM, Rosenblum MK, Dalmau J, Wong E, Woodruff P, Graus F, Posner JB (1990) Selective expression of Purkinje-cell antigens in tumor tissue from patients with paraneoplastic cerebellar degeneration. N Engl J Med 322:1844-1851
Gabell A, Simons MA, Nayak USL (1985) Falls in the healthy elderly: predisposing causes. Ergonomics 28:965-975
Gabell A, Nayak USL (1984) The effect of age on variability of gait. J Gerontol 39:662-666
Gallassi R, Morreale A, Montagna P, Sacquegna T, di Sarro R, Lugaresi E (1991) Binswanger's disease and normal-pressure hydrocephalus. Clinical and neuropsychological comparison. Arch Neurol 48:1156-1159
Garcia R (1969) The ataxias. In: Vincken PJ, Bruyn JW (Eds) Handbook of clinical neurology. Amsterdam, North Holland, New York, Wiley Interscience Division-John Wiley and Sons Inc Vol 1:309-355
Garcia-Rill E (1986) The basal ganglia and the locomotor regions. Brain Res. Rev 11:47-63
Gass A, Oster M, Cohen S, Daffertshofer M, Schwartz A, Hennerici MG (1998). Assessment of T2- and T1-weighted MRI brain lesion load in patients with subcortical vascular encephalopathy. Neuroradiology 40:503-506
Gatti RA, Berkel I, Boder E, Braedt G, Charmley P, Concannon P, Ersoy F, Foroud T, Jaspers NG, Lange K et al (1988) Localization of an ataxia-telangiectasia gene to chromosome 11q22-23. Nature 336:577-580
Gaviria M, D'Angeli M, Chavet P, Pelissier J, Peruchon E, Rabischong P (1996) Plantar dynamics of hemiplegic gait: a methodological approach. Gait and Posture 4:297-305
George AE, deLeon MJ, Gentes CI, Miller J, London E, Budzilovich GN, Ferris S, Chase N (1986) Leukoencephalopathy in normal and pathological aging: 1. CT of brain lacunes. AJNR 7:561-566

Gerloff C (1998) Normaldruckhydrozephalus. In: Brandt T, Dichgans J, Diener HC (Eds) Therapie und Verlauf neurologischer Erkrankungen. Kohlhammer, Stuttgart, Berlin, Köln 881–888

Gerson LW, Jarjoura D, McCord G (1989) Risk of imbalance in elderly people with impaired hearing or vision. Age & Ageing 18:31–34

Gerstmann J, Schilder P (1926) Über eine besondere Gangstörung bei Stirnhirnerkrankung. Klin Med Wschr 76:97–102

Gesell A, Armatruda G (1947). Developmental diagnosis, 2nd edn, Harper and Row, New York

Gibson MF (1987) The prevention of falls in later life. A report of the Kellogg International Workgroup on the Prevention of Falls by the Elderly. Danish Medical Bulletin; suppl. 4

Giladi N, McMahon D, Przedborski S, Flaster E, Guillory S, Kostic V, Fahn S (1992) Motor blocks in Parkinson's disease. Neurology 42:333–339

Gispert S, Twells R, Orozco G, Brice A, Weber J, Heredero L, Scheufler K, Riley B, Allotey R, Nothers C et al (1993) Chromosomal assignment of the second locus for autosomal dominant cerebellar ataxia (SCA2) to chromosome 12q23–24.1. Nat Genet 1993 4:295–299

Goetz CG (1998). New lessons from old drugs. Neurology 50:1211–1212

Goldberg G (1985) Supplementary motor area structure and function: Review and hypotheses. Behav Brain Sci 8:567–616

Gollhofer A, Schmidtbleicher D, Dietz V (1984) Regulation of muscle stiffness in human locomotion. Int J Sports Med 5:19–22

Goto K, Ishii N, Fukasawa H (1981) Diffuse white matter disease in the geriatric population. Radiology 141:687–695

Gouw LG, Kaplan CD, Haines JH, Digre KB, Rutledge SL, Matilla A, Leppert M, Zoghbi HY, Ptacek LJ (1995) Retinal degeneration characterizes a spinocerebellar ataxia mapping to chromosome 3p. Nat Genet 10:89–93

Gowers W (1888) Diseases of the nervous system. Philadelphia. Blakeston Press, 288–291

McGraw MB (1940). Neuromuscular development of the human infant as exemplified in the achievement of erect locomotion. J Pediatrics 17:747–777

Greatorex IF (1988) Proximal femoral fractures: an assessment of the outcome of health care in elderly people. Community Med 10(3):203–210

Greenfield JG (1954) The spino-cerebellar degenerations. Blackwell, Oxford

Greenlee JE, Dalmau J, Lyons T, Clawson S, Smith RH, Pirch HR (1999) Association of anti-Yo (type I) antibody with paraneoplastic cerebellar degeneration in the setting of transitional cell carcinoma of the bladder: detection of Yo antigen in tumor tissue and fall in antibody titers following tumor removal. Ann Neurol 45:805–809

Grieve DW (1969) The assessment of gait. Physiotherapy 56:452–460

Grillner S, Ekeberg, El Manira A, Lansner A, Parker D, Tegner J, Wallen P (1998) Intrinsic function of a neuronal network – a vertebrate central pattern generator. Brain Res Brain Res Rev 26:184–197

Grillner S (1996). Neural networks for vertebrate locomotion. Sci Am 274:64–69

Grillner S (1975) Locomotion in vertebrates: central mechanisms and reflex interactions. Physiological Reviews 55:247–304

Gryfe CI, Amies A, Ashley MJ (1977) A longitudinal study of falls in an elderly population. I: Incidence and morbidity. Age & Ageing 6:201–210

Guimaraes RM, Isaacs B (1980) Characteristics of the gait in old people who fall. Int Rehab Med 2:177–180

Hachinski VC, Potter P, Merskey H (1987) Leukoaraiosis: an ancient term for a new problem. Arch Neurol 44:21–23

Hagbarth KE, Wallin BG, Löfstedt L (1973) Muscle spindle responses to stretch in normal and spastic subjects. Scand J Rehabil Med. 5:156–159

Hakim S, Adams RD (1965) The special clinical problem of symptomatic hydrocephalus with normal cerebrospinal fluid pressure: observation on cerebrospinal fluid dynamics. J Neurol Sci 2:307–327

Halsband U, Ito N, Tanji J, Freund HJ (1993) The role of premotor cortex and the supplementary motor area in the temporal control of movement in man. Brain 116:243–266

Hamilton AS (1908) A report of 27 cases of chronic progressive chorea. Am J Insanity 64:403–475

Harding A (1984) The hereditary ataxias and related disorders. Edinburgh: Churchill Livingstone

Harding AE (1983) Classification of the hereditary ataxias and paraplegias. Lancet 8334: 1151–1155

Harding AE (1982) The clinical features and classification of the late onset autosomal dominant cerebellar ataxias. A study of 11 families, including descendants of „The Drew family of Walworth". Brain 105:1–28

Hazan J, Fontaine B, Bruyn RP, Lamy C, van Deutekom JC, Rime CS, Durr A, Melki J, Lyon-Caen O, Agid Y et al (1994) Linkage of a new locus for autosomal dominant familial spastic paraplegia to chromosome 2p. Hum Mol Genet 3:1569–1573

Hazan J, Lamy C, Melki J, Munnich A, de Recondo J, Weissenbach J (1993) Autosomal dominant familial spastic paraplegia is genetically heterogeneous and one locus maps to chromosome 14q. Nat Genet 1993 5:163–167

Heathfield KWG (1967) Huntington's chorea. Brain 90:203–232

Hedlund R, Ahlbom A, Lindgren U (1985) Hip fracture incidence in Stockholm 1972–1981. Acta Orthop Scand 57:30–34

Hefter H, Hömberg V, Lange HW, Freund HJ (1987) Impairment of rapid movement in Huntington's disease. Brain 110:585–612

Heilman KM (1984) Orthostatic tremor. Arch Neurol 4:880–881

Heilman KM, Watson RT (1977) The neglect syndrome – a unilateral defect of the orienting response. In: Harnad S, Doty RW, Goldstein L (Eds) Lateralization in the Nervous System. New York, Academic Press

Hennerici M, Daffertshofer M, Jakobs L (1998) Failure to identify cerebral infarct mechanisms from topography of vascular territory lesions. AJNR Am J Neuroradiol 19:1067–1074

Herman R, Wirta R, Bampton S, Finlex FR (1976) Human solutions for locomotion. I. Single limb analysis. In: Herman RM, Grillner S, Stein PSG, Stuart DG (Eds) Neural control of locomotion. New York-London, Plenum Press 13–49

Himann JE, Cunningham DA, Rechnitzer PA, Paterson DH (1988) Age-related changes in speed of walking. Med Sci Sports Exerc 20:161–166

Hirsch EC, Graybiel AM, Duyckaerts C, Javoy-Agid F (1987) Neuronal loss in the pedunculopontine tegmental nucleus in Parkinson's disease and in progressive supranuclear palsy. Proc Natl Acad Sci USA 84:5976–5980

Hirschfeld H, Forssberg H (1991) Phase-dependent modulations of anticipatory postural activity during human locomotion. J Neurophysiol 66:12–19

HMSO (1989) Hospital In-patient Enquiry: in-patient and day case trends 1979–1985. London: Department of Health

Hoehn MM, Yahr MD (1967) Parkinsonism: onset, progression and mortality. Neurology 17:427–442

Hogan DB, Berman P, Hubley-Kozey CL et al (1987) Idiopathic gait disorders in the elderly. Clin Rehabil 1(1):17–22

Holmes G (1907) An attempt to classify cerebellar disease, with a note on Marie's hereditary cerebellar ataxia. Brain 30:545–567

Horak FB, Shupert CL (1994) Role of the vestibular system in postural control. In: Herdman SJ, Whitney SL, Borello-France DF (Eds): Vestibular Rehabilitation. Philadelphia: FA Davis 22–46

Horak FB, Diener HC (1994) Cerebellar control of postural scaling and central set in stance. J Neurophysiol 72:479–493

Horak FB, Nashner LM, Diener HC (1990) Postural strategies associated with somatosensory and vestibular loss. Exp Brain Res 82:167–177

Horak FB, Mirka A, Shupert CL (1989 a) The role of peripheral vestibular disorders in postural dyscontrol in the elderly. In: Woollacot M, Shumway-Cook A (Eds): The Development of Posture and Gait across the Lifespan. Columbia, SC: Univ. of South Carolina Press, 253–279

Horak FB, Shupert CL, Mirka A (1989 b) Components of postural dyscontrol in the elderly: a review. Neurobiol Aging 10:727–738

Horstmann GA, Dietz V (1990) A basic posture control mechanism: the stabilization of the centre of gravity. Electroencephal Clin Neurophysiol 76:165–176

Hubbard BM (1989) The physical ageing of the neuromuscular system. I. The central nervous system. In: Tallis R (Ed) The clinical neurology of old age. Chichester: John Wiley

Hufschmidt A, Mauritz KH (1985) Chronic transformation of muscle in spasticity: a peripheral contribution to increased tone. J Neurol Neurosurg Psychiatry 48:676–685

Ibrahim IK, Berger W, Trippel M, Dietz V (1993) Stretch-induced electromyographic activity and torque in spastic elbow muscles. Differential modulation of reflex activity in passive and active motor tasks. Brain 116:971–989

Iles JF, Roberts RC (1986) Presynaptic inhibition of monosynaptic reflexes in the lower limbs of subjects with upper motoneuron disease. J Neurol Neurosurg Psychiatry 49:937-944
Imms FJ, Edholm OG (1981) Studies of gait and mobility in the elderly. Age & Ageing 10:147-156
Imms FJ, Edholm OG (1979) The assessment of gait and mobility in the elderly. Age & Ageing 8 (Suppl):261-267
Inman VT, Ralston HJ, Todd F (1981) Human Walking. Baltimore, MD: Williams & Wilkins
Ishii N, Nishihara Y, Imamura T (1986) Why do frontal lobe symptoms predominate in vascular dementia with lacunes? Neurology 36:340-345
Jackisch R, Link T, Neufang B, Koch R (1992) Studies on the mechanism of action of the antiparkinsonian drugs memantine and amantadine: no evidence for direct dopaminomimetic or antimuscarinic properties. Arch Int Pharmacodyn Ther 320:21-42
Jackson JA, Jankovic J, Ford J (1983) Progressive supranuclear palsy: Clinical features and response to treatment in 16 patients. Ann Neurol 13:273-278
Jankovic J, Masdeu JC (1990) Lower body (vascular) parkinsonism. Arch Neurol 47:728
Jensen JS, Bagger J (1982) Long term social prognosis after hip fractures. Acta Orthop Scand 53:97-101
Jinkins JR (1991) Clinical manifestations of hydrocephalus caused by impingement of the corpus callosum on the falx: an MR study in 40 patients. AJNR 12: 331-340
Jung R (1976) Einführung in die Bewegungsphysiologie. Urban und Schwarzenberg, 1-98
Katz R, Pierrot-Deseilligny E (1982) Recurrent inhibition of alpha-motoneurons in patients with upper motor neuron lesions. Brain 105:103-124
Kawaguchi Y, Okamoto T, Taniwaki M, Aizawa M, Inoue M, Katayama S, Kawakami H, Nakamura S, Nishimura M, Akiguchi I et al (1994) CAG expansions in a novel gene for Machado-Joseph disease at chromosome 14q32.1. Nat Genet 8:221-228
Kayden HJ (1995) The neurologic syndrome of vitamin E deficiency: A significant cause of ataxia. Neurology 43:2167-2169
Keene GS, Parker MJ, Pryor GA (1993) Mortality and morbidity after hip fractures. BMJ 307:1248-1250
Kinkel WR, Jacobs L, Polachin I, Bates V, Heffner JrRR (1985) Subcortical arteriosclerotic encephalopathy (Binswanger's Disease). Computed tomographic, nuclear magnetic resonance and clinical correlations. Arch Neurol 42:951-959
Kirkpatrick Jr R, Tucker C, Ramirez J, Parker SW, Gill-Body KM, Riley PO, Krebs DE (1992) Center of gravity control in normal and vestibulopathic gait. In: Woollacott M, Horak F (Eds) Posture and gait: Control mechanisms. Eugene, University of Oregon Books Vol I:260-263
Kirtley C, Whittle MW, Jefferson RJ (1985) Influence of walking speed on gait parameters. J Biomed Eng 7:282-288
Klockgether T, Wüllner U, Dichgans J et al (1993) Clinical and imaging correlations in inherited ataxias. In: Harding A, Deufel T (Eds) Inherited ataxias. New York: Raven Press 77-96
Klockgether T, Chamberlain S, Wüllner U et al (1993) Late onset Friedreich's ataxia (LOFA): molecular genetics, clinical, neurophysiological and magnetic resonance imaging (MRI). Arch Neurol 50:803-806
Knapp PC (1891) Astasia-Abasia with the report of a case of paroxysmal trepidant abasia associated with paralysis agitans. J Nerv Ment Dis 17:673-703
Knutsson E, Martensson A (1986) Posture and gait in parkinsonian patients. In: Bles W, Brandt T (Eds) Disorders of posture and gait. Amsterdam: Elsevier Science 217-229
Knutsson E, Lying-Tunell U (1985) Gait apraxia in normal-pressure hydrocephalus: patterns of movement and muscle activation. Neurology 35:155-160
Knutsson E, Richard C (1979) Different types of disturbed motor control in gait of hemiparetic patients. Brain 102:405-430
Köhler M, Moyà-Solà S (1997) Proc Natl Acad Sci USA 94:11747-11750
Koeppen AH, Barron KD. The neuropathology of olivopontocerebellar atrophy. In: Duvoisin RC, Plaitakis A (Eds) The olivopontocerebellar atrophies. New York, Raven Press 13-38
Koide R, Ikeuchi T, Onodera O, Tanaka H, Igarashi S, Endo K, Takahashi H, Kondo R, Ishikawa A, Hayashi T et al (1994) Unstable expansion of CAG repeat in hereditary dentatorubral-pallidoluysian atrophy (DRPLA). Nat Genet 6:9-13
Koller WC, Glatt S, Vetere-Overfield B, Hassanein R (1989) Falls and Parkinson's disease. Clin Neuropharm 12:98-105
Koller WC, Glatt SL, Fox JH (1985) Senile gait. A distinct neurological entity. Clin Geriat Med 1:661-668

Koller WC, Trimble J (1985) The gait abnormality of Huntington's disease. Neurology 35:1450–1454

Koller WC, Glatt SL, Fox JH (1980) Phenytoin-induced cerebellar degeneration. Ann Neurol 8:203–204

Konigsmark BW, Weiner LP (1970) The olivopontocerebellar atrophies: a review. Medicine 49:227–241

Koob MD, Moseley ML, Shut LJ, Benzow KA, Bird TD, Day JW, Ramum LP (1999) An untranslated CTG expansion causes a novel form of spinocerebellar ataxial (SCA8). Nat Genet 21:379–384

Kornhuber J, Weller M (1997) Psychotogenicity and N-methyl-D-aspartate receptor antagonism: implications for neuroprotective pharmacotherapy. Biol Psychiatry 41:135–44

Kornhuber J, Quack G, Danysz W, Jellinger K, Danielczyk W, Gsell W, Riederer P (1995) Therapeutic brain concentration of the NMDA receptor antagonist amantadine. Neuropharmacology 34:713–21

Kornhuber J, Bormann J, Hubers M, Rusche K, Riederer P (1991) Effects of the 1-aminoadamantanes at the MK-801-binding site of the NMDA-receptor-gated ion channel: a human postmortem brain study. Eur J Pharmacol 206:297–300

Koskinen T, Sainio K, Rapola J, Pihko H, Paetau A (1994a) Sensory neuropathy in infantile onset spinocerebellar ataxia (IOSCA). Muscle Nerve 17:509–515

Koskinen T, Santavuori P, Sainio K, Lappi M, Kallio AK, Pihko H (1994b) Infantile onset spinocerebellar ataxia with sensory neuropathy: a new inherited disease. J Neurol Sci 121:50–56

Kotsoris H, Barclay LL, Kheyfets S, Hulyalkor A, Dougherty J (1987) Urinary and gait disturbances as markers for early multi-infarct dementia. Stroke 18:138–141

Kramer PL, Yue Q, Gancher ST, Nutt JG, Baloh R, Smith E, Browne D, Bussey K, Lovrien E, Nelson S et al (1995) A locus for the nystagmus-associated form of episodic ataxia maps to an 11-cM region on chromosome 19p. Am J Hum Genet 57:182–185

Krauss JK, Regel JP, Vach W, Droste DW, Borremans JJ, Mergner T (1996) Vascular risk factors and arterioscleotic disease in idiopathic normal pressure hydrocephalus of the elderly. Stroke 27:24–29

Kuhn RA (1950) Functional capacity of the isolated human spinal cord. Brain 73:1–51

Kurland T (1958) Epidemiology: incidence, geographic distribution and genetic considerations. In: Field W (Ed) Pathogenesis and treatment of parkinsonism. Springfield: Charles C Thomas 5–43

Labadie EL, Awerbuch GI, Hamilton RH, Rapesak SZ (1989) Falling and postural deficits due to acute unilateral basal ganglia lesions. Arch Neurol 45:492–496

Lajoie Y, Teasdale N, Bard C, Fleury M (1993) Attentional demands for static and dynamic equilibrium. Exp Brain Res 97:139–144

Lakke JPWF (1985) Axial apraxia in Parkinson's disease. J Neurol Sci 69:37–46

Lantos PL, Papp MI (1994) Cellular pathology of multiple system atrophy: a review. J Neurol Neurosurg Psychiatry 57:129–133

Larish DD, Martin PE, Mungiole M (1988) Characteristic patterns of gait in the healthy old. Ann NY Acad Sci 515:18–32

Lawrence DG, Kuypers HGJM (1968) The functional reorganization of the motor system in the monkey. I. The effects of bilateral pyramidal tract lesions. Brain 91:1–14

Lawrence DG, Kuypers HGJM (1968) The functional reorganization of the motor system in the monkey. II. The effects of lesions of descending brain-stem pathways. Brain 91:15–36

Lawton AH (1965) Accidental injuries to the aged. Gerontologist 5:96–100

Lee DN, Lishman JR (1975) Visual proprioceptive control of stance. J Hum Mov Stud 1:87–95

Lee WA, Boughton A, Rymer WZ (1987) Absence of stretch reflex gain enhancement in voluntarily activated spastic muscle. Exp Neurol 98:317–335

Lees KR (1997). Cerestat and other NMDA antagonists in ischemic stroke. Neurology 49:S66–69

Leighton DA (1985) Special senses – aging of the eye. In: Brocklehurst JC (Ed) Textbook of geriatric medicine and gerontology. Edinburgh: Churchill Livingstone

Lempert T, Brandt T, Dieterich M, Huppert D (1991) How to identify psychogenic disorders of stance and gait. J Neurol 238:140–146

Levine I, Estes JW, Looney JM (1968) Hereditary neurological disease with acanthocytosis: a new syndrome. Arch Neurol 19:403–409

Lewinnek GE, Kelsey J, White AA, Kreiger NJ (1980) The significance and a comparative analysis of the epidemiology of hip fractures. Clinics in Orthopedics 152:35–43

Lewis AF (1981) Fracture of neck of the femur: changing incidence. Br Med J (Clin Res Ed) 283:1217–1220
Lima L, Coutinho P (1980) Clinical criteria for diagnosis of Machado-Joseph disease: report of a non-Azorena Portuguese family. Neurology 30:319–22
Lipsitz LA (1989) Orthostatic hypotension in the elderly. N Engl J Med 321:952–957
Lopes-Cendes I, Andermann E, Attig E, Cendes F, Bosch S, Wagner M, Gerstenbrand F, Andermann F, Rouleau GA (1994) Confirmation of the SCA-2 locus as an alternative locus for dominantly inherited spinocerebellar ataxias and refinement of the candidate region. Am J Hum Genet 54:774–781
Lord SR, Clark RD, Webster IW (1991) Visual acuity and contrast sensitivity in relation to falls in an elderly population. Age & Ageing 20:175–181
Lord SR, Clark RD, Webster IW (1991) Physiological factors associated with falls in an elderly population. J Am Ger Soc 39:1194–1200
Lucht U (1971) A prospective study of accidental falls and resulting injuries in the home among elderly people. Acta Sociomed Scand 3:105–120
Lundin-Olsson L, Nyberg L, Gustafson Y (1997) „Stops walking when talking" as a predictor of falls in elderly people. Lancet 349:617
Lupp A, Lucking CH, Koch R, Jackisch R, Feuerstein TJ (1992) Inhibitory effects of the antiparkinsonian drugs memantine and amantadine on N-methyl-D-aspartate-evoked acetylcholine release in the rabbit caudate nucleus in vitro. J Pharmacol Exp Ther 263:717–724
Luria AR (1969) Frontal lobe syndromes. In: Vinken PJ, Bruyn GW (Eds) Handbook of Clinical Neurology. Amsterdam, North-Holland 2:725–757
MacLennan WJ, Timothy JI, Hall MRP (1980) Vibration sense, proprioception and ankle reflexes in old age. J Clin Exp Gerontol 2:159–171
Maher ER, Lees AJ (1986) The clinical features and natural history of the Steele-Richardson-Olszewski-syndrome (progressive supranuclear palsy). Neurology 36:1005–1008
Maki BE, Holliday PJ, Topper AK (1994) A prospective study of postural balance and risk of falling in an ambulatory and independent elderly population. J Gerontol 49:M72–M84
Malafosse A, Lehesjoki AE, Genton P, Labauge P, Durand G, Tassinari CA, Dravet C, Michelucci R, de la Chapelle A (1992) Identical genetic locus for Baltic and Mediterranean myoclonus. Lancet 8801:1080–1081
McManis PG, Sharbrough FW (1993) Orthostatic tremor: clinical and electrophysiologic characteristics. Muscle nerve 16:1254–1260
Marey EJ (1894) Le mouvement. G. Masson, Paris.
Marie P (1901) Des foyers lacunaires de désintégration et de différents autres états cavitaires du cerveau. Rev de Medicine 21:281–298
Marsden CD, Thompson PD (1996). Frontal gait disorders. In: Bronstein AM, Brandt T, Woollacott MH (Eds) Clincal disorders of balance, posture and gait. Arnold, London 188–193
Marsden CD (1982) The mysterious motor function of the basal ganglia: the Robert Wartenberg Lecture. Neurology 32:514–539
Martin JP (1967) The Basal Ganglia and Posture. Philadelphia: JB Lippincott
Martin JP (1927) Hemichorea resulting from a local lesion of the brain (the syndrome of the body of Luys). Brain 50:637–651
Masdeu JC, Wolfson L, Lantos G, Tobin J, Grober E, Whipple R, Amerman P (1989) Brain white matter changes in the elderly prone to falling. Arch Neurol 46: 1292–1296
Masdeu JC, Gorelick PB (1988) Thalamic astasia: Inability to stand after unilateral thalamic lesions. Ann Neurol 23:596–603
Masdeu JC, Alampur U, Cavaliere R, Tavoulareas TG (1994) Astasia and gait failure with damage of the pontomesencephalic locomotor region. Ann Neurol 35:619–621
Mathias S, Nayak USL, Isaacs B (1986) Balance in elderly patients: The „get up and go" test. Arch Phys Med Rehabil 67:387–389
Mauritz KH, Dietz V (1980) Characteristics of postural instability induced by ischemic blocking of leg afferents. Exp Brain Res 38:117–119
McFarland RA, Fischer MB (1955) Alterations in dark adaptation as a function of age. J Gerontol 10:424–428
Melton LJ III, Riggs BL (1985) Risk factors for injury after a fall. Clin Geriatr Med 1:525–536
Mestre D, Blin O, Serratrice G (1992) Contrast sensitivity is increased in a case of nonparkinsonian freezing gait. Neurology 42:189–194
Meyer JS, Barron DW (1960) Apraxia of gait: A clinico-physiological study. Brain 83:261–284

Michaelis R (1985). Überlegungen zur motorischen und neurologischen Entwicklung des Kindes. Monatsschr Kinderheilkd 133:417–421

de Michele G, Filla A, Barbieri F et al (1989) Late onset recessive ataxia with Friedreich's disease phenotype. J Neurol Neurosurg Psychiatry 52:1398–1401

Miller-Fisher C (1982) Hydrocephalus as a cause of disturbances of gait in the elderly. Neurology 32:1358–1368

Milne JS (1979) Longitudinal studies of vision in older people. Age & Ageing 8:160–166

Mirsen TR, Lee DH, Wong CJ, Diaz JF, Fox AJ, Hachinski VC, Merskey H (1991) Clinical correlates of white-matter changes on magnetic resonance imaging scans of the brain. Arch Neurol 48:1015–1021

Morris M, Iansek R, Matyas T, Summers J (1998) Abnormalities in the stride length-cadence relation in parkinsonian gait. Mov Disord 13: 61–69

Morris ME, Iansek R, Matyas TA, Summers JJ (1994) The pathogenesis of gait hypokinesia in Parkinson's disease. Brain 117:1169–1181

Morris JC, Rubin EH, Morris EJ, Mandel SA (1987) Senile dementia of the Alzheimer's type: an important risk factor for serious falls. J Gerontol 42:412–417

Mortimer JA, Webster DD (1979) Evidence for a quantitative association between EMG stretch responses and Parkinsonian rigidity. Brain Res 162:169–173

Moyà-Solà S, Köhler M, Rook L (1999) Proc Natl Acad Sci USA 96:313–317

Müller-Limmroth W, Beierlein HR, Diebschlag W (1977) Die Druckverteilung unter der menschlichen Fußsohle: Qualitative und quantitative Meßergebnisse. Z Orthop 115:929–936

Murphy J, Isaacs B (1982) The post-fall syndrome. A study of 36 elderly patients. Gerontology 28:265–270

Murray MP, Kory RC, Clarkson BH (1969) Walking patterns in healthy old men. J Gerontol 24:169–178

Murrow RW, Schweiger GD, Kepes JJ, Koller WC (1990) Parkinsonism due to a basal ganglia lacunar state: clinicopathologic correlation. Neurology 40:897–900

Myers RH, Martin JB (1982) Huntington's disease. In: Joynt RJ (Ed) Seminars in Neurology 2:365–372

Nacimiento W, Mautes A, Topper R, Oestreicher AB, Gispen WH, Nacimiento AC, Noth J, Kreutzberg GW (1993) B-50 (GAP-43) in the spinal cord caudal to hemisection: indication for lack of intraspinal sprouting in dorsal root axons. J Neurosci Res 15:603–617

Nagafuchi S, Yanagisawa H, Sato K, Shirayama T, Ohsaki E, Bundo M, Takeda T, Tadokoro K, Kondo I, Murayama N et al (1994) Dentatorubral and pallidoluysian atrophy expansion of an unstable CAG trinucleotide on chromosome 12p. Nat Genet 6:14–18

Naito H, Oyanagi S (1982) Familial myoclonus epilepsy and choreoathetosis: hereditary dentatorubral-pallidoluysian atrophy. Neurology 32:798–807

Nakamura Y, Sato F (1993) Multisynaptic connections from the striatum to the spinal motoneurons in the cat. In: Mano N, Hamada I, Delong MR (Eds) Role of the cerebellum and basal ganglia in voluntary movement. Amsterdam: Excerpta Medica 123–130

Nashner LM, Shumway-Cook A, Marin O (1983) Stance posture control in select groups of children with cerebral palsy: deficits in sensory organization and muscular coordination. Exp Brain Res 49:393–409

Nevitt MC, Cummings SR, Kidd S, Black D (1989) Risk factors for recurrent non-syncopal falls. A prospective study. J Am Med Ass 261:2663–2668

Nikali K, Suomalainen A, Terwilliger J, Koskinen T, Weissenbach J, Peltonen L (1995) Random search for shared chromosomal regions in four affected individuals: the assignment of a new hereditary ataxia locus. Am J Hum Genet 56:1088–1095

Nissan M, Whittle MW (1990) Initiation of gait in normal subjects: a preliminary study. J Biomed Eng 12:165–171

Nutt JG, Horak FB (1996) Gait and balance disorders. In: Watts RL, Koller WC (Eds) Movement Disorders. McGraw-Hill, New York, 649–660

Nutt JG, Marsden CD, Thompson PD (1993) Human walking and higher level gait disorders, particularly in the elderly. Neurology 43:268–279

Nystuen A, Benke PJ, Meren J, Stone EM, Sheffield VC (1996) A cerebellar ataxia locus identified by DNA pooling to search for linkage disequilibrium in an isolated population from the Cayman Islands. Hum Mol Genet 5:525–531

Orlovsky GN, Shik ML (1976) Control of locomotion. A neurophysiological analysis of the cat locomotor system. International Review of Neurology 10:281–317

Orr HT, Chung MY, Banfi S, Kwiatkowski TJ Jr, Servadio A, Beaudet AL, McCall AE, Duvick LA, Ranum LP, Zoghbi HY (1993) Expansion of an unstable trinucleotide CAG repeat in spinocerebellar ataxia type 1. Nat Genet 4:221-226

Oster M, Cohen SA, Gass A, Kischka U, Schwartz A, Hennerici M (1995) Neuropsychological instruments for grading of subcortical vascular encephalopathy. Cerebrovasc Dis 5:270

Oster M, Cohen S, Schwartz A, Motsch L, Daffertshofer M, Hennerici M (1994) Are gait disorders and white matter degeneration early indicators of dementia. Dementia 5:197-202

Ouahchi K, Arita M, Kayden H, Hentati F, Ben Hamida M, Sokol R, Arai H, Inoue K, Mandel JL, Koenig M (1995) Ataxia with isolated vitamin E deficiency is caused by mutations in the alpha-tocopherol transfer protein. Nat Genet 9:141-145

Overstall PW, Exton-Smith AN, Imms FJ, Johnson AL (1977) Falls in the elderly related to postural imbalance. Br Med J 6056:261-264

Papa SM, Gershanik OS (1988) Orthostatic tremor: an essential tremor variant? Mov Disord 3:97-108

Parkinson JD (1817) An essay on the shaking palsy. London, Whittingham und Rowland

Patla AE (1995) Neurobiomechanical basis for the control of human locomotion. In: Bronstein A, Brandt T, Woollacott M (Eds) Aspects of Balance and Related Gait Disorders. Kent, England: Edward Arnold 19-40

Peiper A (1961) Über die Eigenart der kindlichen Hirntätigkeit. 3. Auflage, Georg Thieme, Leipzig

Penfield W, Welch K (1951) The supplementary motor area of the cerebral cortex: A Clinical and experimental study. Arch Neurol Psychiatry 66:289-317

Perenin MT, Vighetto A (1983) Optic ataxia: A specific disorder in visuomotor coordination. In: Perenin MT, Vighetto A (Eds) Spatially Oriented Behavior. New York: Springer-Verlag 305-326

Peterka RJ, Benolken MS (1992) Role of somatosensory and vestibular cues in attenuating visually-induced human postural sway. In: Woollacott M, Horak F (Eds) Posture and Gait: Control Mechanisms. Eugene, OR: University of Oregon Press 272-275

Petrén K (1900) Über den Zusammenhang zwischen anatomisch bedingter und funktioneller Gangstörung (besonders in der Form von trepidanter Abasie) im Greisenalter. Arch Psychiat Nervenkr 33:818-871 und 34:444-489

Petrovici J (1968) Apraxia of gait and of trunk movements. J Neurol Sciences 7:229-243

Podsiadlo D, Richardson S (1991) The timed „up and go": a test of basic functional mobility for frail elderly persons. J Am Geriatr Soc 39:142-148

Potvin AR, Syndulko K, Tourtellotte WW et al (1980) Human neurologic function and the aging process. J Am Ger Soc 28:1-9

Powers RK, Campbell DL, Rymer WZ (1989) Stretch reflex dynamics in spastic elbow flexor muscles. Ann Neurol 25:32-42

Powers RK, Marder-Meyer J, Rymer WZ (1988) Quantitative relations between hypertonia and stretch reflex threshold in spastic hemiparesis. Ann Neurol 23:115-124

Preis S, Klemms A, Müller K (1997) Gait analysis by measuring ground reaction forces in children: changes to an adaptive gait pattern between the ages of one and five years. Dev Med Child Neurol 39:228-233

Prudham D, Evans JG (1981) Factors associated with falls in the elderly: a community study. Age & Ageing 10:141-146

Pykkö I, Aalto H, Hytönen M, Starck J, Jänutti P, Ramsay H (1988) Effect of age on postural control. In: Amblard B, Berthoz A, Clarac F (Eds) Posture and gait: development, adaption and modulation. Amsterdam-New York-Oxford, Elsevier Science Publ 95-104

Quinn NP (1994) Multiple system atrophy. In: Marsden CD, Fahn S (Eds) Movement Disorders, Vol 3. London: Butterworths 262-281

Quinn NP, Marsden CD (1993) The motor disorder of multiple system atrophy. J Neurol Neurosurg Psychiatry 56:1239-1242

Quinn NP, Luthert P, Honavar M, Marsden CD (1989) Pure akinesia due to Lewy body Parkinson's disease: a case with pathology. Mov Disord 4:85-89

Quinn N, Marsden CD (1984) A double-blind trial of sulpiride in Huntington's disease and tardive dyskinesia. J Neurol Neurosurg Psychiatry 47:844-847

Rabe UE (1994) Quantitative Untersuchung des menschlichen Ganges beim Gesunden sowie bei Patienten mit verschiedenen neurologischen Erkrankungen mittels Computerdynographie (CDG). Dissertation, Heidelberg

Rajput AH, Rajput A, Lang AE, Kumar R, Uitti RJ, Galvez-Jimenez N (1998) New use for an old drug: amantadine benefits levodopa-induced dyskinesia. Mov Disord 13:851

Ranum LP, Schut LJ, Lundgren JK, Orr HT, Livingston DM (1994) Spinocerebellar ataxia type 5 in a family descended from the grandparents of President Lincoln maps to chromosome 11. Nat Genet 8:280-284

Reider-Groswasser I, Bornstein NM, Korczyn AD (1995) Parkinsonism in patients with lacunar infarcts of the basal ganglia. Eur Neurol 35:46-49

Révész T, Hawkins CP, duBoulay EPGH, Barnard RO, McDonald WI (1989) Pathological findings correlated with magnetic resonance imaging in subcortical arteriosclerotic encephalopathy (Binswanger's disease). J Neurol Neurosurg Psychiatry 52:1337-1344

Ring C, Nayak USL, Isaacs B (1988) Balance function in elderly people who have and who have not fallen. Arch Phys Med Rehabil 69:261-264

Roman GC, Tatemichi TK, Erkinjuntti T, Cummings JL, Masdeu JC, Garcia JH et al (1993) Vascular dementia: diagnostic criteria for research studies. Report of the NINDS-AIREN International Workshop. Neurology 43:250-260

Roman GC (1987) Senile dementia of the Binswanger type. JAMA 258:1782-1788

Romberg M (1853) Manual of the nervous system in man, Vol 2. Sydenham Society, London

Romeo G, Menozzi P, Ferlini A, Fadda S, Di Donato S, Uziel G, Lucci B, Capodaglio L, Filla A, Campanella G (1983) Incidence of Friedreich ataxia in Italy estimated from consanguineous marriages. Am J Hum Genet 35:523-529

Rook L, Bondioli L, Köhler M, Moyà-Solà S, Macchiarelli R (1999) Oreopithecus was a bipedal ape after all: Evidence from the iliac cancellous architecture. Proc Natl Acad Sci USA 96:8795-8799

Rose J, Gamble JG (1994) Human Walking (2nd edn). Baltimore, MD: Williams & Wilkins

Rosenfalck A, Andreassen S (1980) Impaired regulation of force and firing pattern of single motor units in patients with spasticity. J Neurol Neurosurg Psychiatry 43:907-916

Rothwell JC, Obeso JA, Traub MM, Marsden CD (1983) The behaviour of the long-latency stretch reflex in patients with Parkinson's disease. J Neurol Neurosurg Psychiatry 46:35-44

Rubenstein LZ, Robbins AS, Josephson KA, Schulman BL, Osterweil D (1990) The value of assessing falls in an elderly population. Ann Int Med 113:308-316

Sahba S, Nechiporuk A, Figueroa KP, Nechiporuk T, Pulst SM (1998) Genomic structure of the human gene for spinocerebellar ataxia type 2 (SCA2) on chromosome 12q24.1. Genomics 1998 47:359-364

Saunders JBDM, Inman VT, Eberhart HS (1953) The major determinants in normal and pathological gait. J Bone Joint Surg 35 A:543-558

Savitsky K, Bar-Shira A, Gilad S, Rotman G, Ziv Y, Vanagaite L, Tagle DA, Smith S, Uziel T, Sfez S et al (1995) A single ataxia telangiectasia gene with a product similar to PI-3 kinase. Science 268:1749-1753

Schiller F (1995) Staggering gait in medical history. Ann Neurol 37:127-135

Schöls L, Gispert S, Vorgerd M, Menezes Vieira-Saecker AM, Blanke P, Auburger G, Amoiridis G, Meves S, Epplen JT, Przuntek H, Pulst SM, Riess O (1997) Spinocerebellar ataxia type 2. Genotype and phenotype in German kindreds. Arch Neurol 54:1073-1080

Schöls L, Riess O, Schöls S, Zeck S, Amoiridis G, Langkafel M, Epplen JT, Przuntek H (1995a) Spinocerebellar ataxia type 1: Clinical and neurophysiological characteristics in German kindreds. Acta Neurol Scand 92:478-485

Schöls L, Amoiridis G, Langkafel M, Büttner T, Przuntek H, Riess O, Vieira-Saecker AM, Epplen JT (1995b) Machado-Joseph disease mutations as the genetic basis of most spinocerebellar ataxias in Germany. J Neurol Neurosurg Psychiatry 59:449-450

Schöls L, Vieira-Saecker AM, Schöls S, Przuntek H, Epplen JT, Riess O (1995c) Trinucleotide expansion within the MJD1 gene presents clinically as spinocerebellar ataxia and occurs most frequently in German SCA patients. Hum Mol Genet 4:1001-1005

Scholz E, Diener HC, Dichgans J et al. (1986) Incidence of peripheral neuropathy and cerebellar ataxia in chronic alcoholics. J Neurol 233:212-217

Schut JW (1950) Hereditary ataxia: clinical study through six generations. Arch Neurol Psychiat 63:535-568

Schut LJ (1991) Schut family ataxia. In: De Jong JMBV (Ed) Handbook of clinical neurology. Vol. 16. Elsevier Science, Amsterdam: 481-490

Schwab RS, Talland GA (1964) Performance with multiple sets in Parkinson's disease. Neuropsychologica 2:45-53

Schwab RS (1960) Progression and prognosis in Parkinson's disease. J Nerv Ment Dis 130:556-566

Schwab RS, Chafetz ME, Walker S (1954) Control of two simultaneous voluntary motor acts in normals and parkinsonism. Arch Neurol Psych 72:591-598

Scrutton DR (1969) Footprint sequences of normal children under five years old. Dev Med Child Neurol 11:44-53
Seichert N, Senn E, Elsner W (1990) Pathological gait mechanisms in patients with hemiplegia. In: Brandt T, Paulus W, Bles W, Dieterich M, Krafczyk S, Straube A (Eds) Disorders of posture and gait. Suttgart-New York, Thieme 439-442
Selby G (1990) Clinical features. In: Stern GM (Ed) Parkinson's disease. London: Chapman & Hall 333-388
Selby G (1984) The long-term prognosis of Parkinson's disease. Clin Exp Neurol 20:1-25
Shoulson I, Goldblatt D (1981) Huntington disease: effect of tetrabenazine and antipsychotic drugs on motoric features. Neurology 31 suppl:79
Shumway-Cook A, Horak FB, Yardley L, Bronstein AM (1995) Rehabilitation of balance disorders in the patient with vestibular pathology. In: Bronstein A, Brandt T, Woollacott M (Eds) Aspects of Balance and Related Gait disorders. Kent, England: Edward Arnold Publishers 211-235
Sinkjaer T, Toft E, Larsen K, Andreassen S, Hansen HJ (1993) Non-reflex and reflex mediated ankle joint stiffness in multiple sclerosis patients with spasticity. Muscle Nerve 16:69-76
Soelberg-Sorensen P, Jansen EC, Gjerris F (1986) Motor disturbances in normal-pressure hydrocephalus. Special reference to stance and gait. Arch Neurol 43:34-38
Spadaro M, Giunti P, Lulli P, Frontali M, Jodice C, Cappellacci S, Morellini M, Persichetti F, Trabace S, Anastasi R et al. (1992) HLA-linked spinocerebellar ataxia: a clinical and genetic study of large Italian kindreds. Acta Neurol Scand 85:257-265
Speechley M, Tinetti M (1991) Falls and injuries in frail and vigorous community elderly persons. J Am Ger Soc 39:46-52
Steingart A, Hachinski VC, Lau C, Fox AJ, Diaz F, Cape R, Lee D, Inzitari D, Merskey H (1987) Cognitive and neurologic findings in subjects with diffuse white matter lucencies on computed tomographic scans (Leuko-Araiosis). Arch Neurol 44:32-35
Stelmach GE, Worringham CJ (1985) Sensorimotor deficits related to postural stability. Implications for falling in the elderly. Clinics in Geratrical Medicine 1:679-694
Stern GM, Lander CM, Lees AJ (1980) Akinetic freezing and trick movements in Parkinson's disease. J Neural Trans 16 Suppl: 137-141
Stevanin G, Le Guern E, Ravise N, Chneiweiss H, Durr A, Cancel G, Vignal A, Boch AL, Ruberg M, Penet C et al (1994) A third locus for autosomal dominant cerebellar ataxia type I maps to chromosome 14q24.3-qter: evidence for the existence of a fourth locus. Am J Hum Genet 54:11-20
Stolze H, Vieregge P, Kömpf D (1994) Quantitative gait analysis and motor dysfunction in Parkinson's disease. Mov Disord 9 (Suppl 1):70
Stoof JC, Booij J, Drukarch B (1992). Amantadine as N-methyl-D-aspartic acid receptor antagonist: new possibilities for therapeutic applications? Clin Neurol Neurosurg 94 Suppl:S4-6
Studenski S, Duncan PW, Chandler J et al (1994) Predicting falls: the role of mobility and nonphysical factors. J Am Ger Soc 42:297-302
Straube A, Bötzel K, Hawken M, Paulus W, Brandt T (1988) Postural control in the elderly: differential effects of visual, vestibular and somatosensory input. In: Amblard B, Berthoz A, Clarac F (Eds) Posture and gait: development, adaption and modulation. Amsterdam-New York-Oxford, Elsevier Science Publ 105-114
Sudarsky L (1996) Geriatrics: gait disorders in the elderly. N Engl J Med 322:1441-1446
Sudarsky LR (1992) Frontal gait disorder: clinical correlation with MRI. In: Wollacott M, Horak F (Eds) Posture and gait: Control mechanisms. Eugene, University of Oregon Books Vol II 156-159
Sudarsky L, Simon S (1987) Gait disorder in late-life hydrocephalus. Arch Neurol 44:263-267
Sudarsky L, Ronthal M (1983) Gait disorders among elderly patients. A survey study of 50 patients. Arch Neurol 40:740-743
Sutherland DH, Olshen R, Cooper L, Woo SL (1980) The development of mature gait. J Bone Joint Surg [Am] 62:336-353
Takahashi H, Ohama E, Naito H, Takeda S, Nakashima S, Makifuchi T, Ikuta F (1988) Hereditary dentatorubral-pallidoluysian atrophy: clinical and pathologic variants in a family. Neurology 38:1065-1070
Takiyama Y, Nishizawa M, Tanaka H, Kawashima S, Sakamoto H, Karube Y, Shimazaki H, Soutome M, Endo K, Ohta S et al (1993) The gene for Machado-Joseph disease maps to human chromosome 14q. Nat Genet 4:300-304
Tatton WG, Lee RG (1975) Evidence for abnormal longloop reflexes in Parkinsonian patients. Brain Research 100:671-676

Thajeb P (1993) Gait disorders of multi-infarct dementia. CT and clinical correlation. Acta Neurol Scand 87:239-242

Thompson PD, Marsden CD (1996) Clinical neurological assessment of balance and gait disorders. In: Bronstein AM, Brandt T, Woollacott M (Eds) Clinical disorders of balance, posture and gait. London, Sydney, Auckland, Arnold 79-84

Thompson PD, Berardelli A, Rothwell JC et al (1988) The coexistence of bradykinesia and chorea in Huntington's disease and its implications for theories of basal ganglia control of movement. Brain 111:223-244

Thompson PD, Marsden CD (1987) Gait disorder of subcortical arteriosclerotic encephalopathy: Binswanger's disease. Mov Disord 2:1-8

Thompson PD, Rothwell JC, Day BL, Berardelli A, Dick JP, Kachi T, Marsden CD (1986) The physiology of orthostatic tremor. Arch Neurol 43:584-587

Thyssen HH, Brynskov J, Jansen EV, Münster-Swendsen J (1982) Normal ranges and reproducibility for the quantitative Romberg's test. Acta Neurol Scand 66:100-104

Tian J, Herdman SJ, Zee DS, Folstein SE (1992) Postural stability in patients with Huntington's disease: Neurology 42:1232-1238

Tinetti ME, Williams CS (1997) Falls, injuries due to falls, and the risk of admission to a nursing home. N Engl J Med 337:1279-1284

Tinetti ME, Baker DI, McAvay G, Claus EB, Garrett P, Gottschalk M, Koch ML, Trainor K, Horwitz RI (1994) A multifactorial intervention to reduce the risk of falling among elderly people living in the community. N Engl J Med 331:821-827

Tinetti ME, Speechley M (1989) Prevention of falls among the elderly. N Engl J Med 320:1055-1059

Tinetti ME, Ginter SF (1988) Identifying mobility dysfunctions in elderly patients. JAMA 259:1190-1193

Tinetti ME, Speechley M, Ginter SF (1988) Risk factors for falls among elderly persons living in the community. N Engl J Med 319:1701-1707

Tinetti ME, Williams TF, Mayewski R (1986) Fall risk index for elderly patients based on number of chronic disabilities. Am J Med 80:429-434

Tinetti ME (1986) Performance-oriented assessment of mobility problems in elderly patients. J Am Geriatr Soc 34:119-126

Tobis JS, Nayak USL, Hoehler F (1981) Visual perception of verticality and horizontality among elderly fallers. Arch Phys Med Rehab 62:619-622

Touwen B (1976). Neurological development in infancy. SIMP The Lavenham Press LTD, Lavenham

Trenkwalder C, Paulus WM, Krafczyk S, Hawken M, Oertel WH, Brandt T (1995) Postural stability differentiates „lower body" from idiopathic parkinsonism. Acta Neurol Scand 91:444-452

Ueno E, Yanagisawa N, Takami M (1993) Gait disorders in parkinsonism. A study with floor reaction forces and EMG. Adv Neurol 60:414-418

Uncini A, Onofrj M, Basciani R, Cutarella R, Gambi D (1989) Orthostatic tremor: report of two cases and an electrophysiological study. Acta Neurol Scand 79:119-122

Vallbo AB, Hagbarth KE, Torebjork HE, Wallin BG (1979) Somatosensory, proprioceptive, and sympathetic activity in human peripheral nerves. Physiol Rev 59:919-957

Vanneste JAL (1994) Three decades of normal pressure hydrocephalus: are we wiser now? J Neurol Neurosurg Psychiatry 57:1021-1025

Vellas B, Cayla F, Bocquet H et al (1987) Prospective study of restriction of activity in old people after falls. Age & Ageing 16:189-193

Verhagen Metman L, Del Dotto P, van den Munckhof P, Fang J, Mouradian MM, Chase TN (1998) Amantadine as treatment for dyskinesias and motor fluctuations in Parkinson's disease. Neurology 50:1323-1326

Viallet F, Massion J, Massarino R, Khalil R (1992) Coordination between posture and movement in a bimanual load lifting task: Putative role of a medial frontal region including the supplementary motor area. Exp Brain Res 88:674-684

Victor M, Adams RD, Mancall EL (1959) A restricted form of cerebellar cortical degeneration occurring in alcoholic patients. Arch Neurol 1:579-688

Vidailhet M, Rothwell JC, Thompson PD et al (1992) The auditory startle response in the Steele-Richardson-Olszewski syndrome and Parkinson's disease. Brain 115:1181-1192

Visser H (1983) Gait and balance in senile dementia of Alzheimer's type. Age & Ageing 12:296-301

De Vries JIP, Visser GHA, Prechtl HFR (1984) Fetal motility in the first half of pregnancy. In: Continuity of neural functions from prenatal to postnatal life. Prechtl HFR (Ed) SIMP, Blackwell Scientific Publications, Oxford 46–64
Wacholder K, Alternburger H (1926) Beiträge zur Physiologie der willkürlichen Bewegung. X. Mitteilung, Einzelbewegungen. Pflügers Arch Physiol 214:642–661
Waespe W, Hafner M, Diener R, Bächli E (1993) Die Differentialdiagnose neurologisch bedingter chronischer Gangstörungen im Alter. Schweiz Med Wochenschr 123:317–327
Waespe W, Walser H, Meier A, Hafner M (1989) Neurologisch bedingte Gangveränderungen im Alter: Grundlagen, der senile Gang. Schweiz Med Wochenschr 119:1445–1453
Waller JA (1974) Injury in aged. Clinical and epidemiological implications. NY State J Med 74:2200–2208
Wee AS, Subramony SH, Currier RD (1986) „Orthostatic tremor" in familial-essential tremor. Neurology 36:1241–1245
Weiner DK, Duncan PW, Chandler J, Studenski SA (1992) Functional reach: a marker of physical frailty. J Am Geriatr Soc 40:203–207
Weiner WJ, Nora LM, Glantz RH (1984) Elderly inpatients: postural reflex impairment. Neurology 34:945–947
Wessel K, Schroth G, Diener HC et al (1989) Significance of MRI-confirmed atrophy of the cranial spinal cord in Friedreich's ataxia. European Archives of Psychiatry and Neurological Sciences 238:225–230
Wessel K, Diener HC, Dichgans J, Thron A (1988) Cerebellar dysfunction in patients with bronchogenic carcinoma. Clinical and posturographic findings. J Neurol 235:290–296
Whitman GT, DiPatre PL, Lopez IA, Liu F, Noori NE, Vinters HV, Baloh RW (1999) Neuropathology in older people with disequilibrium of unknown cause. Neurology 53:375–382
Whittle M (1991) Gait analysis. An introduction. Oxford, Butterworth-Heinemann
Wickham CAC, Walsh K, Cooper C et al (1989) Dietary calcium, physical activity, and risk of hip fracture: a prospective study. BMJ 299:889–892
Wikkelsø C, Andersson H, Blomstrand C, Lindquist G, Svendson P (1986) Normal pressure hydrocephalus. Predictive value of the cerebrospinal fluid tap-Test. Acta Neurol Scand 73: 566–573
Wills AJ, Thompson PD, Findley LJ, Brooks DJ (1996) A positron emission tomography study of primary orthostatic tremor. Neurology 46:747–752
Wolfson LI, Whipple R, Amerman P, Tobin JN (1990) Gait assessment in the elderly: a gait abnormality rating scale and its relation to falls. J Gerontol 45: M12–19
Wolfson LI, Whipple R, Amerman P et al (1985) Gait and Balance in the elderly. Two functional capacities that links sensory and motor ability to falls: Clin Ger Med 1:649–655
Woollacott MH (1993) Age-related changes in posture and movement. J Gerontol 48 (special issue):56–60
Wright DL, Kemo TL (1992) The dual-task methodology and assessing the attentional demands of ambulation with walking devices. Phys Ther 72: 306–315
Wüllner U, Klockgether T, Petersen D, Naegele T, Dichgans J (1993) Magnetic resonance imaging in hereditary and idiopathic ataxia. Neurology 43:318–325
Yamamoto T, Hirose G, Shimazaki K et al (1982) Movement disorders of familial neuroacanthocytosis syndrome. Arch Neurol 39:298–301
Young AB, Penney JB, Starosta-Rubenstein S et al (1986) PET scan investigations of Huntington's disease: cerebral metabolic correlates of neurological features and functional decline. Ann Neurol 20:296–303
Young JL, Mayer RF (1982) Physiological alterations of motor units in hemiplegia. J Neurol Sci 54:401–412
Zhuchenko O, Bailey J, Bonnen P, Ashizawa T, Stockton DW, Amos C, Dobyns WB, Subramony SH, Zoghbi HY, Lee CC (1997) Autosomal dominant cerebellar ataxia (SCA6) associated with small polyglutamine expansions in the alpha 1A-voltage-dependent calcium channel. Nat Genet 15:62–69
Zijlmans JCM, Poels PJE, Duysens J, van der Straten J, Thien T, van't Hof MA, Thijssen OM, Horstink MWIM (1996) Quantitative gait analysis in patients with vascular parkinsonism. Mov Disord 11:501–508
Zu L, Figueroa KP, Grewal R, Pulst SM (1999) Mapping of a new autosomal dominant spinocerebellar ataxia to chromosome 22. Am J Hum Genet 64:594–599

Sachverzeichnis

A

Abasie 1, 72
– Syndrom 30
Abduktorenschwäche 154
Abroll
– Bewegung 33
– Länge 14
Alkohol
– Abusus 49
– Krankheit 49
– Rausch 15
Alzheimer Demenz 112
Amantadin 96, 97
Amputation 208
Anteropulsion 62
Antispastika 84
Antispastische Behandlung 121
Antizipation 52
Apraxie, gliedkinetische 22
Astasie 1
– Syndrom 30
Ataktische Gangstörung 54, 161
Ataxie 213
– dominant vererbte 52
– frontale 73
– hereditäre 50
– idiopathische zerebelläre 53
– lokomotorische 14
– olivopontozerebelläre 69
– rezessiv vererbte 50
– spinale 17
Ataxie-Myokymie-Syndrom 52
Autonome Dysfunktion 69

B

Ballismus 67
Barbiturate 48
Basalganglien
– Erkrankung 56
– Funktion 19
– Störung 13
Basisbreite 14
Becken
– Neigung 11
– Rotation 11
– Schiefstand 117
Belastungsantwort 6, 39
Betablocker 90
Bewegungsmuster, apraktisches 16
Bipedalphase 5, 107
Blei 49
Boden-Reaktions-Kräfte 7, 10, 33, 38–41, 107, 110
Botulinumtoxin A 121
Bradykinesie 57, 59
Brom 48
Bronchialkarzinom 50

C

CADASIL 188
Carbamazepin 48
Cautious gait 25, 71, 72, 77, 180
Center of gravity 9
Center of mass 9
Center of pressure 33, 37
Chorea Huntington 67, 173, 174
Choreographie 3
Chronophotographie 1, 2
Computerdynographie 33

D

Deafferentierung, spinale 29
Degeneration
– spinale 50
– spinozerebelläre 50
Demenz 85, 87
Dopamin-Rezeptoren 20

Doppelbilder 15
Doppelschritt 5
- Länge 9
Doppelstandphase 5
Dorsalflexion (Spitzfußstellung) 117
Dual-Task-Bedingung 114, 115
Dual-Task-Paradigma 111, 112
Dysequilibrium 70, 77
- frontales 25, 73–75, 77, 184
- subkortikal 30, 72, 73

E

Einzelstandphase 5
Ende der Schwungphase 9
Entwicklungsneurologie 105
Entwicklungsschritte 106
Entwicklungstest 105
Enzephalopathie
- subkortikale vaskuläre 19, 20, 30, 76, 96
Erster Fußkontakt (EFK) 5, 6, 8
- Fersenkontakt 5, 39
Essentieller Tremor 90
Evolution 5
Extensorenfunktion 6

F

Femurfraktur 72, 131
Festination 57, 62
Flocculus 21, 47
Freezing 14, 57–60, 65
- Phänomen 60, 61
Friedreich-Ataxie 50
Frontal gait disorder 25
Frontale Ataxie 73
Frontales Dysequilibrium 73, 74, 75, 77
Frontallappen 77
Fußmechanismus 13
Fußsenkerparese 156

G

Gait ignition failure 59, 75
Gamma-Motoneuron 82
Gang
- Analysescore 41, 42, 43
- Apraxie 75, 77
- Ataxie 47, 55, 56, 158, 161, 163, 166
- Basis 13, 71
- Bild, physiologisches 28
- Determinanten 11
- Geschwindigkeit 9
- hemiparetischer 118
- hemispastischer 117, 125
- hypokinetischer 176, 178
- Initiierung 14, 28, 43, 59, 77
- Linie 33, 37
- Muster, parkinsonoides 197
- Ontogenese 105
- Rhythmus 93, 97
- Sicherheit 96
- Unsicherheit 148, 182
- Zyklus 5
Gangstörung
- ataktische 54, 161
- diffus-komplexe 25, 29, 79, 184
- einfache 25, 29
- einfach-fokale 25, 29
- frontale 30
- funktionelle 88, 197, 199, 200, 202
- paraparetische 154
- simulierte 88, 89
- spastische 23
Gesichtsfeld 15
Gesteigerter Muskeltonus 80
Gesteigerter Reflex 80
Get-up-and-go-test 138
Glaukom 135
Gleichgewichtskontrolle 135
Gleichgewichtsstörung 135
- frontale 30
Gravitationskräfte 10

H

Hackenschlag (heel-strike) 107, 109
Haltungsreflex 62
Haltungsveränderung 59
Harninkontinenz 85, 87
Heelstrike transient 141, 166
Hemiataxie 151
Hemiballismus 20, 67, 170
Hemiparese 101, 141, 148, 151
- spastische 86, 144
Hemiparetischer Gang 118
Hemispastik 125
Hemispastischer Gang 117, 125
Heredoataxie 50, 158
Herzrhythmusstörungen 133
Hinken 146, 209
Hinterstrangbahn 51, 136
Hirnstammischämie 146
Histogramm 33, 36
H-Reflex 62
Hüftabduktoren 8

Hüftbeugekontraktur 8
Hüftrotation 9
Hyalinose 91
Hydrocephalus 23, 85
Hyperkinesie 20
– lokomotorische 14, 57
Hypokinetischer Gang 176, 178
Hypotension, orthostatische 62

I

Idiopathic gait 137
Idiopathische zerebelläre Ataxie 53
Infant stepping 106
Instabilität, posturale 134
Ischämie
– akute 141
– lakunäre 30
Isolated gait ignition failure 25

K

Kadenz 9, 14, 42, 55
Katarakt 135
Kinematische Untersuchungen 3, 9
Kleinhirn 20, 48
– lobus anterior 47–49
Kleinhirnatrophie 49
Kleinhirndegeneration
– paraneoplastische 50, 167
– subakute 166
Kleinhirnhemisphäre 21, 47, 48
Kleinhirninfarkt 102
Kleinhirnwurm 20
Kniebeugung 12
Kognitive Ressourcen 111, 113
Kontrolle
– posturale 20, 134
– visuelle 18
Kortex, primär motorischer 21, 22
Kraftaufnehmer 3
Krafttransducer 10
Krankengymnastische Behandlung 115
Kreislaufdysregulation, orthostatische 28

L

Lagesinn 136
Lagesinnstörung 15
Läsionen
– spinozerebelläre 47
– supranukleäre 30

– zerebelläre 48
Lateralverlagerung des Körpers 13
Lateropulsion 17, 62
Laufbandergometer 40
L-Dopa 57, 58, 60
Leukenzephalopathie 30
Lewy-Bodies 57
Link-segment-modelling 9
Liquordruck 85, 190
Lithium 48, 49
Lokomotion 14, 28, 43, 57, 60, 61, 77, 161, 163, 168, 173, 186
Lower-body Parkinsonism 30, 76
Lumbalpunktion 87, 190, 191

M

M. Parkinson 20, 61, 64, 65, 67, 176, 178
Mammakarzinom 50, 166
Mangan 49
Marche automatique 106
Marklager 91
Medulloblastom 47
Meilenstein, motorischer 105
Miller-Fisher-Syndrom 48
Mittlere Schwungphase 8
Mittlere Standphase (MStP) 7
MJD 52
Mobility-skills-Protokoll 138
Monopedalphase 5, 107
Multiple Sklerose 48, 204
Multisystematrophie (MSA) 50, 53, 69, 73
Muskeldystrophie, spinale 154
Muskeltonus 80, 84
Muskuloskelettale Veränderungen 19
Myelitische Läsion 204
Myelopathie, funikuläre 17

N

Neglect 16, 18
– motorisch 18
– visuell 18
Nervenleitgeschwindigkeit 136
Neugeborenen-Reflex 106
Neuropathie 17
Neuroprotektiver Effekt 97
Newton 33
Nodulus 47
Normaldruck-Hydrozephalus (NPH) 85, 88, 190, 191, 193
Nucleus subthalamicus 67

O

Oberschenkelprothese 131, 209, 210
Olivopontozerebelläre Ataxie 69
Olivopontozerebelläre Atrophie
  (OPCA) 53
Ontogenese 106
– des Ganges 105
Ophthalmoplegie
– externe 52
– progressive supranukleäre 70
Orthostase 90
Orthostatische Hypotension 62, 69
Orthostatischer Tremor 90
Oszillopsie 18, 48
Ovarialkarzinom 50

P

Pallidum 19
Paraparetische Gangstörung 53, 86, 152, 154
Parese, spastische 81
Parkinson-Krankheit (s. M. Parkinson) 56
Parkinsonoides Gangmuster 76, 197
Parkinson-Plus-Syndrome 30
Parkinson-Syndrom 14, 23, 216
PASAT 113, 114
Phenytoinintoxikation 48
Physiotherapie 62, 97, 121
Polyneuropathie, axonale 51, 156
Polyradikulitis 48
Polysynaptischer Reflex 82
Post-Fall-Syndrom 72
Posturale Instabilität 70, 134
Posturaler Reflex 28, 29, 72
Posturalkontrolle 24, 29, 134, 182, 184, 190, 199
Präfrontale Läsionen 23
Prämotorisches Syndrom 30
Presbyopie 135
Primary task 111, 113
Prontozerebelläre Störung 47
Propriozeptives System 136
Propulsion 20, 57, 58, 178
Psychodynamisches Konzept 88
Pupillengröße 135
Purkinje-Zellen 49
Pyramidenbahn 22

Q

Quecksilber 49

R

Raumphobie 72
Reaktionszeiten 112, 113, 115
Reflex
– Aktivität 81
– gesteigerter 80, 81
– polysynaptischer 82
Rehabilitation 101, 104
– Maßnahme 99, 104
Reichweite, funktionelle 138
Reifungsprozess, motorischer 105
Retropulsion 20, 57, 58, 62
Rigor 57, 58
Rindenfelder, motorische 21
Romberg-Test 13, 49
Rumpfataxie 48, 164
Rumpftremor 167

S

SCA (spinozerebelläre Ataxie) 52
SCA 1 52
SCA 2 52
SCA 3 52
SCA 4 52
Schenkelhalsfraktur 131, 132
Schlaganfall 99, 100, 104
Schreitbewegung, alternierende 106
Schrittlänge 14, 107
Schwerhörigkeit 136
Schwermetalle 49
Schwindel 136
Schwungphase 5
– Ende 9
– mittlere 8
Scorebildung 26
Sehschärfe 135
Seiltänzergang 14
Sensoren 33, 36
Shunt, ventrikuloperitonealer 190, 191
Simulierte Gangstörung 88, 89
Skelettdeformitäten 52
Spastik 80–83
Spastische Hemiparese 86, 144
Spastische Paraparese 53, 86
Spastische Spinalparalyse 53, 152
Spastischer Muskeltonus 84
Spastischer Spitzfuß 117, 118
Spastisches Syndrom 80
Spinale Ataxie 17
Spinale Deafferentierung 29
Spinale Muskeldystrophie 154
Spinale Raumforderung 204

Spinothalamische Bahnen 136
Spinozerebelläre Ataxie (SCA) 52
Spinozerebelläre Läsionen 47
Sprouting 82
Sprunggelenk 117
Standataxie 47, 158, 163, 166
Standphase
– Ende 8, 39
– mittlere 7, 39
Start hesitation 14, 43, 65
Starthemmung 60, 169
– isolierte 75, 77, 168
Startle-Antwort 62
Status lacunaris 76
Steele-Richardson-Olszewski-Syndrom 61, 62, 70, 73
Steppergang 83
Striatum 19
Stride length 9
Stürze 3, 58, 62, 131, 131–134, 186
Sturzfolgen 132
Sturzhäufigkeit 131
Sturzrisiko 132
Subkortikale vaskuläre Enzephalopathie (SVE) 76, 91, 94, 96, 182, 184
Substantia nigra 19, 20
Supination 117
Supplementärmotorisches Areal (SMA) 21–23
SVE (Subkortikale vaskuläre Enzephalopathie) 76, 91, 94, 96, 182, 184
– Langzeitverlauf 94
Synergistisches Syndrom 19

T

Thalamus 19
Thallium 49
Tremor 57, 65
– essentieller 90
– orthostatischer 90
– posturaler 195, 196
Trepidante Abasie 75

V

Vestibuläre Störung 16, 135
Vestibuläres System 16, 17, 136
Vestibularisausfall 17
Vestibulookulärer Reflex 50
Vestibulozerebellum 47, 48
Vibrationsempfinden 136
Videodokumentation 3
Visuelle Beeinträchtigung 135
Visuelle Kontrolle 18
Visuelles System 134
Visus 15
Vor-Schwungphase 8

W

Wendeschritte 20
Wernicke-Enzephalopathie 50
Wernicke-Mann-Gang 117, 144
White matter disease 78

Z

Zerebelläre Läsionen 48
Zerebelläres Syndrom 13, 20
Zerebellitis 163–165
Zerebrovaskuläre Ereignisse 133
Zyklogramm 37, 38
Zytostatika 48

Druck (Computer to Film): Saladruck, Berlin
Verarbeitung: H. Stürtz AG, Würzburg